普通高等教育"十三五"规划教材

全国高等医学院校
中医药类系列教材

中医诊断学

方朝义　刘晓伟　主编

科学出版社
北京

内 容 简 介

本教材主要分为绪论、诊法、辨证及诊断综合训练与运用等方面内容。绪论主要介绍了中医诊断学的概念、主要内容，中医诊断的基本原理和基本原则，以及学习方法，并概括介绍了学科发展简史。第一章至第四章为诊法部分，分别为望诊、闻诊、问诊和切诊，是中医临床收集病情资料的主要方法和基本技能。第五章至第八章为辨证部分，包括八纲辨证、气血津液辨证、脏腑辨证和其他辨证方法，其中，八纲辨证、气血津液辨证、脏腑辨证是中医临床认识疾病、判定证候的主要辨证方法。第九章至第十二章属于诊断综合训练与运用部分，包括中医诊法强化训练要点、中医辨证思维基本训练、诊法与病证诊断综合运用、医案与病历书写。书末附有主要参考书目。

本教材适用于全国高等医学院校中医学、针灸推拿学、中西医临床医学等专业的教学，也可作为临床医师、执业医师及研究生入学考试的参考书。

图书在版编目(CIP)数据

中医诊断学 / 方朝义，刘晓伟主编. —北京：科学出版社，2016.8

全国高等医学院校中医药类系列教材

ISBN 978-7-03-049203-6

Ⅰ. ①中… Ⅱ. ①方… ②刘… Ⅲ. ①中医诊断学-医学院校-教材 Ⅳ. ①R241

中国版本图书馆CIP数据核字(2016)第146985号

丛书策划：潘志坚　方　霞 / 责任编辑：闵　捷　陆纯燕
责任印制：谭宏宇 / 封面设计：殷　靓

科学出版社 出版
北京东黄城根北街16号
邮政编码：100717
http://www.sciencep.com

南京展望文化发展有限公司排版
江苏省句容市排印厂印刷
科学出版社发行　各地新华书店经销

*

2016年8月第　一　版　开本：889×1194 1/16
2016年8月第一次印刷　印张：12 1/2　插页1
字数：381 000

定价：44.00元

（如有印装质量问题，我社负责调换）

全国高等医学院校中医药类系列教材

第二届专家指导委员会

主任委员 吕志平

副主任委员 曹文富 牛 阳 安冬青 王 滨

委　　员（按姓氏笔画排序）

王四平（河北中医学院）	王　滨（内蒙古医科大学）
牛　阳（宁夏医科大学）	毛　惠（西南医科大学）
方朝义（河北中医学院）	史宏灿（扬州大学）
包巨太（华北理工大学）	冯志成（海南医学院）
吕志平（南方医科大学）	刘晓伟（南方医科大学）
安冬青（新疆医科大学）	杜小利（宁夏医科大学）
李义凯（南方医科大学）	李永民（河北北方学院）
李　杰（青海大学）	李继安（华北理工大学）
杨志新（承德医学院）	杨　柳（南方医科大学）
杨思进（西南医科大学）	杨硕平（山西大同大学）
肖　炜（南方医科大学）	吴范武（华北理工大学）
张再康（河北中医学院）	张明柱（河北北方学院）
张星平（新疆医科大学）	陈　涛（三峡大学）
罗　仁（南方医科大学）	周迎春（南方医科大学）
赵国平（暨南大学）	赵春妮（西南医科大学）
贺松其（南方医科大学）	贾春生（河北中医学院）
徐武清（宁夏医科大学）	黄　泳（南方医科大学）
曹文富（重庆医科大学）	彭　康（南方医科大学）
董尚朴（河北中医学院）	董秋梅（内蒙古医科大学）
蒋松鹤（温州医科大学）	

全国高等医学院校中医药类系列教材

《中医诊断学》编委会

主　　编　方朝义　刘晓伟
副主编　李　杰　赵　敏　曾斌芳　梁　岩　王香婷
编　　委（按姓氏笔画排序）

王少贤（河北中医学院）	王香婷（河北中医学院）
方朝义（河北中医学院）	巴哈尔·哈德尔（新疆医科大学）
曲宏达（南方医科大学）	朱　虹（扬州大学）
华何与（南方医科大学）	刘文兰（首都医科大学）
刘晓伟（南方医科大学）	刘增祥（河北医科大学附属以岭医院）
孙　立（暨南大学）	杨　霞（山西大同大学）
李　杰（青海大学医学院）	李　艳（重庆医科大学）
李红霞（山西大同大学）	李和平（湖北职业技术学院）
沈宏春（西南医科大学）	张亚军（内蒙古医科大学）
张淑萍（河北北方学院）	周俊琴（河北中医学院）
赵　敏（内蒙古医科大学）	段新芬（南方医科大学）
高秀娟（华北理工大学）	唐利龙（宁夏医科大学）
黄碧群（湖南中医药大学）	梁　岩（宁夏医科大学）
曾斌芳（新疆医科大学）	薛飞飞（暨南大学）

秘　　书　王少贤（兼）
　　　　　　段新芬（兼）

总 序

教材建设是教学改革的重要组成部分,是提高高等院校教学质量、培养优秀人才的关键之一。如何进一步做好新时期教材建设工作,教育部在《关于"十二五"普通高等教育本科教材建设的若干意见》中已明确指出:坚持育人为本,适应不同类型高等学校需要和不同教学对象需要,编写推介一大批符合教育规律和人才成长规律的具有科学性、先进性、适用性的优秀教材,进一步完善具有中国特色的普通高等教育本科教材体系。中医药事业的不断发展,对中医药人才培养质量、知识结构、专业能力、综合素质提出了新的更高的要求,改进和完善中医药类本科教材的重要性和必要性日益突出,成为中医药事业发展的基础性工程。

为了进一步提高高等医学院校中医药类本科教材的质量,更好地把握高等医学院校和综合性大学中医药类专业本科教学改革和课程体系建设,满足高等医学院校中医药类专业本科的培养要求和教学需求,打造教师"易讲"、学生"乐学"的系列教材,科学出版社和全国高等医学院校中医药类教材专家指导委员会共同组织了供高等医学院校中医药类专业本科生使用的"全国高等医学院校中医药类系列教材"的编写项目。我们采用了"跨校、跨区域合作,出版社协助"的模式,由全国十余所高等医学院校中医药类专业的教学名师、优秀学科带头人、教学一线的教授专家共同参与,以"明确培养方向,优化编写体例,打造学生'乐学'教材"为原则,以教育部新版的教学大纲和国家中医执业医师、执业中药师资格考试要求为依据,充分吸收现有各版本中医药类教材的特色与合理之处并有所创新,努力打造遵循中医药教育规律、满足高等医学院校中医药类专业的培养目标需求、具有时代精神的高品质教材。

本系列教材是科学出版社和全国高等医学院校中医药类教材专家指导委员会首次合作项目,各方领导高度重视,从教材规划到编写和编辑的各个环节,精心组织,层层把关,步步强化,意在提高教材的内在质量。在教材内容组织上,力争概念准确,理论体系完整,知识点完备,内容精练,切合教学实际和临床实践所需,体现"创新性"和"实用性";在教材版式设计上,力求编排新颖,版式紧凑,形式多样,主体层次清晰,类目与章节安排合理、有序,体现"清晰性"、"易读性"及"实用性"。

在本系列教材策划、主编遴选及审定稿等过程中,得到了全国各高等医学院校的大力支持,在此致以衷心的感谢!让我们为成功打造中医药类本科精品教材共同努力!

全国高等医学院校中医药类教材专家指导委员会

2012 年 7 月

前　言

中医诊断学是在中医基本理论指导下，研究诊察病情、辨别病证的基本方法的一门学科，是架构基础理论与临床各科之间的桥梁，是中医学类专业课程体系的主干课程。

本教材为全国高等医学院校中医药类系列教材之一，是根据教育部相关精神，由科学出版社和全国高等医学院校中医药类教材专家委员会共同组织全国多所高等医学院校的教师联合编写的。

本教材本着突出"三基"（基本理论、基本知识和基本技能）、"五性"（思想性、科学性、启发性、先进性和实用性）、"三特定"（特定的对象、特定的要求和特定的限制）的原则，根据教学大纲的要求而编写。在编写过程中，集合了历版中医诊断学教材的优点，并结合了各参编单位固化的教研成果，尤其汲取了业内公认的上海科学技术出版社出版的第五版《中医诊断学》教材（1984年）的精华。

中医诊断学包括绪论、诊法、辨证及诊断综合训练与运用等方面内容。绪论由方朝义、王少贤编写；第一章由李杰、刘文兰、刘晓伟、杨霞编写；第二章由李红霞编写；第三章由梁岩、曲宏达、段新芬编写；第四章由赵敏、张亚军、孙立编写；第五章由方朝义编写；第六章由周俊琴编写；第七章由唐利龙、王少贤、王香婷、李艳、沈宏春、张淑萍编写；第八章由薛飞飞、华何与、高秀娟、刘增祥编写；第九章由李和平编写；第十章由黄碧群编写；第十一章由曾斌芳编写；第十二章由朱虹编写。书末附有主要参考书目。全书由方朝义、刘晓伟、李杰、赵敏、曾斌芳、梁岩、周俊琴审稿，河北中医学院信息技术中心缪婷、宫志强绘制了书中插图，学术秘书王少贤、段新芬具体负责了教材的编务工作。在此，对大家付出的辛勤劳动一并表示衷心感谢。

本教材适用于全国高等医学院校中医学、针灸推拿学、中西医临床医学等专业教学，也可作为临床医师、执业医师及研究生入学考试的参考书。

本教材的编写，体现了集体的智慧，反映了所有参编教师对中医诊断学课程体系和内容的理解。限于能力和水平，不当之处在所难免，敬祈指正。

主　编

2015年12月

目　录

总序
前言

绪论 ……………………………………………………………………………… 1

 一、中医诊断学的主要内容 …………… 1
 二、中医诊断的基本原理 ……………… 2
 三、中医诊断的基本原则 ……………… 3
 四、中医诊断学发展简史 ……………… 4
 五、中医诊断学学习方法 ……………… 7

第一章　望诊 ……………………………………………………………………… 8

第一节　全身望诊 …………………… 8
 一、望神 ………………………………… 9
 二、望色 ………………………………… 10
 三、望形 ………………………………… 14
 四、望态 ………………………………… 15

第二节　局部望诊 …………………… 16
 一、望头面 ……………………………… 16
 二、望五官 ……………………………… 18
 三、望躯体 ……………………………… 21
 四、望四肢 ……………………………… 22
 五、望二阴 ……………………………… 23
 六、望皮肤 ……………………………… 24

第三节　舌诊 ………………………… 26
 一、舌诊原理 …………………………… 26
 二、舌诊的方法和注意事项 …………… 27
 三、正常舌象 …………………………… 28
 四、舌诊的内容 ………………………… 29
 五、舌质和舌苔的综合判断 …………… 36
 六、舌诊的临床意义 …………………… 37

第四节　望排出物 …………………… 38
 一、望分泌物 …………………………… 38
 二、望排泄物 …………………………… 39

第五节　望小儿指纹 ………………… 41
 一、望指纹的方法 ……………………… 41
 二、正常小儿指纹 ……………………… 41
 三、病理小儿指纹 ……………………… 41

第二章　闻诊 ……………………………………………………………………… 43

第一节　听声音 ……………………… 43
 一、正常声音 …………………………… 43
 二、病变声音 …………………………… 44

第二节　嗅气味 ……………………… 47
 一、病体气味 …………………………… 48
 二、病室之气 …………………………… 48

第三章　问诊 ... 50

第一节　问诊的意义与方法 ... 50
第二节　问诊的内容 ... 50
　　一、一般情况 ... 50
　　二、主诉 ... 51
　　三、现病史 ... 51
　　四、既往史 ... 51
　　五、个人生活史 ... 51
　　六、家族史 ... 52
第三节　问现在症 ... 52
　　一、问寒热 ... 52
　　二、问汗 ... 53
　　三、问疼痛 ... 54
　　四、问头身胸腹其他不适 ... 56
　　五、问耳目 ... 57
　　六、问睡眠 ... 58
　　七、问饮食与口味 ... 58
　　八、问二便 ... 60
　　九、问妇人 ... 62
　　十、问男子 ... 63
　　十一、问小儿 ... 63

第四章　切诊 ... 65

第一节　脉诊 ... 65
　　一、脉诊原理 ... 65
　　二、诊脉部位 ... 66
　　三、诊脉的方法和注意事项 ... 68
　　四、脉象要素 ... 68
　　五、正常脉象 ... 69
　　六、病理脉象 ... 70
　　七、妇人脉与小儿脉 ... 77
　　八、脉诊的临床运用 ... 78
　　九、脉诊的临床意义 ... 78
第二节　按诊 ... 79
　　一、按诊的方法与注意事项 ... 79
　　二、按诊的内容 ... 80

第五章　八纲辨证 ... 85

第一节　八纲基本证候 ... 85
　　一、表里辨证 ... 85
　　二、寒热辨证 ... 86
　　三、虚实辨证 ... 87
　　四、阴阳辨证 ... 88
第二节　八纲证候之间的关系 ... 88
　　一、证候相兼 ... 88
　　二、证候错杂 ... 89
　　三、证候转化 ... 90
　　四、证候真假 ... 90
第三节　八纲辨证的意义 ... 92

第六章　气血津液辨证 ... 93

第一节　气病辨证 ... 93
　　一、气虚证 ... 93
　　二、气陷证 ... 93
　　三、气脱证 ... 94
　　四、气滞证 ... 94
　　五、气逆证 ... 94
　　六、气闭证 ... 94
第二节　血病辨证 ... 94
　　一、血虚证 ... 94
　　二、血瘀证 ... 95
　　三、血热证 ... 95
　　四、血寒证 ... 95
第三节　气血同病辨证 ... 96
　　一、气血两虚证 ... 96
　　二、气虚血瘀证 ... 96
　　三、气不摄血证 ... 96
　　四、气随血脱证 ... 96
　　五、气滞血瘀证 ... 96

第四节　津液病辨证 ………………………………… 96
　一、痰证 …………………………………………… 96
　二、饮证 …………………………………………… 97
　三、水停证 ………………………………………… 97
　四、津液亏虚证 …………………………………… 97

第七章　脏腑辨证 ……………………………………………………………………………………… 99

第一节　心与小肠病辨证 …………………………… 99
　一、心气虚证 ……………………………………… 99
　二、心阳虚证 ……………………………………… 100
　三、心阳虚脱证 …………………………………… 100
　四、心血虚证 ……………………………………… 100
　五、心阴虚证 ……………………………………… 100
　六、心火亢盛证 …………………………………… 100
　七、心脉痹阻证 …………………………………… 101
　八、痰蒙心神证 …………………………………… 101
　九、痰火扰神证 …………………………………… 101
　十、瘀阻脑络证 …………………………………… 102
　十一、小肠实热证 ………………………………… 102

第二节　肺与大肠病辨证 …………………………… 102
　一、肺气虚证 ……………………………………… 102
　二、肺阴虚证 ……………………………………… 103
　三、风寒犯肺证 …………………………………… 103
　四、风热犯肺证 …………………………………… 103
　五、燥邪犯肺证 …………………………………… 103
　六、肺热炽盛证 …………………………………… 104
　七、痰热壅肺证 …………………………………… 104
　八、寒痰阻肺证 …………………………………… 105
　九、大肠湿热证 …………………………………… 105
　十、肠热腑实证 …………………………………… 105
　十一、肠燥津亏证 ………………………………… 105
　十二、大肠虚寒证 ………………………………… 106

第三节　脾与胃病辨证 ……………………………… 106
　一、脾（胃）气虚证 ………………………………… 106
　二、脾（胃）阳虚证 ………………………………… 106
　三、脾虚气陷证 …………………………………… 107
　四、脾不统血证 …………………………………… 107
　五、湿热蕴脾证 …………………………………… 107
　六、寒湿困脾证 …………………………………… 108
　七、胃阴虚证 ……………………………………… 108
　八、食滞胃脘证 …………………………………… 108
　九、胃热炽盛证 …………………………………… 108
　十、寒滞胃脘证 …………………………………… 109

第四节　肝与胆病辨证 ……………………………… 109
　一、肝血虚证 ……………………………………… 109
　二、肝阴虚证 ……………………………………… 109
　三、肝郁气滞证 …………………………………… 110
　四、肝火炽盛证 …………………………………… 110
　五、肝阳上亢证 …………………………………… 110
　六、肝风内动证 …………………………………… 111
　七、寒滞肝脉证 …………………………………… 112
　八、肝胆湿热证 …………………………………… 112
　九、胆郁痰扰证 …………………………………… 112

第五节　肾与膀胱病辨证 …………………………… 112
　一、肾阳虚证 ……………………………………… 113
　二、肾虚水泛证 …………………………………… 113
　三、肾阴虚证 ……………………………………… 113
　四、肾精不足证 …………………………………… 114
　五、肾气不固证 …………………………………… 114
　六、肾不纳气证 …………………………………… 114
　七、膀胱湿热证 …………………………………… 114

第六节　脏腑兼病辨证 ……………………………… 115
　一、心肺气虚证 …………………………………… 115
　二、脾肺气虚证 …………………………………… 115
　三、心肝血虚证 …………………………………… 116
　四、肺肾阴虚证 …………………………………… 116
　五、肝肾阴虚证 …………………………………… 116
　六、心肾阳虚证 …………………………………… 117
　七、脾肾阳虚证 …………………………………… 117
　八、心肾不交证 …………………………………… 118
　九、心脾两虚证 …………………………………… 118
　十、肝胃不和证 …………………………………… 119
　十一、肝郁脾虚证 ………………………………… 119
　十二、肝火犯肺证 ………………………………… 120

第八章　其他辨证方法 ………………………………………………………………………………… 121

第一节　病性辨证 …………………………………… 121
　一、六淫辨证 ……………………………………… 121

二、情志辨证 ………………………………… 123	第四节　三焦辨证 ……………………………… 129
第二节　六经辨证 ……………………………… 125	一、辨三焦病证 …………………………… 129
一、辨六经病证 …………………………… 125	二、三焦病证的传变 ……………………… 130
二、六经病证的传变 ……………………… 127	第五节　经络辨证 ……………………………… 131
第三节　卫气营血辨证 ………………………… 127	一、十二经脉辨证 ………………………… 131
一、辨卫气营血证候 ……………………… 128	二、奇经辨证 ……………………………… 133
二、卫气营血证的传变 …………………… 129	三、络病辨证 ……………………………… 134

第九章　中医诊法强化训练要点 ……………………………………………………………………… 138

第一节　问诊要点鉴别训练要点 ……………… 138	七、问二便 ………………………………… 143
一、问寒热 ………………………………… 138	八、问月经 ………………………………… 143
二、问汗 …………………………………… 139	九、问白带 ………………………………… 144
三、问疼痛 ………………………………… 140	第二节　望闻切诊程序固化训练要点 ………… 144
四、问耳目 ………………………………… 141	一、一般状况 ……………………………… 144
五、问饮食口味 …………………………… 142	二、人体分部 ……………………………… 146
六、问睡眠 ………………………………… 142	

第十章　中医辨证思维基本训练 ……………………………………………………………………… 148

第一节　中医辨证思维特点 …………………… 148	第三节　从误诊的原因修正辨证思路 ………… 151
一、中医辨证思维原理 …………………… 148	一、误诊的主要原因 ……………………… 151
二、中医辨证的基本过程 ………………… 149	二、辨证思路的修正 ……………………… 152
第二节　证素辨证与辨证思维训练 …………… 151	三、误诊防范与辨证思维 ………………… 152

第十一章　诊法与病证诊断综合运用 ………………………………………………………………… 154

第一节　病情资料的综合处理 ………………… 154	五、辨证的具体目标 ……………………… 162
一、判断病情资料的完整性和系统性 …… 154	六、四诊与辨证的交叉进行 ……………… 164
二、评价病情资料的准确性和客观性 …… 155	第三节　辨证与辨病相结合 …………………… 165
三、分析病情资料的一致性程度 ………… 155	一、辨病在先，以病限证 ………………… 165
四、辨别病情资料的主次 ………………… 155	二、从病辨证，深化认识 ………………… 165
五、分析病情资料的属性 ………………… 156	三、病证同辨，相得益彰 ………………… 165
第二节　辨证的思路与方法 …………………… 157	第四节　疾病的概念与辨病的意义 …………… 165
一、辨证的思维法则 ……………………… 157	一、疾病的概念 …………………………… 166
二、辨证的逻辑思维 ……………………… 158	二、辨病的诊断意义 ……………………… 167
三、辨证的特性 …………………………… 160	三、正确对待中医病名 …………………… 167
四、辨证的具体要求 ……………………… 161	

第十二章　医案与病历书写 …………………………………………………………………………… 168

第一节　医案 …………………………………… 168	三、医案示例 ……………………………… 170
一、中医医案的特点 ……………………… 168	第二节　中医病历书写 ………………………… 171
二、中医医案的内容和要求 ……………… 169	一、中医病历书写的基本要求 …………… 171

二、中医病历书写的重点内容 …………… 175
三、中医病历书写的格式 ………………… 176
四、病历示例 ……………………………… 178

主要参考书目 …………………………………………………………………………… 183

绪　论

导　学

本章主要介绍中医诊断学的概念、学科特点、主要内容,中医诊断的基本原理、基本原则,以及学科发展简史、学习方法。重点应围绕诊法、病、症、证、辨病、辨证等基本概念掌握本学科的主要研究内容;学好本课程,需要牢牢把握理论与实践相结合这一主线。

目的要求

1. 掌握中医诊断学的含义及其主要内容;诊法、病、症、证等基本概念;中医诊断的基本原理和基本原则。
2. 熟悉历代医家对中医诊断学形成与发展的学术贡献。

  中医诊断学是在中医基本理论指导下,运用中医学思维方法,以诊察病情、辨别病证的一门学科,是基础理论与临床各科之间的桥梁,是中医学专业课程体系的主干课程。

  诊,即诊察了解,中医诊察疾病的方法有望诊、闻诊、问诊、切诊四种,是医生运用不同感官,从不同角度诊察病情、收集病情资料的基本方法;断,即分析判断,是医生对病情资料进行分析综合、做出病证结果判定的过程。需要强调的是,从"诊"到"断",是对中医诊断学基本理论、基本知识和基本技能综合运用的过程,要注意体现中医学思维特征,以避免误诊的发生。

  本教材所涉及的主要内容,只是作为初学者必须掌握的具有共通性的、基础性的诊断学理论知识和临床技能,适用于临床各科,但并非针对某一临床专科。学生应善于从中掌握规律,学会举一反三。在完成本门课程学习任务后,还需掌握临床各科专有的诊断方法,以进一步作出明确的、客观的临床诊断。

一、中医诊断学的主要内容

  中医诊断学主要包括诊法、诊病、辨证、病历书写等内容。诊法和辨证是本课程的重点;诊病的内容详见临床各科;病历书写则需要在系统学习了中医理法方药后,通过临床实践来掌握。

(一)诊法

  诊法是中医诊察、收集病情资料的基本方法,包括望诊、闻诊、问诊、切诊四种,简称"四诊"。

  望诊,是医生运用视觉观察患者整体或局部的神、色、形、态,以及痰、涎、涕、唾等分泌物与二便、经带等排泄物的异常变化,以了解病情的方法。

  闻诊,是医生凭借听觉和嗅觉听取患者语言、呼吸等声音的变化,嗅知患体气味的异常,以了解病情的方法。

  问诊,是医生对患者或其陪诊者进行有目的的询问,以了解病史、收集病情资料的方法。

  切诊,是医生用手触按患者体表脉搏和一定体表部位,以探查脉象及异常,了解病情的方法。

  四诊所收集的病情资料有症状、体征和病史等内容。症状是患者自觉的痛苦或不适,如疼痛、胀闷、耳鸣等,主要通过问诊获知。体征是医生能客观察觉的异常变化,如面黄、舌淡、苔黄、气喘、脉浮等,可由望、闻、切诊而得。在中医引用"体征"之前,症状和体征统称为症状,简称"症",是中医诊病、辨证的重要依据。

(二)诊病

  诊病,或称辨病,是在中医理论指导下,通过综合分析诊法资料,以分析病种、判定病名的过程。病,是对疾病全过程特点和规律所做的病理性概括。如感冒、咳嗽、胁痛、疟疾、乳癖、痛经、鹅口疮等,都是中

笔记栏

医病名。诊病为临床各科学习、讨论的重点，不作为本课程的重点内容。

（三）辨证

辨证，是运用中医基本理论，对四诊资料进行综合分析，从而概括疾病当前阶段病理本质的过程。

证，是对疾病处于一定阶段的病因、病性、病位和病势所做的病理性概括，涉及证型、证名、证候、证素等概念。证型，是指较为规范、较为典型的证。证名，即证的代名词，是对证型的概称，如风寒表证、气虚证、心肾不交证等。证候一词有两解：一认为证候即证，乃辨证所得的结果；二认为证候为证的外候，即一组有着内在病机联系的症状、体征群，如恶寒重发热轻、头身疼痛、无汗、脉浮紧等属于风寒表证的证候，是辨证的依据。证素为证的要素，一般包括病性要素和病位要素，如气虚、血瘀、痰、火、毒、心、肺、脾、肝、肾等。

正确的辨证有赖于医生掌握的中医学理论知识、积累的临床经验。本教材中涉及的八纲、气血津液、脏腑、病性、六经、卫气营血、三焦、经络辨证等多种方法，从不同角度阐述了临床病证的特点和规律，虽各成体系，但彼此联系，互为补充。

（四）病历书写

病历，又称病案，古称诊籍，是关于诊疗过程的书面记录。病案是复诊、会诊和解决医疗纠纷等的重要依据，是医疗、教学、科研的第一手资料。病历书写是临床医师必须掌握的基本功，临床要求按照一定格式，将患者的病史、临床表现、诊断治疗等情况如实而全面地记录下来。

二、中医诊断的基本原理

受中国古代哲学思想的影响，中医学在形成和发展过程中，产生了具有朴素唯物辩证法思想的认识论和方法论。人体是一个有机整体、人与自然相统一的整体观念，以及脏象学说所带有的"详气化略形迹"和"详脏略腑"的特征决定了中医学认识疾病具有自身独特的视角。

（一）司外揣内

司外揣内是指通过观察外在的表象、征象，以推测、分析机体内在的状况和变化，又称"从外知内""以表知里"。

司外揣内是中医学常用的一种认识人体、辨别病证的原理和方法。如脏象学说、经络学说、气血津液学说等多是借助司外揣内的认知方法而建立的。"有诸内，必形诸外"，五脏外应五官、五体、五志等，通过观察人体外在的生理病理现象，可测知内在脏腑的功能状态和病理变化，即所谓"视其外应，以知其内脏，则知所病矣"（《黄帝内经·灵枢·本藏》）。

中医诊病辨证，不只从外知内，亦有由内言外者。如《黄帝内经·灵枢·外揣》所言"远者司外揣内，近者司内揣外"。"司内揣外"，即掌握了内在脏腑的生理和病理特点，亦可推测可能发生的外在变化。《类经·卷十九》曰，"远者主外，近者主内，察其远能知其近，察其内能知其外""内外远近无所不知，以其明之至也，阴阳之道尽于此矣"。此处单言"司外揣内"之理，意在表明其主导地位。基于整体观和唯物辩证法的中医辨治体系，在科技手段无法阐明其脏腑实质和关系的情况下，"司外揣内"始终为识病辨证的首要原理和方法。

（二）见微知著

见微知著是指通过观察局部的、微小的变化，以测知全身的疾病情况。

人体的诸多局部都是整体的一部分。面、目、耳、舌、脉等，均为全身疾病的重要反应部位。面部脏腑分候、目诊"五轮学说"、耳郭全息、舌象、脉象等诊断理论，蕴含着当代"生物全息"思想。如《黄帝内经·灵枢·邪气脏腑病形》曰："十二经脉，三百六十五络，其血气皆上注于面而走空（孔）窍。"全身气血皆上行于面，色泽为脏腑精气之外荣。通过观察面部色泽的变化，可判断全身气血状况和脏腑精气的盛衰，辨别病性的寒热虚实以及病情的转归预后。同时《黄帝内经·素问·刺热》和《黄帝内经·灵枢·五色》将面部不同部位分候不同的脏腑，通过观察面部不同部位的色泽变化，可诊察相应脏腑的病变。古人将目的不同部位分属于五脏，即瞳仁属肾、黑精属肝、两眦血络属心、白睛属肺、眼睑属脾，并言"五脏六腑之精气皆上注于目"，通过观察目的形色变化，可诊察脏腑精气的盛衰及相应脏腑的病变。见微知著，作为中医诊病辨证的重要理论和方法，具有重要的临床意义。

（三）以常衡变

以常衡变是指在疾病诊察的过程中，以正常特征为标准来衡定异常的变化，也称"知常达变"。

笔记栏

以常衡变,体现了中医在疾病诊断过程中的整体性、动态性思维方法。这一思想,贯穿于中医诊病辨证的始终。望、闻、问、切四诊均包含着以常衡变的原理。如《黄帝内经·素问·脉要精微论》曰:"四变之动,脉与之上下,以春应中规,夏应中矩,秋应中衡,冬应中权",指出正常脉象与四时变化相应;如若不应,则属有病。《黄帝内经·素问·平人气象论》又言:"平人者,不病也。常以不病调患者,医不病,故为患者平息以调之为法",指出以医生的一呼一吸作为基准,来度量患者的脉象,一息四五至为常,不足或太过则为异常。人之有神,表现为神志清楚、目光明亮、精彩内含、面色荣润、表情自然、语言清晰等,一有改变,轻则为少神,重则失神。因此,这里的"常",可以实践经验认识为常、可以医生为常、亦可以患者不病状态为常。通过仔细观察和比较,发现异常变化,即为以常衡变之理。

三、中医诊断的基本原则

中医诊断有两种结论:一是对病种的判断,一是对证候的辨别。在识病辨证的过程中,以中医理论为基础,以整体观为指导,以四诊为主要方法,辨证观贯穿始终遵循整体察病、诊法合参、病证结合的基本原则。

(一)整体察病

整体察病是指在进行疾病诊断时,既要重视机体局部与整体的统一,又要结合自然和社会环境等因素对健康和疾病的影响,是整体观念在中医诊断学中的具体化。

人体是一个有机整体,且与自然、社会环境相统一。人体内在脏腑与外在形体官窍在结构上密不可分,在功能上协调统一。一旦有病,脏腑的病变可以反映于体表,外部受病可以内传入脏腑;局部的病变可以影响全身,全身病变也可以反映于局部;精神刺激可以影响气机引起内在的脏腑功能异常,脏腑的病变也可以影响气血运行从而引起情志活动的异常。同时,机体的生理、病理状态又受四时气候、昼夜晨昏、地方区域、自然环境、工作、生活等因素的影响。因此,临床诊断疾病时,要审察内外,注意人体局部与整体的辨证统一,并结合自然环境、社会环境诊断病证。

(二)诊法合参

诊法合参是指医生临诊必须综合运用望、闻、问、切四诊所收集的全部病情资料,互为参照,以利于准确判断病情,又称"四诊合参"。

四诊是医生收集临床症状、体征的手段和方法,而"症"是辨证和诊病的基础。望、闻、切诊是医生运用视觉、听觉、嗅觉与触觉,问诊则是凭借与患者的语言交流。四诊手段是从不同角度对病情进行全面诊察以收集临床资料,正如《医宗金鉴·四诊心法要诀》所言"望以目察,闻以耳占,问以言审,切以指参。明斯诊道,识病根源,能合色脉,可万全"。四诊各有其用,不能相互替代,不可偏废任何一法。犹如《脉诀汇辨》所言"望闻问切,犹人有四肢也。一肢废不成其为人,一诊缺不成其为医"。临床中,四诊应用顺序不定,往往同时或混合进行,通常在问诊时,兼闻其声息和望其神态,在切脉时也可兼望其神态或察其舌象等。

临床病情千变万化,错综复杂。在整个疾病的发展过程中,不但会出现表里、寒热、虚实相兼、错杂和转化的现象,在疾病的危重阶段,还可见到寒热、虚实真假疑似的情况,在这种状态下,尤须强调诊法合参。不可否认,医生在临床实践过程中,随着经验的丰富和阅历的增加,可能对某一诊法有精深研究和独到专长,可以有所独重,但绝不可固执一法。

(三)病证结合

病证结合是指在疾病诊断过程中既要辨别疾病当前病理阶段的病机特征(辨证),又需辨别疾病全过程的演变规律和特点(诊病)。

"病"重在体现疾病全过程的基本矛盾,"证"重在疾病当前病理阶段的主要矛盾。辨病反映着疾病全过程的变化规律和临床特点,辨证则反映着疾病的证候类型。辨病与辨证纵横交错,从不同侧面反映着疾病的本质。中医既强调辨证,又不忽视辨病,病证结合,既抓主要矛盾又抓基本矛盾,有利于全面而正确地诊断疾病,从而为治疗提供依据。

临床上,对于辨病与辨证的顺序并无定式。既可在先辨病的基础上进行辨证,也可在病的本质不明确时先辨证。先辨病,可以通过确定的病种或病名所反映的疾病演变规律,提示常见的证型特征,从而更准确地揭示证候规律;先辨证,则可在病名诊断难以确立的前提下,通过辨证给予患者及时的治疗,再通过动态观察,进而揭示疾病本质,明确病名诊断。需要指出的是,由于历史的原因,中医在辨病方面有一定局限性,临床需结合现代医治手段,强化病名诊断。

四、中医诊断学发展简史

中医识病愈疾的理论与知识,来源于人类长期的生活生产实践及与疾病做斗争的医疗经验。中医诊断学形成与发展的过程,是历代医家不断积累实践经验,总结升华理论,掌握病证诊断规律的过程。

(一)秦汉及以前时期

距今3 000多年前的殷商甲骨卜辞中,记载有"疾齿""龋""疾言""疾首""疾足"等至少十几种疾病名称。这些病名大多按照人体体表部位来区分,也有根据疾病的主要特征而命名的。其对"龋"字象形的寓意描述,与今之龋齿由虫蛀牙所致相同。"蛊"是人类对寄生虫病的最早记载,说明殷商时期,人类对疾病的认识已经相当广泛了。卜辞中记载了一个人因得风病而死亡的全过程,虽然记述简单,治疗未详,但可看作中医医案的雏形。

根据《周礼》记载,东周时期形成了较为系统的医疗体系,有疾医、疡医、食医、兽医之分;医生已采用望、闻、问、切的方法综合诊察疾病。公元前5世纪,著名医学家扁鹊即是通过"切脉、望色、听声、写形,言病之所在"。

约成书于公元前3世纪的《黄帝内经》,记载了大量四诊的内容,尤重望诊、脉诊和问诊。如《黄帝内经·灵枢·邪气脏腑病形》篇言:"见其色知其病,命曰明;按其脉知其病,命曰神;问其病知其处,命曰工……故知一则为工,知二则为神,知三则神且明矣",奠定了中医四诊方法的基础。同时,《黄帝内经》强调诊断疾病必须结合致病的内外因素全面考虑。《黄帝内经·素问·疏五过论》所述"圣人之治病也,必知天地阴阳,四时经纪,五脏六腑,雌雄表里,刺灸砭石,毒药所主,从容人事,以明经道,贵贱贫富,各异品理,问年少长,勇怯之理,审于分部,知病本始,八正九候,诊必副矣",即是强调诊病必须综合考虑天时、地理、环境、年龄、体质等因素,方能做出明确诊断。《黄帝内经》不但在诊断方法上为后世奠定了基础,其阴阳五行、脏腑经络相关理论,对后世形成的八纲辨证、脏腑经络辨证、气血津液辨证等均具有理论性的指导意义。秦越人所著《难经》,解《黄帝内经》之难,对脉诊论述尤为精要,提出"独取寸口"脉法,一直沿用至今。

公元前2世纪,西汉名医淳于意创立"诊籍",记录患者的姓名、居址、病状、方药等,作为临床诊疗的原始资料。东汉著名医家张仲景是辨证论治的创始人,所著《伤寒杂病论》以六经辨伤寒,以脏腑辨杂病,将病、脉、证、治相结合,成为至今诊病、辨证、论治的规范。东汉末年,名医华佗的诊病思想记载于《中藏经》,其以脉证为中心,重"形证脉气",创立了"寒热虚实生死逆顺"脏腑辨证的八纲,可谓脏腑辨证最早的专著。

(二)两晋至宋金元时期

自两晋、南北朝至唐宋金元,中医诊断学在诊病、脉诊、辨证、病案等方面取得了较大发展。

1. 诊病 公元3~6世纪,医家对于各科疾病的认识较为翔实。如晋代葛洪《肘后备急方》对天行发斑疮(天花)、麻风等传染病能做出明确诊断,并可明确判断颅脑损伤等危重急症。南齐龚庆宣《刘涓子鬼遗方》记载了痈、疽、金疮、瘀血、外伤等外科疾病的明确诊断和治疗。隋代巢元方等撰著的《诸病源候论》是我国第一部论述病源与证候诊断的专著,全书分67门,载列各种疾病的证候论1 739条,包括内、外、妇、儿、口齿、骨伤等多科病证,内容丰富;对一些传染病(肺痨、天花、脚气病)、寄生虫病(疥虫、绦虫)、过敏性疾病(漆疮)等,不乏精辟论述。

2. 脉诊 此期脉诊学有了新的发展。西晋王叔和《脉经》,集汉以前脉学之大成,为我国现存最早的脉学专著。该书10卷,归纳了浮、芤、洪、滑、数等24种脉象,对后世医学产生了广泛的影响。宋代朱肱《南阳活人书》强调,治伤寒切脉是辨别表里虚实的关键。施发的《察病指南》是一部诊法专著,以脉法为主,兼附听声、察色、考味等诊法。崔紫虚《崔氏脉诀》以四言歌诀的形式阐述脉理,并以"浮、沉、迟、数"为宗,颇具影响,后世李时珍将其辑入《濒湖脉学》。元代敖氏著《点点金》及《金镜录》,分12舌图验证伤寒,为第一部论舌专著,惜已亡佚。后经杜清碧增补为36图,即为今之所见《敖氏伤寒金镜录》。元代滑伯仁著《诊家枢要》,以浮、沉、迟、数、滑、涩六者为纲专论脉诊,明确3岁以下看虎口三关纹色,3岁以上方能据脉诊病。元代戴起宗著《脉诀刊误集解》,指正脉象阐述之误,见解颇多。元代危亦林《世医得效方》,描

笔记栏

述了危重病时出现的10种怪脉。

3. 辨证 宋代陈言《三因极-病证方论》,以内因、外因、不内外因"三因"论述病因辨证。钱乙《小儿药证直诀》对小儿疾病专从五脏辨证。金元四大医家中,刘河间诊病,重视病机;张子和诊病,重视症状鉴别诊断;李东垣诊病,重视四诊合参;朱丹溪诊病,主张从外知内。

4. 病案 自汉以后,晋代葛洪《肘后备急方》、隋代巢元方《诸病源候论》、唐代孙思邈《备急千金要方》等,均可见到散在的病案记录。宋代许叔微集《黄帝内经》《难经》《伤寒论》之精要,撰《伤寒九十论》,记载所治病案90例,结合己见,论述精当,被誉为我国现存最早的医案专著。

（三）明清时期

明清及近现代时期是中医诊断学全面发展的时期,四诊与辨证形成了相对完整的诊断体系。

1. 四诊 望、闻、问、切四诊在此期间均得到了长足发展。明代张三锡认为,医学要旨包括诊法、经络、病机、药性、治法、运气六方面,所著《医学六要》是一部综合性医学著作,同时也翔实地记载了色脉、辨舌、声诊、问诊等诊断方法。《医宗金鉴·四诊心法要诀》以四言歌诀的形式,简要介绍了望、闻、问、切四诊理论和方法。林之翰《四诊抉微》总结古今四诊成就,分类论述,并在望诊中载有望小儿虎口指纹诊法,强调四诊合参并重。汪宏《望诊遵经》主张望诊为四诊之首;周学海《形色外诊简摩》也以望诊为主,问诊、闻诊为辅。明代张景岳《景岳全书》"十问篇"归纳前人经验,纲举目张,后经张心在的修改而成"十问歌",言简意赅,延诵至今。清代伤寒医家俞根初《通俗伤寒论》单列"按胸腹"一节,提出"若欲知脏腑如何,则莫如按胸腹,名曰腹诊",将腹诊推崇为"中医诊断之第四要诀"。叶桂、王士雄、戴天章在温热病辨证中悉心应用按腹察病、按胸脘识疾等按诊方法,其他如何廉臣、程钟龄、周学海、王士雄、张璐等也十分重视按诊的应用。另外,何梦瑶《四诊韵语》、陈修园《医学实在易·四诊易知》等均对四诊做了详细论述。

四诊之中,以舌诊的发展尤为突出,取得了瞩目的成就。如明代申斗垣集舌诊之大成,著《伤寒观舌心法》,把舌象扩大为137种。清代张登取《观舌心法》,正其错误,削其繁芜,著《伤寒舌鉴》,共得120舌图,分列白、黄、黑、灰、霉酱5种苔色和红、紫、蓝3种舌质,末附妊娠伤寒舌苔1种。清代傅松元著《舌胎统志》,认为舌为本,苔为标,改苔色分门为舌色分门,把舌分成枯白舌、淡白舌、淡红色等8种,内容丰富。清代刘以仁《活人心法》择录149舌,补充温病辨舌。梁玉瑜《舌鉴辨证》载149舌。另外,叶桂《外感温热病》通过验舌辨卫气营血及津液存亡,成为温病诊病辨证的重要依据。吴瑭《温病条辨》以舌诊辨三焦,并首次将"舌胎"改称"舌苔"。王士雄《温热经纬》、林之瀚《四诊抉微》、周学海《形色外诊简摩》等,虽非舌诊专著,但对舌诊均有精辟见解,丰富了中医舌诊内容。刘恒瑞《察舌辨症新法》重点论述白、黄、黑3种舌苔。杨云峰《临症验舌法》主要以舌苔的形色分析病情阴阳虚实,判断内脏变化。近代曹炳章著《彩图辨舌指南》,附彩图122舌,墨图6舌,汇集了历代医家论舌之精华。

脉诊的发展稍逊于舌诊。明代张景岳《景岳全书·脉神章》对脉神、正脉16部等详细论述,分析精辟。李时珍《濒湖脉学》集诸家脉学精华,列脉27种,并用七言诗句写成"体状诗",还以"相类诗""主病诗"对相类脉加以归纳和区别,详述各脉主病。清代李延昰《脉诀汇辨》以浮、沉、迟、数、虚、实6脉为纲,执简驭繁。贺升平《脉要图注详解》,包括脉学总论和各种脉法、经脉、络脉、经别、经筋等。周学霆《三指禅》以浮、沉、迟、数4脉为纲,以缓脉为标准,详陈27脉。沈金鳌著《脉象统类》《诸脉主病诗》各1卷,其议脉理,甚是可取。清末周学海撰《周氏医学丛书脉学四种》,以位、数、形、势、微、甚、兼、独八字为诊脉纲领。另外,管玉衡《诊脉三十二辨》以浮、沉、迟、数、滑、涩6脉统括脉象,见解独到。

2. 辨证 喻昌《医门法律》分述风、寒、暑、湿、燥、火及杂证证治,其秋燥论和热暑湿三气之论对后世病因辨证具有深刻影响。王士雄《温热经纬》明确了六淫的阴阳属性和风、燥、温三气变化的特点,提出"至暑乃天之热气,属金烁石,纯阳无阴",肯定了暑为阳邪。石寿棠在《医原》中阐述了燥、湿两气的变化特点等,对后世病因辨证的形成多有裨益。

明代张景岳《景岳全书·传忠录》设"阴阳篇"和"六变篇",并以两纲统六变,指出"阴阳既明,则表与里对,虚与实对,寒与热对。明此六变,明此阴阳,则天下之病,固不能出此八者",把阴、阳、表、里、寒、热、虚、实作为辨证纲领。清代陈士铎《辨证录》分叙伤寒、中寒、中风等126门,700余证。其辨证着重于症状的鉴别,而疏于诊察舌脉。清代程国彭在《医学心悟》中明确将"寒热虚实表里阴阳"作为诊病之要。

沈金鳌《杂病源流犀烛》以脏腑疾病为纲,旁及奇经、外感、内伤、外科诸门。叶桂《临证指南医案》,不但全面阐发了温热病证,还对内科、妇产科等各科杂病作了系统的总结和分析。林佩琴《类证治裁》对于识证、辨证、类证的鉴别论述甚详。王旭高《西溪书屋夜话录》将肝病分为肝气、肝风、肝火3类,并指出辨识要点。自《伤寒论》问世,后辈攻研六经辨证者不胜其数。如清代柯琴所撰《伤寒来苏集》,将《伤寒论》原文重新编次,以方名证,以方类证,自此《伤寒论》方证理论渐趋明确。

叶桂《外感温热篇》首立卫气营血辨证方法,吴瑭《温病条辨》首创三焦辨证方法,对温病发生、发展变化过程中的诊断要点作了系统阐述。由于江南温热病多,故叶桂、薛雪、吴瑭等根据临床实践,提出与辨伤寒截然不同的辨证方法。自此,出现了温病脱胎于伤寒的新局面。

吴又可《瘟疫论》为我国第一部传染病专著,其对温疫和其他热性病进行了首次区分,认为伤寒系感天地之常气而致病,而疫病则是感天地之疫气致病。另有元末明初王安道《医经溯洄集》、清代杨栗山《寒温条辨》等对伤寒与温病作了区分和辨别。戴天章《广瘟疫论》论述了温疫与伤寒之异,以正医道对伤寒和温病的混淆。

其他传染病诊疗专著:如《痎疟论疏》专论疟疾,《时疫白喉提要》《白喉全生集》《白喉条辨》等专论白喉,《麻科活人全书》《郁谢麻科合璧》《麻证新书》《麻症集成》等专论麻疹,《霍乱论》专论霍乱,《鼠疫约编》专论鼠疫,《霉疮密录》专论梅毒。

3. 医案 四诊与辨证诊断体系的形成,使得医家更加重视对临床经验的积累和总结,出现了大量医案著述。如明代江瓘《名医类案》,选录明代以前历代名医验案及家藏秘验5 000余例,以证名为目,按内、妇、儿、外、五官科顺序分为205门证候,为最早按病证汇编的医案专著。韩懋《韩氏医通》提出医案要"望、闻、问、切、论、治六法必书",并示以格式。其后吴昆在《脉语》中略作修改补充,提出"七书一引"的病案书写格式和方法,论述更为详尽。此期,还出现了大量个人医案,如明代汪机《石山医案》、薛己《薛氏医案》、清代叶桂《临证指南医案》。清代喻昌《寓意草》记载了60余例疑难病案,强调"先议病,后用药",并制定了"议病式",即中医病历书写的标准化格式。

(四)近现代及中华人民共和国成立以来

19世纪中期至20世纪40~50年代,由于西方文化的渗透和科技的输入,冲击和遏制了中医学的发展,中医陷于存废之争的境地,此期诊断学的发展缓滞不前。

中华人民共和国成立后,秦伯未、杨泽民、任应秋等医家对《黄帝内经》理论进行了系统研究。张颖清受启于中医整体观念,提出生物全息诊律、全息胚学说,对中医诊断具有指导意义。王琦发展《黄帝内经》体质理论,结合临床对中医体质学进行了系统研究,2009年中华中医药学会颁布《中医体质分类与判定》(中国中医药出版社)标准,为体质辨识提供了依据。万友生审时度势,认为清末寒温对立之主张不适应临床实际,提出了"寒温统一",在此基础上建立新的中医外感热病学,并著有《伤寒知要》《寒温统一论》和《热病学》,有效指导着临床诊断。吴以岭在认识脏腑经络生理功能和病理变化的基础上,以络病理论为依据,提出络病学说研究"三维立体网络系统"的理论框架,并以此为基础提出络病辨证八要,适用于内伤疑难杂病和外感重证络病的辨证诊断。

对于辨证论治的系统规范和研究,早期即有秦伯未《中医临证备要》拟成一个简明的辨证图表,以利于辨证论治方法的应用;继有方药中《辨证论治七讲》,在《黄帝内经》病机理论和历代辨证论治体系诸要素的基础上,提出"辨证论治五步法"新模式。朱文锋提出证素概念,主张根据证候辨别证素,由证素组合为证名,构建证素辨证新体系。筛选出50项证素,包括病位证素19项和病性证素31项。

这一时期,出现了大量医案著作,如何廉臣《全国名医验案类编》、秦伯未《清代名医验案精华》、姚若琴《宋元明清名医类案》等。中华人民共和国成立之初,卫生部将诊籍、医案、病例等,统一定名为"病案",经编纂和修改,2002年卫生部、国家中医药管理局发布了《中医、中西医结合病历书写基本规范(试行)》,规定了完整病历的书写内容和要求,并将"病案"定名为"病历"。

中华人民共和国成立以来,中医诊断学在教学、医疗和科研方面受到高度重视。自1957年南京中医学院编写《中医学概论》(人民卫生出版社),作为全国高等医药院校第一部通用教材,始至20世纪60年代初,卫生部开始组织系统编纂全国中医院校统编教材,直到21世纪初,经过不断的修正、补充和完善,先后编写出版了9版教材。

伴随着医学和现代科学的发展,中西医学临床技术和手段相互渗入,中医工作者相继开展了诊法客观化、证候规范化、证候病理生理基础研究。

笔记栏

1. 诊法客观化研究 主要进行了舌诊和脉诊的研究。如脉诊研究研制了脉象仪,建立了脉图的分析方法,以探讨常见病证与脉象、脉图的关系;舌诊研究研制了舌色仪,建立了常见的舌诊图库,以探讨临床常见病证的舌象变化规律。

2. 证候规范性研究 根据临床资料和历代文献，首先进行了证的规范化，制定了常见中医证候诊断标准，如中华人民共和国国家标准《中医临床诊疗术语证候部分》和《中医病证分类与代码·中医证候名称与分类代码》、中华人民共和国中医药行业标准《中医病证诊断疗效标准》、高等院校统编教材《中医诊断学》、邓铁涛主编《中医证候规范》、赵金铎主编《中医证候鉴别诊断学》、程绍恩等主编《中医证候诊断治疗学》等，对证候客观化研究具有积极意义。相关研究者借鉴统计学计量诊断方法，进行证候计量诊断，以探索进行证候规范化研究的途径。比较有代表性的著作为《中医量化诊断》（江苏科学技术出版社，1997年）。

3. 证候病理生理基础研究 利用现代医学检测手段，寻找灵敏性和特异性指标，进而能指导证的诊断，即通过辨证微观化最终实现微观辨证。目前，研究已涉及五脏、气血、寒热等多种证候，丰富了证候的科学的内涵。伴随着证候本质的研究，我国第一部中医微观辨证学专著《中医微观辨证学临证要略》（上海科学技术出版社）2009年问世，该书反映了目前中医证候学现代研究的前沿成果。

五、中医诊断学学习方法

掌握理论知识，熟练四诊技能，形成辨证思维，了解病历书写，是学习中医诊断学的基本要求。学生在掌握中医基础理论的基础上，通过学习本门课程，要做到"四会"：会说（问）、会做（望闻切）、会想（辨证）、会写（病历书写）。为了达到以上目标和要求，必须掌握正确的学习方法。

（一）夯实理论基础，知晓知识特点

学好中医诊断学的前提，是熟练掌握中医基础理论。学生前期学到的中医基础理论主要是阐述人体正常生命现象的生理，只有熟识人体脏腑、经络、气血津液等正常生理状态，才能以常衡变，发现和辨识病理状态下疾病的特点和规律。因此有人把中医基础理论和中医诊断学喻为中医的"生理学"和"病理学"。

中医诊断学重点讲的是通过四诊发现和搜集患者异于正常的表现，即"症"。以这些症状和体征为基本知识点，以四诊为纲编列，内容丰富繁杂，多需记诵，并有相互交叉，学生往往感到没有头绪，掌握困难。如望诊中有望排出物的内容，问诊和闻诊中亦有重复表述，但在每一种诊法下侧重点不同。望诊中重点观察分泌物和排泄物的形色，闻诊中重点言其气味，问诊重在量、次、感觉。因此教师在授课时把握重点，学生才能在学习时条清理明。

在掌握好中医理论的基础上，对四诊收集的"症"进行分析、综合、归纳，通过这一思维过程，可以得出"证"。不论八纲辨证，还是脏腑、气血津液辨证等，各个具体证候都是由一系列具有内在联系的症状或体征构成的，是对四诊知识内容的系统化。

四诊理论知识点虽然烦琐，但是为辨证的基础，无诊无以为证；辨证条理清晰，可作为治疗的依据，无证则无以为治。因此四诊和辨证构成了中医诊断学的主要内容。

（二）知要识病辨证，培养中医思维

面对四诊所收集的纷繁复杂的临床资料，怎样分析思考，如何去粗取精、去伪存真，确保辨证准确？关键需要正确的临床思维。中医临床思维的形成，与人文素养和专业素养等密不可分。中医理论根植于中国传统文化，"证"作为中医学特有的概念，融合了医理、哲理和医疗实践的内涵。因此正确的辨证过程，需要医生具备扎实的医学理论功底、广博的文化素养及不断积累的临床经验。不断从诊病辨证过程中总结经验、吸取教训、纠正错误，不断把辨证过程中的感性认识上升为理性认识，而后指导临床实践，周而复始，逐渐完善临证思维。

（三）注重操作规范，培养临床技能

中医诊断学是一门实践性很强的学科。因此，在学习期间，望、闻、问、切四诊技能的规范与训练是本课程的重要内容。本课程在传授理论知识的同时，更注重对诊断基本方法的运用，注重培养学生具备娴熟的操作技能。如此，才能在日后的临床见习或实习中，正确地采集病史，收集病情资料。

"熟读王叔和，不如临症多"，学以致用。在具备了扎实的理论知识和熟练的基本技能之后，应利用各种临床实践的机会，拜师跟诊，早临床，多临床，反复临床。将理论与实践有机结合，不断揣摩，参悟，领会深邃的医学理论，解决临床实际问题。

（方朝义　王少贤）

第一章 望 诊

导 学

望诊直观、方便、快捷,被列为四诊之首,所谓"望而知之谓之神"。本章主要介绍全身望诊、局部望诊、舌诊、望排出物和望小儿指纹五部分内容。全身望诊中的望神、望色以及望舌,是本章最核心的知识环节。对于局部望诊的学习,一定要遵循中医规律,用"生物全息"的观点认识局部异常变化与整体的相互关系,进而把握病机。望分泌物与排泄物,应结合后续闻诊与问诊内容,进一步了解其临床意义。望小儿指纹,则当围绕"二十字诀"来学习。

目的要求

1. 掌握望神、望色与望舌的原理、诊察方法、涵盖内容及临床意义;得神、少神、失神、假神、神志异常的表现特征及意义;五色主病;常见舌质与舌苔的病理变化及临床意义。
2. 熟悉常见异常形体、姿态的表现特征及其意义。
3. 了解望头面五官、望肢体皮肤、望二阴、望排出物、望小儿指纹的一般内容。

望诊,是医生运用视觉对人体的全身情况、局部表现、舌象、排出物及小儿指纹等进行有目的的观察,以了解机体生理功能和病理变化,收集临床病情资料的诊察方法。

中医理论认为,人体是一个有机整体,机体内外相互联系,外在的或局部的病变可影响脏腑,进而累及全身;内在脏腑或全身气血阴阳失调也可反映于体表或局部。因此,通过观察患者外部的异常变化,可以测知内在脏腑气血的病变。特别是精神、面色、舌象的变化,与内在脏腑的虚实和气血的盛衰尤为密切。正如《黄帝内经·灵枢·本藏》所言:"视其外应,以知其内脏,则知所病矣。"

望诊被列为四诊之首,并有"望而知之谓之神"之说,这是因为人的视觉在认识客观事物中占有重要地位。所以,医生在诊病时要充分利用视觉,在临床实践中注意训练敏捷、准确的观察能力,使望诊技巧日臻成熟。

望诊的内容主要包括全身望诊(望神、色、形、态)、局部望诊(望头面、五官、躯体、四肢、二阴、皮肤)、望舌(望舌质、舌苔)、望排出物(望痰涎、呕吐物、大便、小便等)及望小儿指纹等。

望诊的准确性除与医生掌握知识的程度和临床经验的积累等相关之外,还须注意以下几点:

1. 光线充足 望诊应尽量在充足的自然光线下进行。如无自然光线,可在日光灯下进行,必要时白天再进行复诊,尽量避开有色光线和其他因素的干扰。

2. 充分暴露 诊察时要充分暴露受检部位,以便清楚地观察。

3. 以常衡变 熟悉各脏腑组织在生理状态下的表现特点,以此甄别病理体征;熟悉体表各部位与内在脏腑经络的联系,判断病理体征所提示的临床意义。同时,应注意对病情变化的动态观察。

4. 四诊合参 单纯的望诊信息,只能对疾病有个初始印象。若想实现正确诊断,必须注意将望诊与其他诊法相结合,以避免偏执一诊的局限性。

第一节 全身望诊

笔记栏

全身望诊,又称整体望诊,是指医生在第一眼面对患者时,首先应对患者的精神、色泽、形体、姿态等整体特征进行观察,以期对病情的基本状态、疾病的预后转归等获得一个总体印象,为下一步深入细致地诊察打下基础。

一、望神

（一）神的概念

神是人体生命活动的总称，有广义与狭义之分。广义之神，是指人体生命活动总的外在表现。狭义之神，是指人的精神意识和思维活动，即心所藏之神。

（二）望神的原理及意义

《黄帝内经·灵枢·本神》指出"生之来谓之精，两精相抟谓之神"。《黄帝内经·灵枢·平人绝谷》又说："故神者，水谷之精气也。"可见神的产生与人体精气和脏腑功能的关系十分密切。神产生于先天之精，而又必须依赖后天水谷精气的不断充养。只有当先后天之精充足，而精所化生的气血津液充盛时，脏腑组织功能正常，人体才能表现出神气。由此可见，神是通过脏腑的功能活动表现出来的。精气是神的物质基础，而神是精气的外在表现。精气充足则体健神旺，抗病力强，既使有病也多属轻病，预后较好；精气亏虚，则体弱神衰，抗病力弱，有病多重，预后较差。因此，观察"神"的旺衰，可以了解脏腑精气的盛衰、推断病情的轻重、判断病变的预后。正如《黄帝内经·素问·移精变气论》所说"得神者昌，失神者亡"。另外，各种邪气为患，可以通过影响脏腑精气进而导致神的变化。因此，望神还可判断邪气的性质。

（三）望神的重点

中医理论强调"神形合一"，有形才显神，形健则神旺。作为人体生命活动的整体表现，神可以通过精神、意识、思维、目光、面色、表情、语言、呼吸、形体、动作等多方面反映出来。望神时应重点观察眼神、色泽、神情、体态4个方面，其中，眼神的变化尤为重要。

1. 眼神　眼神即眼睛的神态。《黄帝内经·灵枢·大惑论》曰："五脏六腑之精气皆上注于目而为之精。"目系通于脑，为心之使、神之舍、肝之窍，目最能反映脏腑精气的盛衰。因而，望神的重点在于观察眼神，故有"神藏于心，外候在目"之说。一般而言，两目精彩内含，运动灵活，视物清晰者为有神，是脏腑精气充足之象；若两目浮光外露，目无精彩，运动不灵，视物模糊者为无神，乃脏腑精气虚衰之征。

2. 色泽　色泽指人体周身皮肤（以面部为主）的色泽。《医门法律》曰："色者，神之旗也，神旺则色旺，神衰则色衰，神藏则色藏，神露则色露。"皮肤色泽的荣润或枯槁，是脏腑精气盛衰的重要表现。

3. 神情　神情是指人的精神意识和面部表情，是心神和脏腑精气盛衰的外在表现。具体表现为神志清楚或模糊、思维有序或混乱、反应灵敏或迟钝、表情丰富或淡漠。

4. 体态　体态是指人的形体姿态。形体丰满或羸瘦、姿态自如或艰难、动作灵活或迟钝，是机体神气盛衰的重要标志。

望神时，除应重点观察上述各项外，还需结合神在其他方面的表现，如语言、呼吸、舌象、脉象等，以综合判断。

（四）望神的方法

望神应重视对诊察患者的第一印象。神的表现往往在有意无意之间流露最真。因此，医生要做到静气凝神，在接触患者的短暂瞬间，即对患者神的表现特征进行敏锐观察，对其旺衰和病情轻重作出初步判断，即"以神会神""一会即觉"。同时，还要综合分析患者神的特征表现。如久病形羸色败，虽神志清醒，亦属失神；新病昏迷烦躁，虽形体丰满，亦非佳兆。

（五）望神的主要内容

1. 神之盛衰　临床根据神的盛衰一般可分为得神、少神、失神、假神四种。

（1）得神（有神）

【表现】　神志清楚，两目灵活，精彩内含，面色荣润，表情自然，语言清晰，呼吸平稳，肌肉不削，动作自如，反应灵敏。

【意义】　脏腑精气充盛，多见于健康人或病轻者，预后良好。

（2）少神（神气不足）

【表现】　精神萎靡，目光少彩，面色少华，表情淡漠，少气懒言，肢体倦怠，思维迟钝，动作迟缓。

【意义】　脏腑精气不足，多见于虚证或疾病恢复期患者。

(3) 失神(无神)

【表现】 精神萎靡,甚则神昏谵语,循衣摸床,撮空理线,两目无光,面色无华,晦暗暴露,表情呆板,言语失伦,呼吸不匀,形体瘦削,动作艰难。

【意义】 脏腑精气大伤,多见于久病正衰患者,属危重病证,预后不良。

(4) 假神

【表现】 久病、重病之人,精气本已极度衰竭,而突然出现某些神气暂时"好转"的虚假现象。如原本目光晦滞,突然目似有光,但却浮光外露;本为面色晦暗,一时面似有华,但为两颧泛红如妆;本已神昏或精神极度萎靡,突然神识似清,想见亲人,言语不休,但精神烦躁不安;原本身体沉重难移,忽思起床活动,但不能自转;本来毫无食欲,久不能食,突然索食,且食量大增等。

【意义】 脏腑精气将竭,阴阳即将离决,为临终之预兆,古人喻为"回光返照""残灯复明"。

假神与重病病情好转的区别:两者虽然都以病情危重为前提,但假神多为重病治疗无效的前提下,出现短暂、局部症状的一时性好转,与整体病情危重情况不相一致;而重病病情好转则是在治疗有效的基础上,从个别症状的改善,逐渐发展为全身的、稳步的好转,与整体状况好转相一致。

得神、少神、失神、假神的鉴别见表1-1。

表1-1 得神、少神、失神、假神的鉴别

分类	得神	少神	失神	假神
目光	两目灵活 精彩内含	两目晦滞 目光少彩	两目晦暗 目无光彩	虽目似有光 但浮光暴露
面色	面色荣润 含蓄不露	面色少华 暗淡不荣	面色无华 晦暗暴露	虽面似有华 但泛红如妆
神情	神志清晰 表情自然	精神不振 思维迟钝	精神萎靡 意识模糊	虽神识似清 但烦躁不安
体态	肌肉不削 反应灵敏	肌肉松软 动作迟缓	形体瘦削 动作艰难	虽思欲活动 但不能自转

2. 神志异常 神志异常指神志错乱失常,为狭义之神的异常表现。按其临床特点多见以下几种:

(1) 癫病

【表现】 神识痴呆,表情淡漠,喃喃自语,首尾不续,见人则止,哭笑无常,举止失常,喜静恶动。

【意义】 多为痰气互结,蒙蔽心神或先天禀赋不足所致。

(2) 狂病

【表现】 神识狂乱,狂妄骂詈,打人毁物,不避亲疏,登高而歌,弃衣而走,力逾常人,喜动恶静。

【意义】 多为痰火互结,扰乱心神所致。

(3) 痫病

【表现】 发作时突然昏倒,不省人事,两目上视,牙关紧闭,四肢抽搐,口吐涎沫,如作猪羊叫声,移时即醒,醒后如常。

【意义】 多为肝风夹痰,阻闭清窍或先天禀赋不足所致。

(六)望神的注意事项

1. 重视诊察患者时的第一印象 医生要重视第一眼接触患者时的初始印象,做到静心凝神,一会即觉。训练通过短暂观察即能对患者神的旺衰和病情的轻重有一个初步辨别的能力。

2. 做到神形合参 神为形之主,形为神之舍,两者关系密切。如体健则神旺,体弱则神衰;但神形演变有不一致性,如久病形羸色败,虽神志清醒,也属失神,因此要神形合参。

3. 抓住主要症状和体征 临床有些症状和体征对判断失神具有重要意义,如神昏谵语、循衣摸床、撮空理线等,应予重视。

二、望色

望色,又称"色诊",是通过观察人体面部皮肤的色泽变化来诊察病情的方法。"色"指皮肤颜色,分为青、赤、黄、白、黑5种色调,简称"五色",可反映气血的盛衰和运行情况,并在一定程度上反映疾病的不同性质或不同脏腑的病证;"泽"指皮肤的荣润程度,可反映脏腑精气的盛衰,对判断病情的轻重和预后具有重要意义。

《黄帝内经》有关于望色诊病的详细记载。《黄帝内经·素问·阴阳应象大论》云:"善诊者,察色按脉,先别阴阳。"《黄帝内经·素问·五藏生成》中描述了五脏常色、病色、死色的具体表现:"色见青如草兹者死,黄如枳实者死,黑如炲者死,赤如衃血者死,白如枯骨者死,此五色之见死也。青如翠羽者生,赤如鸡冠者生,黄如蟹腹者生,白如豕膏者生,黑如乌羽者生,此五色之见生也。生于心,如以缟裹朱。生于肺,如以缟裹红。生于肝,如以缟裹绀。生于脾,如以缟裹栝楼实。生于肾,如以缟裹紫。此五脏所生之外荣也"。故面色的变化在一定程度上可反映不同脏腑的病变。由于色诊在临床诊病中具有重要价值,故受到历代医家的普遍重视。《医门法律》有云,"凡诊病不知察色之要,如舟子不识风汛,动罹覆溺,鲁莽粗疏,医之过也"。

(一) 望色诊病的原理及意义

1. 望色诊病的原理 《黄帝内经·灵枢·邪气藏府病形》说:"十二经脉,三百六十五络,其血气皆上注于面而走空窍。"由于心主血脉,其华在面,手足三阳经皆上行于头面,特别是多气多血的足阳明胃经分布于面,故面部血脉丰盛,为脏腑气血之所荣;加之面部皮肤薄嫩、外露,其色泽变化易于观察。凡脏腑的虚实、气血的盛衰,皆可通过面部色泽的变化而反映于外,因而临床将面部作为望色的主要部位。

2. 望色诊病的意义

(1) 判断气血盛衰:面部色泽为脏腑气血的外荣,可以反映气血的盛衰和运行情况。色属阴、属血,主要反映血液的盈亏和运行情况,血液充盈则色红,血液亏虚则色淡;泽属阳、属气,主要反映脏腑精气的盛衰,气盛则荣润光泽,气虚则晦暗无华。

(2) 辨别疾病性质:皮肤的颜色变化,在一定程度上可以反映疾病的不同性质,如面部色红多为热邪,面色青紫多为气滞血瘀。

(3) 确定病变部位:根据五行学说和脏象理论,五脏应五色:青-肝、赤-心、黄-脾、白-肺、黑-肾。五色的变化,可以区分脏腑病位所在。清代汪宏在《望诊遵经》中指出,"五色各见其部,察其浮沉,以知浅深……"。说明望面部颜色可以辨别病变部位之表里,即色浮者主病位在表,色沉者主病位在里。

(4) 预测疾病转归:对于判断病情轻重和预测疾病预后转归而言,望面部的光泽比颜色更有意义。正如《望诊遵经》所说,"光明润泽者,气也;青、赤、黄、白、黑者,色也。有气不患无色,有色不可无气也"。凡面色明润含蓄主病情轻浅,预后好;若面色晦暗暴露,主病情深重,预后差。

(二) 面部分候脏腑

面部分候脏腑,是将面部不同区域分候不同的脏腑,通过观察面部不同区域色泽的变化,以诊察相应脏腑的病变。根据《黄帝内经》的有关论述,具体分候方法有两种。

1.《黄帝内经·灵枢·五色》分候法 该篇将面部的不同部位加以命名,并分候不同脏腑(表1-2、图1-1、图1-2)。

表1-2 《黄帝内经·灵枢·五色》面部名称及所候脏腑

面部名称		所候脏腑	面部名称		所候脏腑
现用名称	《黄帝内经·灵枢·五色》名称		现用名称	《黄帝内经·灵枢·五色》名称	
额	庭(颜)	首面	鼻尖	肝下(面王、准头)	脾
眉心上	阙上	咽喉	鼻翼旁	面王以上	小肠
眉心	阙中	肺	鼻翼	方上	胃
鼻根	阙下(下极、山根)	心	颧骨下	中央	大肠
鼻柱	下极之下(直下、年寿)	肝	颊	夹大肠	肾
鼻柱旁	肝部左右	胆	人中	面王以下	膀胱、子处

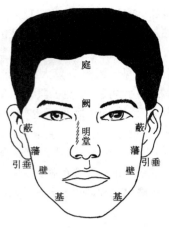
图1-1 明堂藩蔽图

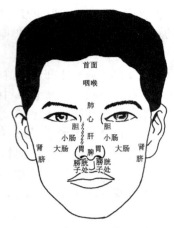
图1-2 面部分候脏候图

2.《黄帝内经·素问·刺热》分候法 以额部候心、鼻部候脾、左颊候肝、右颊候肺、颏部候肾。

以上两种面部分候脏腑的方法,可作为临床诊病的参考。应用时,应以观察患者面部的整体色泽变化为主,以分部色诊为辅。临床上,一般内伤杂病多应用《黄帝内经·灵枢·五色》面部分候脏腑,而外感热病则多应用《黄帝内经·素问·刺热》面部分候脏腑。

(三) 常色与病色

1. 常色 是指健康人在正常生理状态下面部皮肤的色泽。

中国人(黄种人)的正常面色为红黄隐隐,明润含蓄。红黄隐隐,为色之常度,见于皮肤之内,是胃气充足、精气内含而不外泄的表现。明润含蓄,即泽之常度,面部光明润泽,是人体精充神旺、气血津液充足的征象。

由于先天禀赋、季节气候、外界环境等差异,常色又可分为主色和客色两种生理变异。

主色,指人生来即有的基本肤色,终生基本不变。由于种族、禀赋的原因,主色也有偏赤、白、青、黄、黑的差异。正如《医宗金鉴·四诊心法要诀》所说,"五脏之色,随五形之人而见,百岁不变,故为主色也"。

客色,指因外界因素(如季节、昼夜、阴晴气候等)的不同,或生活条件的差别,面部微有相应的正常色泽变化。如春季面色可稍青、夏季面色可稍赤、长夏面色可稍黄、秋季面色可稍白、冬季面色可稍黑。正如《医宗金鉴·四诊心法要诀》所说,"四时之色,随四时加临,推迁不常,故为客色也"。客色属于常色范围,其变化是暂时的,排除相关影响因素后,易于恢复成主色。

另外,人的面色也常因情绪变化、运动状态、饮酒以及职业等影响而出现变化,只要面色不失明润含蓄的基本特征,均属于常色的范畴。

2. 病色 病色指人在疾病状态下的面部色泽表现。病色的特点是晦暗、暴露。晦暗,即面部皮肤枯槁晦暗而无光泽,是脏腑精气已衰,胃气不能上荣的表现。暴露,即某种面色异常明显地表露于外,是病色外现或真脏色外露的表现。如实热证见满面通红,即为病色外现;肾病患者出现面黑暴露,枯槁无华,即为真脏色外露。故病色可反映不同性质、不同脏腑的病变。观察病色的关键,在于分辨面色的善色与恶色。

善色指患者面色虽有异常,但明润光泽,说明脏腑精气未衰,胃气尚荣,多见于新病、轻病、阳证,其病易治,预后较好,故称善色。如黄疸患者,面色虽黄但鲜明如橘皮,即为善色。

恶色指患者面色异常,且枯槁晦暗,说明脏腑精气已衰,胃气不荣,多见于久病、重病、阴证,其病难治,预后较差,故称恶色。如臌胀患者面色黄黑且晦暗枯槁,即为恶色。

五色的常色及病色善恶的鉴别如表1-3。

表1-3 五色之常及病色善恶的鉴别

五色	常色	善色	恶色
青	如缟裹绀	如翠羽	如草兹
赤	如缟裹朱	如鸡冠	如衃血
黄	如缟裹瓜蒌实	如蟹腹	如枳实
白	如缟裹红	如豕膏	如枯骨
黑	如缟裹紫	如乌羽	如炲

（四）五色主病

赤、白、黄、青、黑五色，可见于不同脏腑和不同性质的疾病。以脏腑论，则"青为肝，赤为心，白为肺，黄为脾，黑为肾"；以病性言，则"青黑为痛，黄赤为热，白为寒"。这种根据患者面部五色变化以诊察疾病的方法，即五色主病，或称"五色诊"。

1. 青色 主寒证、痛证、气滞、血瘀、惊风。

患者面见青色，多由寒凝气滞，或瘀血内阻，或筋脉拘急，或因疼痛剧烈，或因热盛而动风，使面部脉络血行瘀阻所致。

面色淡青或青黑者，属寒盛、痛剧，多因阴寒内盛，经脉挛急收引，不通而痛，以致面部脉络拘急，气血凝滞而色青，可见于骤起的气滞腹痛、寒滞肝脉等病证。

突见面色青灰，口唇青紫，肢凉脉微，则多为心阳暴脱，心血瘀阻之象，可见于真心痛等。

久病面色与口唇青紫者，多属心气、心阳虚衰，血行瘀阻，或肺气闭塞，呼吸不利。

面色青黄者，可见于肝郁脾虚患者，胁下每有癥积作痛。

小儿眉间、鼻柱、唇周发青者，多属惊风，多因热闭心神，外引筋肉，面部脉络血行瘀阻所致，可见于高热抽搐患儿。

2. 赤色 主热证，亦可见于戴阳证。

满面通红者，属实热证，是因邪热亢盛，血行加速，面部脉络扩张，气血上涌所致。

午后两颧潮红者，属阴虚证，是因阴虚阳亢，虚火炎上所致。

久病重病面色苍白，却时而泛红如妆、游移不定者，属戴阳证，是因久病肾阳虚衰，阴寒内盛，阴盛格阳，虚阳上越所致，属病重。

3. 黄色 主脾虚、湿证。

面色发黄，多由脾虚机体失养，或湿邪内蕴，脾失运化所致。

面色萎黄者，多属脾胃气虚，气血不足。因脾胃虚衰，水谷精微不足，气血化生无源，机体失养，故面色黄而无华。

面黄虚浮者，属脾虚湿蕴。因脾运不健，机体失养，水湿内停，泛溢肌肤所致。

面目一身俱黄者，为黄疸。其中，面黄鲜明如橘皮色者，属阳黄，乃湿热为患；面黄晦暗如烟熏色者，属阴黄，乃寒湿为患。

4. 白色 主虚证（血虚、气虚、阳虚）、寒证、失血证。

面色发白，多由气虚血少，或阳虚寒盛，气血不能上充于面部脉络所致。

面色淡白无华，唇舌色淡者，多属血虚证或失血证。

面色㿠白者，多属阳虚证；若㿠白虚浮，则多属阳虚水泛。

面色苍白者，多属亡阳、气血暴脱或阴寒内盛。因阳气暴脱，脱血夺气，则气血不荣，面部脉络血少，血行迟滞而兼血瘀所致；若阴寒内盛，寒邪凝滞，面部脉络收缩而凝滞，亦可见面色苍白。

5. 黑色 主肾虚、寒证、水饮、血瘀、剧痛。

面色发黑，多因肾阳虚衰，水寒内盛，血失温养，脉络拘急，血行不畅所致。

面黑暗淡或黧黑者，多属肾阳虚，因阳虚火衰，水寒不化，浊阴上泛所致。

面黑干焦者，多属肾阴虚，因肾精久耗，阴虚火旺，虚火灼阴，机体失养所致。

眼眶周围发黑者，多属肾虚水饮或寒湿带下。

面色黧黑，肌肤甲错者，多由血瘀日久所致。

（五）望色十法

望色十法，是根据面部皮肤色泽的浮、沉、清、浊、微、甚、散、抟、泽、夭十类变化，以分析病变性质、部位及其转归的方法。

望色十法，由清代医家汪宏《望诊遵经》根据《黄帝内经·灵枢·五色》"五色各见其部，察其浮沉，以知浅深；察其泽夭，以观成败；察其散抟，以知远近；视色上下，以知病处"的论述，结合临床实践归纳而成，临床具有一定实用价值。

1. 浮沉分表里 浮，是面色浮显于皮肤之外，多主表证；沉，是面色沉隐于皮肤之内，多主里证。面色由浮转沉，是邪气由表入里；由沉转浮，是病邪自里达表。

2. 清浊别阴阳 清，是面色清明，多主阳证；浊，是面色浊暗，多主阴证。面色由清转浊，是病从阳转阴；由浊转清，是病由阴转阳。

3. 微甚察虚实 微，是面色浅淡，多主虚证；甚，是面色深浓，多主实证。面色由微转甚，是病因虚而致实；由甚转微，是病由实而转虚。

4. 散抟辨新久 散，是面色疏散，多主新病，或病邪将解；抟，是面色壅滞，多主久病，或病邪渐聚。面色由抟转散，是病虽久而邪将解；由散转抟，是病虽近而邪渐聚。

5. 泽夭测预后 泽，是面色润泽，主精气未衰，病轻易治；夭，是面色枯槁，主精气已衰，病重难医。面色由泽转夭，是病趋重危；由夭转泽，是病情好转。

望色十法，以浮沉、清浊、微甚、散抟、泽夭五对纲领，对病情的表里、阴阳、虚实、新久、轻重，乃至邪正的虚实和疾病的转归情况，作了细致的分析概括，说明患者的肤色不论其见何种颜色，凡是呈沉、浊、抟、夭表现的，多属里证、久病、重病；反之，呈浮、清、散、泽表现的，多属表证、新病、轻病。

（六）望色的注意事项

1. 注意整体与局部的结合 临床望色，应将五色主病、望色十法、五色善恶、面部分候脏腑等方法相参运用。望色应以患者的整体面色（或肤色）为主，并以面色的荣润含蓄或晦暗枯槁作为判断病情轻重和估计预后的主要依据。《黄帝内经》中面部分部色诊的理论，是前人根据五行学说提出的五色生克顺逆理论，可作为临床诊病的参考。实际应用时不可刻板拘泥，必须四诊合参，灵活运用。同时，由于各种原因使得面色变化不明显，或因病情复杂而面色表现与病色不符时，要通过观察患者其他部位的色泽，并结合相关诊法进行综合判断，局部与整体相互参照。

2. 灵活运用常色和病色异同 望色时须把患者的面色（或肤色等）与其所处人群的常色作比较来加以判断。如患者属某一局部色泽改变，还可与其自身对应部位的正常肤色进行比较。

3. 掌握面部色泽的动态变化 随着疾病的不断发展、病情的动态变化，患者的面部色泽也会发生相应的改变。因而在临床要注意观察患者面部色泽的动态改变情况，用以推断疾病的预后转归。

4. 其他非疾病因素的影响 面部色泽除可因疾病而发生异常改变外，还可因气候、光线、昼夜、情绪、饮食等非疾病因素的影响而发生变化，故望色诊病时还要注意排除上述因素的干扰，以免造成误诊。

三、望形

望形，又称望形体，是通过观察患者形体的强弱胖瘦、体质形态和各种畸形等以诊察病情的方法。

《黄帝内经·素问·三部九候论》有云，"必先度其形之肥瘦，以调其气之虚实，实则泻之，虚则补之"。《黄帝内经·素问·经脉别论》也有记载，"诊病之道，观人勇怯骨肉皮肤，能知其情，以为诊法也（勇可察其有余，怯可察其不足，骨可以察肾，肉可以察脾，皮肤可以察肺，望而知其情，即善诊者也）"。因此，在临床经验不断的积累和总结中，对于疾病的诊断和治疗，望形体有其特定的意义和价值，为历代医家所重视。

（一）望形诊病的原理及意义

人体以五脏为中心，皮、肉、脉、筋、骨是构成人的躯体的五种基本组织。五脏与五体有着密切的联系，肺合皮毛、脾合肌肉、心合血脉、肝合筋腱、肾合骨骼。五体赖五脏精气的充养，五脏精气的盛衰和功能的强弱又可通过五体反映于外。形体的强弱与内脏功能的盛衰是统一的。故观察患者形体强弱胖瘦的不同表现，可以了解内在脏腑的虚实、气血的盛衰、邪正的消长及疾病的病势转归。而不同的体质形态，其阴阳盛衰不同，对疾病的易感性和患病后疾病的转归也不同，因此，观察患者的体质类型有助于对疾病的诊断。《医门法律·先哲格言》说："肥人湿多，瘦人火多。湿多肌理纵，外邪易入；火多肌理致，外邪难侵。湿多中缓少内伤，火多中燥喜内伤。"

（二）望形体的内容

1. 形体强弱 观察形体强弱时，要将形体的外在表现与机体的功能状态、神的衰旺等结合起来，进行综合判断。

（1）体强：指身体强壮，表现为骨骼粗大、胸廓宽厚、肌肉充实、皮肤润泽、筋强力壮等，为形气有余，说明体魄强壮、内脏坚实、气血旺盛、抗病力强、不易生病、有病易治、预后较好。

（2）体弱：指身体衰弱，表现为骨骼细小、胸廓狭窄、肌肉瘦削、皮肤枯槁、筋弱无力等，为形气不足，

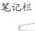

说明体质虚衰、内脏脆弱、气血不足、抗病力弱、容易患病、有病难治、预后较差。

2. 形体胖瘦　正常人胖瘦适中,各部组织匀称。过于肥胖或过于消瘦都可能是病理状态。形体的胖瘦可以采用国际通用的身体质量指数(body mass index,BMI)来判断。身体质量指数(BMI)=体重(kg)/身高(m^2)(表1-4)。

表1-4　形体胖瘦评价

评价	正常	肥胖	消瘦
男性BMI(kg/m^2)	20~25	>25	<20
女性BMI(kg/m^2)	19~24	>24	<19

(1)肥胖:身体质量指数超过正常者为肥胖。其体形特点是头圆形,颈短粗,肩宽平,胸厚短圆,大腹便便,体形肥胖。若胖而能食,为形气有余;肥而食少,是形盛气虚。由于形盛气虚,水湿难以周流,则痰湿积聚,多易患胸痹、中风等病证。故中医有"肥人多痰""肥人多湿"之说。

(2)消瘦:身体质量指数小于正常者为消瘦。其体形特点是头长形,颈细长,肩狭窄,胸狭平坦,大腹瘦瘪,体形显瘦长。若形瘦食多,为中焦有火;形瘦食少,是中气虚弱。形瘦皮皱,潮热盗汗,口咽干燥多属阴血不足,内有虚火的表现,易患肺痨等病。故中医有"瘦人多火"之说。若久病卧床不起,骨瘦如柴者,为脏腑精气衰竭,气液干枯,属病危。

此外,在观察形体胖瘦时应注意其内在精气的强弱,并把形与气两者综合起来加以判断。若形体虽胖而精气不足,少气乏力者,为精气不足,抗病力弱;形体虽瘦,神旺有力者,为精力充沛,抗病力强。由此可见,形与气两者相比较,气的强弱尤具有重要意义。

3. 体质形态　体质是人的个体在先天禀赋和后天环境等因素的影响下,在生长发育过程中逐渐形成的形态结构和功能活动方面所固有的、相对稳定的个体差异性。个体体质的不同,表现为在生理状态下对外界刺激的反应和适应上的某些差异性,以及发病过程中对某些致病因素的易感性和疾病发展的倾向性。体质在一定程度上反映了机体阴阳气血盛衰的禀赋特点和对疾病的易感受性。因此,观察辨别患者的体质类型,有助于了解患者阴阳气血的盛衰,分析疾病的发生和演变,为诊断和治疗疾病提供依据。

中医早在《黄帝内经》中就有关于人体体质形态的划分以及体质与疾病关系的论述。目前一般主张将人的体质分为阴脏人、阳脏人、平脏人三种类型。

(1)阴脏人:体型偏于矮胖,头圆颈粗,肩宽胸厚,身体姿势多后仰,平时喜热恶凉。其特点是阳气较弱而阴气偏盛,患病易从阴化寒,多寒湿痰浊内停。故《医法心传》说,"阴脏者阳必虚,阳虚者多寒""阴脏所感之病,阴者居多"。

(2)阳脏人:体型偏于瘦长,头长颈细,肩窄胸平,身体姿势多前屈,平时喜凉恶热。其特点是阴气较亏而阳气偏盛,患病易于从阳化热,导致伤阴伤津。故《医法心传》说,"阳脏者阴必虚,阴虚者多火""阳脏所感之病,阳者居多"。

(3)平脏人:又称阴阳和平之人,体型介于阴脏人和阳脏人两者之间。其特点是阴阳平衡,气血调匀,在平时无寒热喜恶之偏,是大多数人的体质类型。如《医法心传》所说,"平脏之人,或寒饮或热食,俱不妨事。若患病,若系热者不宜过凉,系寒者不宜过热。至于补剂,亦当阴阳平补"。

此外,望形体的内容还包括对各种形体畸形的观察,其具体表现和临床意义详见局部望诊。

四、望态

望态,又称望姿态,是观察患者的动静姿态、体位变化和异常动作以诊察病情的方法。

(一)望姿态诊病的原理意义

患者的动静姿态、体位动作与机体的阴阳盛衰和病性的寒热虚实关系密切。阳主动,阴主静。阳证、热证、实证患者,为机体功能亢进,多表现为躁动不安;阴证、寒证、虚证患者,为机体功能衰减,多表现为喜静懒动。此外,不同的疾病常常可迫使患者采取不同的体位和动态,以减轻疾病痛苦。因此,观察患者的动静姿态和体位动作不仅可以判断疾病的属性,也有助于疾病病种的诊断。

(二)望姿态的内容

1. 动静姿态　正常之人可随意运动,且动作协调,体态自然。若机体发生病变,常可使肢体动静姿态失调,或不能运动,或处于强迫、被动、护持等特殊姿态。《望诊遵经》提出望动静姿态八法,其辨证意义一般是:动者、强者、仰者、伸者,多属阳证、热证、实证;静者、弱者、俯者、屈者,多属阴证、寒证、虚证,可作为望动静姿态的要点。

(1) 坐姿:如坐而仰首,胸胀气粗,多属痰饮停肺、肺气壅滞,见于哮病、肺胀、气胸等;坐而喜俯,少气懒言,多属体弱气虚;但卧不能坐,坐则晕眩,不耐久坐,多为肝阳化风,或气血俱虚、脱血夺气;坐时常以手抱头,头倾不能昂,凝神熟视,为精神衰败。

(2) 卧姿:卧时面常向里,喜静懒动,身重不能转侧,多属阴证、寒证、虚证;卧时面常向外,躁动不安,身轻自能转侧,多属阳证、热证、实证。仰卧伸足,掀去衣被,多属实热证;蜷卧缩足,喜加被者,多属虚寒证。咳逆倚息不得卧,卧则气逆,多为肺气壅滞,或心阳不足,水气凌心,或肺有伏饮。坐卧不安是烦躁之征,或腹满胀痛之故。

(3) 立姿:如站立不稳,其态似醉,常并见眩晕者,多属肝风内动;不耐久站,站立时常欲依靠他物支撑,多属气血虚衰。站立(或坐)时常以两手扪心,闭目不语,多见于心虚怔忡;若以两手护腹,俯身前倾者,多为腹痛之证。

(4) 行态:如以手护腰,弯腰曲背,行动艰难,多为腰腿病;行走之际,突然止步不前,以手护心,多为脘腹痛或心痛;行走时身体震动不定,是肝风内动,或是筋骨受损,或为脑有病变。

2. 异常动作 不同的疾病可产生不同的病态,观察患者肢体的异常动作有助于相应疾病的诊断。《证治准绳·察身》有云,"凡患者身轻自能转侧者,易治;若身体沉重,不能转侧者,则难治也。盖阴证则身重,必足冷而蜷卧,恶人,常好向壁卧,闭目不欲向明,懒见人也。又阳毒身如被杖之疼,身重如山而不能转侧也。又中湿风湿,皆主身重疼痛不可转侧,要当辨之。大抵阳证身轻而手足和暖,开目而欲见人,为可治;若头重视身,此天柱骨倒而元气败也。凡伤寒传变,循衣摸床,两手撮空,此神去而魂乱也"。

因风性主动,善行而数变,风气通于肝,所以形体的异常动作,多与风和肝有密切关系。

患者唇、睑、指、趾颤动者,如见于外感热病,多为动风先兆;如见于内伤虚证,多为气血不足,筋脉失养,虚风内动。

颈项强直,两目上视,四肢抽搐,角弓反张者,常见于小儿惊风、破伤风、痫病、子痫、马钱子中毒等。

猝然跌倒,不省人事,口眼㖞斜,半身不遂者,属中风病。卒倒神昏,口吐涎沫,四肢抽搐,醒后如常者,属痫病。

恶寒战栗,谓之寒战,见于疟疾发作,或为外寒袭表,或为伤寒温病邪正剧争欲作战汗之时。

肢体软弱,行动不便,多属痿病。关节拘挛,屈伸不利,多属痹病。

儿童手足伸屈扭转,挤眉眨眼,努嘴伸舌,状似舞蹈,不能自制,多由气血不足,风湿内侵所致。

患者神志不清,两手不自主地循衣摸床,撮空理线,多见于邪热亢盛,神不内守,或久病元气将脱,为失神的表现。

临床在望姿态时,若患者的某些病理姿态在自然状态不易察觉时,可根据诊断病情的需要,嘱咐患者做某些必要的动作和体位改变,使病理姿态充分暴露,以明确疾病的诊断。

第二节 局 部 望 诊

根据病情诊断的需要,对人体某一部分的形态、色泽等变化进行细致观察,以测知其相应脏腑病变情况的方法,称为局部望诊。中医认为人是一个有机的整体,全身的病变可反映于局部,局部的病变也可影响及全身,因此观察局部的异常变化有助于了解和掌握整体的病变。

望局部,要求熟悉各部位与脏腑经络的内在联系,把病理征象与正常表现进行比较,结合其他诊法,从整体角度进行综合分析,以明确其临床意义。

局部望诊的内容包括望头面、五官、躯体、四肢、二阴、皮肤等。

一、望头面

(一) 望头

《黄帝内经·素问·脉要精微论》记载,"头者,精明之府,头倾视深,精神将夺矣"。头为精明之府,内

笔记栏

藏脑髓,为肾所主,脑为元神之府;头又为诸阳之会,脏腑精气皆上荣于头。心主血脉,血脉上荣于面,心之华在面。因此,望头面的情况,可以诊察脏腑气血的盛衰。

1. 头形 头形异常常见于婴幼儿,多由先天不足、肾精亏损、发育不良所致。

头颅的大小以头围(自双眉弓上缘处,经过枕骨结节,绕头1周的长度)来衡量。头围在发育阶段的变化为:新生儿约34 cm;6个月时约42 cm;1周岁约45 cm;2周岁约48 cm;5周岁约50 cm;15岁时接近成人,为54~58 cm。明显超出此范围者为头形过大,反之为头形过小。

(1)巨颅:小儿头颅大,增长速度也较快,并伴有明显的智力不足,多由先天不足,肾精亏损,发育不良所致。

(2)小颅:小儿头颅狭小,头顶尖圆,颅缝早闭,智力低下,多因先天肾精不足,颅骨发育不良所致。

(3)方颅:小儿前额左右突出,头顶平坦,颅呈方形,为肾精不足或脾胃虚弱,颅骨发育不良,可见于佝偻病患儿。

2. 囟门 囟门是婴幼儿颅骨接合不紧所形成的骨间隙,有前囟、后囟之分。前囟应在小儿出生后12~18个月闭合,后囟呈三角形,正常情况应在生后2~4个月内闭合。囟门是观察小儿发育与营养状况的主要部位之一。

(1)囟填:即囟门突起,多属实证,常因温病火邪上攻,或脑髓病变,或颅内水液停聚所致。小儿在哭闹时囟门暂时突起为正常。

(2)囟陷:即囟门凹陷,多属虚证,常因吐泻伤津、气血不足或先天肾精亏虚、脑髓失充所致。6个月以内的婴儿囟门微陷属正常现象。

(3)囟门迟闭:称为"解颅",多指小儿前囟闭合延迟,头颅增大、颅缝开解,常伴见头皮青筋暴露,叩之呈破壶音,目珠下垂犹如落日状,多因先天不足,肾气亏损所致,常兼有五软(头软、项软、手足软、肌肉软、口软)或五迟(立迟、行迟、发迟、齿迟、语迟)等临床表现。

3. 头摇 头摇不能自主,多为阴血亏虚、肝风内动所致。

(二)望面

面部,又称为颜面,包括额部在内的脸面部,是脏腑精气上荣的部位。观察面部的异常表现可以了解脏腑精气的盛衰及其相关疾病的情况。

1. 面肿 面肿有浮肿和红肿之别。

面部浮肿,多见于水肿病。水肿有阳水与阴水之分。阳水肿势较迅速,眼睑、头面先肿,肿处皮肤绷紧光亮,按之凹陷;阴水肿势较慢,足部、下肢先肿,波及头面,肿处皮肤松弛,按之凹陷不易恢复。

面部红肿,多为风热火毒上攻所致。若头面皮肤焮红灼热,肿胀疼痛,色如涂丹,称为抱头火丹;重者头肿如斗,面目肿胀,目不能开,称大头瘟。

《景岳全书》有记载,"面肿有虚实,肿为实,浮为虚。实为风火上炎,脉紧数,症寒热,或清或散或下,邪去而肿自消。虚浮者,无痛无热。面目浮肿,因脾肺阳虚,输化失常,或肝肾阴虚,水邪泛溢。然浮而就上,其形虚软者,多由乎气;肿而就下,按而成窝者,多由乎水。实而调之泄之,气虚补之,水虚化之。然水气有相因之治,不可执也。眼下如卧蚕者,亦水病。气浮亦有虚实:虚者多因乎脾,或劳倦色欲,或泻痢中寒所致,脉必微弱,气必馁馁;实者多因乎胃,或木火炽盛,或纵酒纵食,脉必滑数,症必多热"。

2. 腮肿 一侧或双侧腮部以耳垂为中心肿起,边缘不清,皮色不红,触之有痛感及弹性感,称为痄腮,为外感温毒所致,多见于儿童;若颧下颌上耳周发红肿起,伴有寒热、疼痛者,称为发颐,为阳明热毒上攻所致,多见于成人。

3. 口眼㖞斜 口眼㖞斜指患侧口角向健侧㖞斜,且患侧眼睑不能闭合。若单纯口眼㖞斜而无半身瘫痪者,为口僻,因风邪中络所致;若口眼㖞斜兼半身不遂者,多为中风,因阴阳失调,肝阳化风,风痰闭阻,气血逆乱所致。

4. 特殊面容 患者如惊恐貌,表现为面部表情惊恐,多见于小儿惊风、狂犬病和瘿病;苦笑貌,表现为面肌抽搐呈现似哭非哭、似笑非笑的特殊面容,可见于新生儿脐风、破伤风等病;狮面,表现为面部肌肉出现斑块、结节、浸润性隆起,而使面部凸凹不平,犹如狮子面容,并伴见鼻骨塌陷、眉毛、头发脱落,多见于麻风病。

(三)望发

发为血之余,肾华于发。观察头发的色泽、发质和疏密,可以了解肾气的盛衰和精血的盈亏。毛发茂密、润泽，是肾气旺盛、精血充足的表现。《四诊抉微》又云："发枯生穗，血少火盛。毛发堕落，卫疏有风。若还眉堕，风证难愈。头毛上逆，久病必凶。"

1. 发色 发黄干枯，稀疏易落，多属精血不足，可见于慢性虚损患者或大病之后精血未复。青少年白发，伴有腰酸、耳鸣等症状者，属肾虚；伴有失眠、健忘等症状者，为劳神伤血所致；无任何不适者，与先天禀赋有关，不属病态。

2. 发质 发质细软，干枯易断，为精血亏虚，发失所养。小儿头发稀疏黄软，生长迟缓，甚至久不生发，多因先天不足，肾精亏损，或喂养不当，气血亏虚，发失所养而致；小儿发结如穗，枯黄无泽，伴见面黄肌瘦者，多见于疳积，为脾胃虚损，发失所养所致。

3. 脱发 突然片状脱发，显露圆形或椭圆形光亮头皮而无自觉症状，称为斑秃，多为血虚受风，或七情内伤，暗耗精血，发失濡养所致；若头顶发脱，为顶秃，常为劳心过度，损伤精血或先天遗传所致；青壮年头发稀疏易落，伴眩晕、健忘、腰膝酸软者，为肾虚；伴头皮瘙痒，多屑多脂者，为血热化燥所致。

二、望五官

面部眼、耳、口、鼻、舌为五官，与五脏相关联。《黄帝内经·灵枢·五阅五使》说："鼻者肺之官也，目者肝之官也，口者脾之官也，舌者心之官也，耳者肾之官也。"

五官的异常改变可反映相应脏腑的内在病变。望舌的内容另作单章论述，本处内容主要介绍目、耳、鼻、口、唇、齿、龈和咽喉等部位的望诊情况。

（一）望目

目为肝之窍，肝受血而目能视；目为心之使，心藏神，外候于目；五脏六腑之精气皆上注于目。中医"五轮学说"将目部不同部位分属于不同脏腑，即瞳仁属肾，称为水轮；黑睛属肝，称为风轮；两目眦及血络属心，称为血轮；白睛属肺，称为气轮；眼睑属脾，称为肉轮（图1-3）。因此，望目不仅是望神的重点，而且可反映肝、心、肾等脏腑的病变。《重订通俗伤寒论》说："凡病至危，必察两目，视其目色以知病之存亡也。故观目为诊法之首要。"

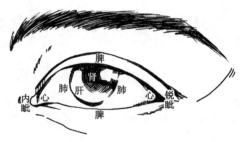

图1-3 目部五脏分属图

1. 目神 眼睛黑白分明，精彩内含，视物清晰，有眵有泪，运动灵活，为目有神，提示脏腑精气充足，见于正常人或轻病患者。

若两目晦暗，目无精彩，视物模糊，无眵无泪，运动不灵，或浮光外露者，为目无神，提示脏腑精气虚衰，病属难治。

2. 目色 正常人眼睑内与两眦红润，白睛色白，黑睛褐色或棕色，角膜无色透明。其异常改变主要有：

（1）目赤肿痛：多属实热证。若两眦赤为心火、白睛赤为肺火、眼睑赤为脾火、全目赤肿为肝经风热。

（2）白睛发黄：为黄疸的主要标志，多因湿热或寒湿内蕴，肝胆疏泄失常，胆汁外溢所致。

（3）两眦淡白：为血虚，因血液亏虚不能上荣所致。

（4）目胞色黑晦暗：为肾虚，为肾精亏耗，或肾阳虚衰，水寒内盛之象。

（5）黑睛灰白混浊：为目生翳，多因邪毒侵袭，或肝胆实火上攻，或湿热熏蒸，或阴虚火炎等，伤及黑睛所致。

3. 目形

（1）目胞浮肿：为水肿的表现。目胞微肿，是水肿初起的表现。老年人肾气虚衰，多见下睑浮肿。

（2）眼窝凹陷：眼窝微陷者，见于吐泻伤津或气血虚衰患者；眼窝深陷，视不见人，则为脏腑精气竭绝，属病危。

（3）眼球突出：眼球突出兼气喘胸满者，属肺胀，因痰瘀阻肺，肺失宣降所致。若眼球突出兼颈前喉结两侧漫肿，可随吞咽动作上下移动者，属瘿病，为肝郁化火，痰气壅结于颈部所致。

（4）针眼、眼丹：胞睑边缘生疖，形如麦粒，红肿痒痛者，称为针眼；整个胞睑红肿如涂丹，痛如火灼者，为眼丹。两者皆为风热邪毒或脾胃蕴热上攻于目所致。

4. 目态 正常人瞳孔呈圆形，双侧等大，在自然光线下直径为3～4毫米，对光反应灵敏，眼球运动随意、灵活。其异常改变主要有：

（1）瞳孔缩小：多属中毒所致，如川乌、草乌、毒蕈、有机磷类农药及吗啡等药物中毒。眼部疾病见之，主要为瞳神紧小，指瞳孔失去正常的展缩功能，持续缩小，甚至缩小如针孔之内障眼病。

（2）瞳孔散大：常见于绿风内障、目系暴盲等眼科疾病和某些中毒证。危急证患者，瞳孔完全散大，为肾精耗竭，属濒死危象。青少年或成年人在极度兴奋、恐惧、愉快或疼痛时，出现瞳孔散大，常与情绪急剧变化有关。

（3）目睛凝视：指患者两眼固定，不能转动。固定前视者，称瞪目直视；固定上视者，称戴眼；固定侧视者，称横目斜视，多因肝风内动或脏腑精气耗竭所致，属病重。

（4）闭目障碍：双目闭合障碍，多为痉病；单侧闭合障碍，多为风中面络；若小儿睡眠露睛，多由脾气虚弱，气血不足，胞睑失养所致，常见于吐泻伤津和慢脾风的患儿。

（5）眼睑下垂：又称睑废。双眼上胞下垂者，多为先天不足、脾肾亏虚；单眼上胞下垂者，多因脾气虚弱，无力提举，或风痰阻络、胞睑筋脉迟缓不用而下垂，或因外伤所致。

（二）望耳

耳为肾窍，心寄窍于耳，肝胆、肺、脾等脏腑通过经络均与耳发生联系。《黄帝内经·灵枢·邪气藏府病形》说："十二经脉，三百六十五络……其别气走于耳而为听"，故耳为"宗脉之所聚"。此外，耳郭上还有全身脏腑形体等部位的反应点。《证治准绳·杂病》记载，"凡耳叶红润者生，或黄或白或黑或青而枯燥者死。薄而白，薄而黑，皆为肾败。凡耳聋耳中疼皆属少阳之热，尚为可治。若耳聋舌卷唇青此属厥阴，为难治也"。因此，望耳对于诊察肾、肝胆及全身的病变具有一定意义。

1. 耳郭　正常人耳郭色泽红润，是气血充足的表现。

耳郭淡白，多属气血亏虚；耳郭红肿，多为肝胆湿热或热毒上攻；耳郭青黑，多见于阴寒内盛或剧痛的患者；耳郭干枯焦黑，多属肾精亏耗，精不上荣，为病重，可见于温病后期肾阴耗伤及下消等病证；小儿耳背、发际处若有玫瑰红色的丘疹，多为麻疹病出疹之兆。

耳郭瘦薄，为先天亏虚，肾气不足；耳郭干枯萎缩，多为肾精耗竭；耳郭肿大，常为邪气内停；耳郭肌肤甲错，为血瘀日久所致。

2. 耳道　外耳道局限性红肿疼痛者，为耳道疖肿；耳道内有脓液流出，伴听力下降者，为脓耳。两者皆因风热邪毒外侵、肝胆湿热上蒸所致。脓耳迁延难愈者，多因脾虚湿困、肾元亏损所致。

（三）望鼻

鼻为肺窍，是呼吸之气出入的门户。鼻梁属肝、鼻头应脾、鼻翼属胃，鼻通过经络与五脏六腑密切相联。《四诊抉微》有云"鼻头微黑，为有水气；色见黄者，胸上有寒；色白亡血；微赤非时，见之者死。鼻头色黄，小便必难；余处无恙，鼻尖青黄，其人必淋。鼻青腹痛，舌冷者死。鼻孔忽仰，可决短期。鼻色枯槁，死亡将及……唇赤肿为热，青黑为阴寒，鲜红为阴虚火旺，淡白为血虚……发枯生穗，血少火盛。毛发堕落，卫疏有风。若还眉堕，风证难愈。头毛上逆，久病必凶"。因此，望鼻不仅可以诊察肺、脾、肝的病变，还可以判断脏腑的虚实、胃气的盛衰。

1. 鼻色　健康人鼻头红黄隐隐，明润含蓄，是胃气充足的表现。若鼻头色白，为气血亏虚、亡血；鼻头色赤，为肺脾蕴热；鼻头色青，为阴寒腹痛；鼻头色微黑，为肾虚寒水内停；鼻头红肿生疖，为胃热或血热；鼻头晦暗枯槁，为胃气已衰，属病重。

2. 鼻形　鼻及鼻周围生有红斑、丘疹或小脓疱者，称为酒齄鼻，多因肺胃积热，气滞血瘀所致；鼻柱溃陷，眉毛脱落者，多见于梅毒病、麻风病。

3. 鼻态　鼻煽，是肺失宣降、呼吸困难的表现，多因痰热阻肺，见于哮病、喘病等。若久病鼻煽，喘而汗出如油，为肺绝。

4. 鼻内病变　鼻流清涕，多属外感风寒；鼻流浊涕，多属外感风热；鼻流脓涕，量多不止者，称为鼻渊，多为肺经风热或胆热上蒸鼻窍所致；鼻腔出血，称为鼻衄，多因肺胃蕴热，或阴虚肺燥，伤及鼻络所致；鼻孔内生有光滑柔软，状如葡萄或荔枝肉样的赘生物，称为鼻息肉，亦称鼻痔，多因湿热邪毒蕴结鼻窍所致。

（四）望口与唇

脾开窍于口，其华在唇，手足阳明经环绕口唇。《证治准绳·察口唇》记载，"凡唇焦干为脾热，焦而红者吉,焦而黑者凶。唇口俱赤肿者,热甚也;唇口俱青黑者,冷极也。口噤难言者,痓风也。若唇青舌卷,唇吻反青,环口黧黑,口张气直,口如鱼口,口唇颤摇不止,气出不返,皆不治也"。故望口与唇的异常变化,主要诊察脾与胃的病变。

1. 色泽 唇色红润,说明胃气充足、气血调匀。若唇色淡白,为血虚或失血,血不上荣所致;唇色红赤,为实热,因热迫血行所致;唇色青紫,为血液瘀滞所致;唇色青黑,多属寒盛或痛极,因阴寒凝滞或血络瘀阻所致;口唇呈樱桃红色,多见于煤气中毒。

2. 形态 口唇干燥,为津液损伤;口角流涎,小儿多属脾虚湿盛,成人多为风中络脉或卒中后遗症;口唇糜烂,多为脾胃蕴热所致;口内唇边生白色小疱,溃烂后红肿疼痛,称为口疮,多由心脾积热上蒸所致;小儿口腔、舌上满布白屑,状如鹅口,称为鹅口疮,多因正气亏虚,湿热秽浊之邪上蒸于口所致;若小儿口腔颊黏膜近臼齿处出现微小灰白色斑点,周围绕以红晕,称为麻疹黏膜斑,为麻疹将出之兆。唇裂如兔唇者,称为兔唇,多为先天发育畸形所致。

健康人口唇可随意开合,动作协调。《望诊遵经》将口唇的异常动态归纳为"口形六态"。

(1) 口张:口开而不闭,属虚证。若状如鱼口,张口气直,但出不入,则为肺气将绝,属病危。

(2) 口噤:口闭而难开,牙关紧急,属实证。多因肝风内动所致,可见于中风、痫病、惊风、破伤风等。

(3) 口撮:上下口唇紧聚,为邪正交争所致,可见于新生儿脐风、破伤风等。

(4) 口㖞:又称口僻,即口角向一侧㖞斜,多为风邪中络,或见于中风,系风痰阻络所致。

(5) 口振:战栗鼓颔,口唇振摇,多为阳虚寒盛或邪正剧争所致,可见于外感寒邪,温病、伤寒欲作战汗,或疟疾发作。

(6) 口动:口频繁开合,不能自禁,是胃气虚弱之象;若口角掣动不止,则为热极生风或脾虚生风之象。

(五) 望齿与龈

齿为骨之余,骨为肾所主;龈乃胃之络,手足阳明经脉络于齿龈,可见齿与龈与肾、胃、大肠关系密切。温病学派对验齿十分重视,在阳明热盛和热灼肾阴的情况下,观察齿龈的润燥,可以了解胃津肾液的存亡。望齿龈应注意其色泽、形态和牙齿的脱落情况等。

1. 望齿 正常人牙齿洁白润泽而坚固,是肾气旺盛、津液充足的表现。若牙齿干燥,为胃津已伤;牙齿光燥如石,为阳明热盛,津液大伤;牙齿燥如枯骨,为肾阴枯竭,见于温热病晚期,属病重;重病而牙齿枯黄脱落者,多为骨绝;牙关紧闭,多属肝风内动;入睡中咬牙啮齿,多因胃热、积滞或虫积。《望诊遵经·牙齿望法提纲》有云,"齿忽黄为肾虚,齿忽黑为肾热。滋润者津液犹存,干燥者津液已耗。形色枯槁者,精气将竭,形色明亮者,精气未衰。"

2. 望龈 齿龈淡红而润泽,说明胃气充足、气血调匀。齿龈淡白,多属血虚;齿龈红肿,多为胃火上炎;齿龈萎缩,牙根暴露,牙齿松动,称为牙宣,多属肾虚或胃阴不足。齿龈出血,称为齿衄,兼齿龈红肿疼痛者,为胃火炽盛;若齿龈不红不痛微肿者,属脾虚血失统摄,或阴虚虚火上炎所致。齿龈溃烂,流腐臭血水,甚则唇腐齿落者,称为牙疳,为外感疫疠之邪,积毒上攻所致。《望诊遵经·牙齿望法条目》记载,"牙床红肿者,阳明之病也;牙床溃烂者,肠胃之证也。重龈病齿,龈肿如水泡者,热蓄于胃也。小儿面色黧黑,齿龈出血,口中气臭,足冷如冰,腹痛泄泻,啼哭不已者,肾疳也。齿龈间津津出血不止者,阳明之经病也。牙肉色白者,非久病血少,即失血过多也。牙肉之际,有蓝迹一线者,沾染铅毒也。若服水银轻粉,亦令牙床臃肿也"。

(六) 望咽喉

咽下经食管通胃腑,为胃之系,是气息出入及饮食水谷的共同通道;喉上通口鼻,下接气管至肺,为肺之系。咽喉为肺、胃之门户,是呼吸、进食的通道。足少阴肾经循喉咙挟舌本,故望咽喉主要可以诊察肺、胃、肾的病变。

正常人咽喉淡红润泽,不肿不痛,呼吸通畅,发音正常,食物下咽顺利无阻。《济生方·咽喉门》说:"多食炙煿,过饮热酒,致胸膈壅滞,热毒之气不得宣泄,咽喉为之病也。"观察时应注意其色泽、形态变化和有无脓点、假膜等变化。

1. 色泽 若咽部红赤肿痛,为实热证,因肺胃热毒壅盛所致;咽部淡红漫肿者,多因痰湿结聚咽喉所致;咽部嫩红、肿痛不显著,多属肺肾阴虚、虚火上炎所致。

2. 形态　喉核红肿,表面可有黄白脓点,咽痛不适者,称为乳蛾。急性发病者,为实热证,多因肺胃热盛,火毒熏蒸所致;病程迁延,反复发作者,多为虚证或虚实夹杂证。喉核肥大或干瘪,表面不平,色潮红,咽部干燥,微痒微痛,哽哽不利,多因肺肾阴虚,虚火上炎所致。

咽部见灰白色假膜,与组织紧密粘连,不易剥离,剥则出血,很快复生者,称为白喉,因外感温疫之气所致。

三、望躯体

望躯体的内容包括望颈项、胸胁、腹和腰背。

（一）望颈项

颈项具有支撑头部、连接头身的重要作用。内有气管、食管、脊髓和经脉通过,是人体经脉运行的重要通道。手足阳明经与任脉行于颈,太阳经与督脉行于项,少阳经行于两侧。因此,脏腑的病变可反映于颈项,颈项有病可影响及脏腑。

正常人颈项直立,两侧对称,活动自如,男性喉结突出,女性不显,静坐时颈部血管不显露。望颈项应注意观察其外形、有无包块及动态等。

1. 瘿瘤　颈部结喉处有肿块突出,或为结块,或为漫肿,或单侧或双侧,多数皮色不变,可随吞咽动作而上下移动者,称为瘿瘤,多因肝郁气结痰凝所致,或与地方水土有关。

2. 瘰疬　颈侧颌下有肿块如豆,累累如串珠者,称为瘰疬,多由肺肾阴虚,虚火内灼,炼液为痰,痰火凝结而成;或因外感风火时毒,夹痰结于颈部所致。

3. 项强　项强指项部拘急或强硬。若项部拘急强硬不舒,兼头痛恶寒者,多是外感风寒,太阳经气运行受阻;若项部强硬,不能前俯,兼壮热、神昏、抽搐者,多因火热内盛,燔灼肝经,肝风内动所致;若睡醒后项部拘急疼痛不舒,称为落枕,是睡姿不当经络气血不畅所致。

4. 项软　颈项软弱,抬头无力,称为项软。小儿项软,多属肾精亏损或脾胃虚弱,发育不良,可见于佝偻病患儿。若久病、重病颈项软弱,头重下垂,眼窝深陷者,多为脏腑精气衰竭之象。

5. 颈脉异常　安静状态下颈动脉搏动明显可见,为肝阳上亢或严重血虚所致。卧位时颈静脉明显充盈,称颈脉怒张,可见于水肿或臌胀等。

6. 项痈、颈痈　项部或颈部两侧红肿,疼痛灼热,甚至糜烂流脓,谓之项痈或颈痈。多由风热邪毒蕴蒸,导致气血壅滞,痰毒互结于颈项所致。

7. 气管偏移　气管偏移指气管不居中,向一侧偏移,多为胸膈有水饮或气体,或因单侧瘿瘤、肿物等挤压、牵拉气管所致,多见于悬饮、气胸、石瘿、肉瘿、肺部肿瘤等疾病。

（二）望胸胁

胸部是指横膈以上,锁骨以下的躯干正面区域。胸腔内藏心肺,属上焦,为宗气所聚;胸廓前有乳房,属胃经,乳头属肝经。胸侧自腋下至第12肋骨的区域为胁,是肝胆经循行之处。望胸胁主要可以诊察心、肺、肝胆、乳房的病变和宗气的盛衰。望诊时应注意观察胸廓外形的变化、虚里搏动的情况(详见"按诊")和呼吸运动有无异常等。

1. 外形　正常人胸廓两侧对称,呈椭圆形,成人胸廓前后径短于左右径,两者之比约为1∶1.5,婴幼儿和老年人前后径与左右径几乎相等,近似圆柱形。两侧锁骨上下窝对称。

（1）扁平胸:胸廓呈扁平状,其前后径不及左右径的一半,称扁平胸,可见于体型瘦长者或肺肾阴虚、气阴两虚者。

（2）桶状胸:胸廓前后径与左右径几乎相等,甚至超过左右径,呈桶状,称桶状胸。此时,两侧肋骨展平,肋间隙增宽,腹上角呈钝角,呼吸时胸廓大小无明显变化,可见于肺胀病,多因久病肺虚,痰瘀阻结,肺气不宣而壅滞所致。

（3）鸡胸、漏斗胸、肋如串珠:胸骨下端前突,前侧壁肋骨凹陷,形似鸡胸者,称为鸡胸;胸骨下部剑突处明显凹陷,形似漏斗状,称为漏斗胸;胸骨两侧的肋骨与肋软骨连接处明显隆起,状如串珠者,称为肋如串珠。此三者多因先天不足或后天失养,肾气不充,骨骼发育异常所致,常见于佝偻病患儿。

（4）胸廓两侧不对称:一侧胸廓塌陷,多见于肺痿、肺部手术后等;一侧胸廓膨隆,肋间变宽,多见于悬饮、气胸等。

2. 呼吸 正常人呼吸均匀,节律整齐,每分钟16～18次,胸廓起伏左右对称。女性以胸式呼吸为主,男性和儿童以腹式呼吸为主。

若胸式呼吸增强,腹式呼吸减弱,可见于臌胀、腹水或肿块等腹部疾病及妊娠晚期;胸式呼吸减弱,腹式呼吸增强,可见于肺痨、悬饮、胸部外伤等胸部疾病。两侧胸部呼吸不对称,即胸部一侧呼吸运动较另一侧明显减弱,为呼吸减弱一侧胸部有病,可见于悬饮、肺痿、肺肿瘤等。

吸气时间延长,是吸气困难,可伴吸气时胸骨上窝、锁骨上窝及肋间隙向内凹陷,即"三凹"征,可见于痰饮停肺、急喉风、白喉重证等;呼气时间延长,常伴口张目突、端坐呼吸,可见于哮喘、肺胀等。

呼吸急促,伴见胸廓起伏显著,多属实热证;呼吸减慢,多为脑部有病或麻醉剂等药物过量;呼吸由浅渐深,再由深渐浅,以至暂停,往返重复,或呼吸与暂停相互交替,皆为肺气衰竭之象,属病重。

(三)望腹

腹部指躯干正面剑突以下至耻骨以上的部位。其中,腹部在剑突下的部位称心下;上腹中部为胃脘;脐上部位称大腹;脐周部位为脐腹;脐下部位至耻骨上缘称小腹;小腹两侧为少腹。腹腔内藏有肝、脾、肾、胆、胃、大肠、小肠、膀胱、胞宫等脏器,故望腹部可以诊察腹内脏腑的病变和气血盛衰。

正常人腹部平坦对称,直立时腹部可稍隆起,约与胸平齐,仰卧时则稍凹陷。临床望腹部应注意观察其外形、色泽变化。

1. 腹部膨隆 仰卧时前腹壁显著高于胸耻连线者,称为腹部膨隆。若单腹臌胀,四肢消瘦者,伴见腹壁青筋暴露,属臌胀病,多为肝脾肾受损,气血水瘀积腹内所致;若腹部胀满,周身浮肿者,是水肿病,为肺脾肾功能失调,水邪停聚,泛溢肌肤所致;若仅腹部局部膨隆,则多见于腹内有积聚的患者,临证须结合按诊进行诊断。

2. 腹部凹陷 仰卧时前腹壁明显低于胸耻连线者,称腹部凹陷。若腹部凹陷,形体消瘦,常见于久病脾胃虚弱、气血不足,或新病吐泻太过、津液大伤的患者;若前腹壁凹陷几乎贴近于脊柱,而肋弓、耻骨联合异常显露者,称为舟状腹,常见于久病卧床不起的患者,为脏腑精血耗竭,属病危。

(四)望腰背

背为胸中之府,内藏心肺;腰为身体运动枢纽,为肾之府。督脉贯脊行于正中,足太阳膀胱经分行挟于腰背两侧,带脉横行环绕腰腹,皆与腰背密切相关。故望腰背部可以诊察有关脏腑、经络的病变。

正常人腰背部两侧对称,俯仰转侧自如,直立时脊柱居中,颈、腰段稍向前弯曲,胸、骶段稍向后弯曲,但无左右侧弯。望腰背部应重点观察脊柱及腰背部有无形态异常及活动受限。

1. 脊柱后突 脊柱过度向后突出,致前胸塌陷,背部凸起,又名龟背,俗称驼背,多由肾气亏虚、发育不良,或脊椎疾患所致,亦可见于老年人。若久病患者后背弯曲,两肩下垂,称为"背曲肩随",为脏腑精气虚衰之象。

2. 脊柱侧弯 脊柱侧弯指脊柱偏离正中线向左或向右偏曲,常见于小儿发育期坐、立姿势不良所致,亦可见于先天不足、肾精亏损,发育不良的患儿和一侧胸部有病的患者。

3. 脊疳 脊疳指患者极度消瘦,以致脊骨突出似锯,为脏腑精气严重亏损之象,见于慢性重病患者。

4. 角弓反张 角弓反张指患者病中脊背后弯,项背强急,反折如弓,为肝风内动、筋脉拘急之象,可见于惊风、破伤风、马钱子中毒患者。

5. 腰部拘急 腰部拘急指腰部筋肉拘急疼痛,活动受限,扭转不能,多因寒湿内侵,腰部脉络拘急,或跌扑闪挫,局部气滞血瘀所致。

四、望四肢

四肢包括上肢的肩、臑、臂、肘、腕、掌、指和下肢的髀、股、膝、胫、踝、跗、趾等部位。肺主皮毛、心主血脉、肝主筋、脾主肌肉、肾主骨,五脏均与四肢相关,而脾与四肢的关系尤为密切。在经络循行上,手三阴、手三阳经脉分布于上肢,足三阴、足三阳经脉分布于下肢。因此,望四肢可以诊察五脏六腑病变和循行于四肢的经脉病变。

望四肢主要观察四肢的形色和动态变化。

(一)形态异常

1. 四肢萎缩 四肢萎缩即四肢或某一肢体肌肉消瘦、萎缩、松软无力,多因气血亏虚或经络闭阻,机体失养所致。

2. 四肢肿胀　四肢肿胀通常是全身浮肿的一部分,或仅足跗肿胀,按有压痕或按后凹痕经久不复,多见于水肿病。

3. 膝部肿大　膝部肿大即膝部关节变形肿大,如伴有膝部红肿热痛,屈伸不利,多属"热痹",常因风湿郁久化热所致。如膝部肿大或冷痛而股胫消瘦,形如鹤膝,称为"鹤膝风",多因寒湿久留,气血亏虚所致。膝部紫暗漫肿疼痛,多因外伤等原因伤及膝部关节,而出现关节受损。

4. 下肢畸形　直立时两踝并拢两膝分离,称为"膝内翻",又称"O"形腿;直立时两膝并拢两踝分离,称为"膝外翻",又称"X"形腿;踝关节呈固定形内收位,称足内翻;踝关节呈固定形外展位,称足外翻。皆属先天不足,肾气不充,或后天失养,发育不良所致。

5. 小腿青筋　小腿青筋即小腿脉络曲张,形似蚯蚓,甚者出现胀痛不适,在直立或行走过程中加剧,多因寒湿内侵,或瘀血阻络所致。

6. 手指变形　若一个或多个手指关节形态改变,指关节呈梭状畸形而活动受限,称为"梭状指",多因风湿久蕴,筋脉拘挛所致。若指关节出现末节膨大如杵者,称为"杵状指",多由久病心肺气虚,血瘀湿阻而成。若手指拘挛,不能伸直,称为"鸡爪风",多由血虚,致筋失所养,复感寒邪所致。

7. 掌腕异常　掌腕肌肤滑泽,是津液充足之象;掌腕肌肤干涩,是津液不足之证。手掌水疱、脱屑、粗糙、变厚、干燥皲裂,自觉痒痛者,称鹅掌风,因风湿蕴结,或血虚风燥,肤失濡养所致。掌腕苍白无华是血虚。掌腕望诊须察鱼际。鱼际是手大指本节后丰满之处,其络脉称为鱼络。鱼际属手太阴肺经之部,因肺经起于中焦,故胃气亦上至手太阴经;加之鱼际位置易察,鱼络显露,故可候胃气之强弱。鱼际大肉未削,是胃有生气;鱼际大肉削脱,是胃无生气。鱼络色青,是胃中有寒;鱼络色赤,是胃中有热。手掌鱼际潮红是朱砂掌,多为肝气郁结或血瘀而致。

8. 爪甲异常　甲色深红,是气分有热;甲色鲜红,多为阴液不足,虚热内生;甲色浅淡,多属气血亏虚,或阳虚气血失运;甲色发黄,多为湿热交蒸之黄疸;甲色紫黑,多属血脉瘀阻,血行不畅。医生以拇指、示指按压患者指甲,随即松开,观察其甲色的变化及速度。若按之色白,放之即红,为气血流畅,虽病较轻;若按之色白,放不即红,为气血运行不畅,病情较重。

（二）动态异常

1. 手足蠕动　手足蠕动即手足时时掣动迟缓,类似虫之蠕行,多由脾胃气虚,气血不足,筋脉失养,或阴虚动风所致。

2. 手足颤动　手足颤动即双手或下肢颤抖,或振摇不定,不能自主,多由血虚、筋脉失养或饮酒过度所致,亦可为动风之先兆。

3. 手足拘急　手足拘急即手足筋脉肌肉挛急不舒,屈伸不利。在手通常表现为腕部屈曲,手指强直,拇指内收贴近掌心与小指;在足通常表现为踝关节后弯,足趾挺直而倾向足心,多由感受寒邪,凝滞不畅或气血亏虚,筋脉失养所致。

4. 四肢抽搐　四肢抽搐即四肢筋脉挛急与弛张间作,舒缩交替,动而不止,多由肝风内动,筋脉拘急所致。

5. 肢体萎废　肢体痿废即肢体肌肉萎缩,筋脉弛缓,萎废不用,多见于痿病,多由精、津等亏虚不足或湿热浸淫,筋脉失养所致。仅见于一侧上下肢萎废不用者,称为"半身不遂",通常见于中风患者,多由风痰阻闭经络所致;双下肢萎废不用者,通常见于截瘫患者,多由于腰脊外伤或瘀血阻滞所致。

6. 循衣摸床、撮空理线　循衣摸床、撮空理线即重病昏迷患者不由自主地伸手抚摸衣被、床沿,或伸手向空,手指时分时合的临床表现,多是重病失神之象。

五、望二阴

望二阴是通过观察前阴和后阴的形色变化,用以测知疾病的方法。前阴包括外生殖器和尿道外口,为肾所司,宗脉之所聚,又为阳明、太阴及冲、任诸脉所汇,肝之经脉环绕阴器。因此,前阴诸病多与肾、膀胱、肝等脏腑关系密切。后阴即肛门,又称"魄门",通于大肠,大肠主传导,肺与大肠相表里,主宣发肃降;肾开窍于二阴,司二便;脾主运化。因此,后阴诸病多与脾、胃、肠、肾等脏腑相关。此外,二阴皆与任、督二脉有密切的生理联系。

（一）望前阴

望男性前阴应注意仔细观察阴茎、阴囊和睾丸是否正常，有无硬结、肿胀、溃疡和其他异常的形色改变。望女性前阴要有明确的适应证，由妇科医生负责检查，男医生要在女护士的陪同下进行，阴主要观察有无阴户肿胀及其他异常形色。

1. 外阴肿胀　外阴肿胀即男性阴囊或女性阴户肿胀，称为"阴肿"。阴肿而不痒不痛，多是全身水肿的局部表现，可见于较严重的水肿病患者。阴囊肿大，因小肠坠入阴囊或睾丸肿胀引起者，称为"疝气"，多由肝气郁滞，久立远行或寒湿侵袭所致。若阴囊或阴户红肿热痛、瘙痒，多为肝经湿热下注所致。

2. 外阴收缩　外阴收缩即男性阴囊、阴茎，或女性阴户收缩而入腹，出现拘急疼痛，称"阴缩"。多因外感寒邪，侵袭肝经，气血凝滞，肝脉拘急收引所致。

3. 外阴生疮　外阴生疮即前阴部生疮，或有硬结破溃腐烂，时流脓水或血水者，称为"阴疮"。多因肝经湿热下注，或梅毒感染所致。若硬结溃后呈菜花样，有腐臭气，则多为癌肿，病属难治。

4. 阴部湿痒　阴部湿痒即阴部瘙痒，甚至红肿湿烂，灼热疼痛的表现。若男子阴囊瘙痒，湿烂发红，浸淫黄水，燃热疼痛者，称"肾囊风"，多由肝胆湿热，循经下注所致。若女子大小阴唇起疹、瘙痒灼痛，或有渗液者，称"女阴湿疹"，多由湿热蕴结而发。若日久局部皮肤粗糙变厚，为阴虚血燥之证。

5. 睾丸异常　睾丸异常即小儿睾丸过小或触不到，多属先天发育异常，亦可见于痄腮后遗症（睾丸萎缩）。

6. 阴户有物突出　阴户有物突出即妇女阴户中有物突出如梨状，称为"阴挺"，多由脾虚中气下陷，或产后劳伤，使胞宫下坠阴户之外所致。

（二）望后阴

望后阴时应仔细观察肛门部位的异常情况。检查时可嘱患者采用侧卧位，双腿尽量前屈靠近腹部，使肛门充分暴露。检查者用双手将臀部分开，即可进行观察。包括肛门部位有无红肿、痔疮突出、肛裂、瘘管等。

1. 肛裂　肛门与肛管的皮肤黏膜有狭长裂伤，可伴有多发性小溃疡，排便时疼痛出血，称为肛裂，多因血热肠燥或阴虚津亏，大便干结坚硬，挣努排便时而撑伤，或因湿热下注所致。

2. 痔疮　肛门内外生有紫红色柔软肿块，突起如峙者，称为痔疮。其生于肛门齿线以内者为内痔，生于肛门齿线以外者为外痔，内外皆有者为混合痔。多由肠中湿热蕴结或血热肠燥或长期便秘、久蹲久坐、负重远行、妇女生育过多等，使肛门局部血脉瘀滞所致。

3. 肛痈　肛门周围局部红肿疼痛，状如桃李，甚则重坠刺痛，破溃流脓者，称为肛痈，多由湿热下注大肠，或肛门破损，外感邪毒而致经络阻塞，气血凝滞而成。

4. 肛瘘　肛门部生痈肿或痔疮，破溃或术后，久不敛口，外流脓水，逐渐形成管腔，称为"肛瘘"。瘘管长短不一，或通入直肠，或开口于肛周，局部瘙痒、疼痛、反复流脓，缠绵难愈。其病因病机多与肛痈、痔疮相同。

5. 脱肛　脱肛即直肠或直肠黏膜组织全层脱出于肛外。轻者便时脱出，便后缩回；重者脱出后不能自回，需用手慢慢还纳。检视时可嘱患者蹲位，用力屏气做排便动作，即可在肛门外看到紫红色球状物（直肠黏膜）或椭圆形块状物（直肠壁）脱出，多由脾虚中气下陷所致。

六、望皮肤

皮肤为一身之表，内合于肺，卫气循行其间，具有保护机体内脏、防御外邪侵袭的重要屏障功能。凡感受外邪或内脏有病，均可引起皮肤发生异常改变而反映于外。因此，通过观察皮肤的色泽、形态等异常改变对诊察肺和其他脏腑异常、气血盛衰、病变轻重、病势预后有重要意义。

正常人皮肤润泽，柔韧光滑，不肿不胀，是精气旺盛，津液充沛的征象。望诊时应注意观察皮肤色泽、形态的变化，以及皮肤特有的病症，如斑、疹、痘、痈、疽、疔、疖等。

（一）色泽异常

1. 皮肤发赤　皮肤发赤，色如涂丹，边缘清楚，灼热肿胀者，称为丹毒。发于头面者，称为"抱头火丹"；发于小腿足部者，则称"流火"；发于全身，初起有如红色云片，往往游行无定，或浮肿作痛，称"赤游丹毒",多是血热火毒为患。发于头面者,多夹风热;发于胸腹者,多为肝脾郁火;发于下肢者,多夹湿热;发于新生儿者,多由胎热火毒所致。

2. 皮肤发黄 皮肤、面、目、爪甲俱黄者,为黄疸。其黄色鲜明如橘皮色者为阳黄,多由湿热蕴蒸,肝失疏泄,胆汁外溢肌肤而发;其黄色晦暗如烟熏者为阴黄,多由寒湿阻遏,肝失疏泄,胆汁外溢肌肤所致。

3. 皮肤发黑 皮肤发黑有两种表现:一是皮肤黄中显黑,黑而晦暗,称"黑疸",因其多由色欲伤肾而来,故又称"女劳疸";二是周身皮肤发黑而晦暗,多由肾阳虚衰,温运无力,血行不畅而引起。

4. 皮肤白斑 皮肤局部明显变白,白斑大小不等,与正常皮肤界限清楚,且无异常感觉,病程缓慢者,为白驳风,多因风湿侵袭,气血失和,血不荣肤所致。

(二)形态异常

1. 皮肤润燥 皮肤润泽,提示体内津液未伤,营血充足。皮肤干枯无华,多见机体津液已伤,或营血方虚,肌肤失养。若皮肤干枯粗糙,状若鱼鳞,称为"肌肤甲错"。兼见面色黧黑,多是血瘀日久,肌肤失于濡养所致;兼见面色淡白无华,多是气血亏虚,肌肤失养所致。

2. 皮肤肿胀 周身肌肤肿胀,按有压痕,凹陷不起,多为水肿病。若肌肤肿胀,按之即起,为气胀。若肌肤肿胀而见缺盆平,或足心平,背平,脐突,唇黑者,多属难治。

3. 皮肤硬化 皮肤硬化即皮肤粗厚硬肿,失去弹性,活动度减低的症状,多由外邪侵袭、先天禀赋不足、阳虚血少、情志内伤、饮食不节、瘀血阻滞等导致肌肤失养而成。

(三)皮肤病变

1. 斑疹 斑、疹均为全身性疾病表现于皮肤的体征,两者虽然常互见并称,但实质有别。

(1)斑:指皮肤黏膜出现深红、紫红或青紫色斑块,点大成片,平铺于皮肤,摸之不碍手,压之不褪色。其大者呈斑片状,小者呈斑点状,有阳斑、阴斑之分。

色多红紫或深红,形似锦纹、云片,兼有身热、面赤、烦躁、脉数等实热证表现者,为阳斑。多由外感热病,热邪亢盛,热入营血,迫血外溢而发。其中,凡发斑稀少,色红、身热,先从胸腹出现,然后延及四肢,同时热退神清者,为顺证,是正气未衰而驱邪外出,为病轻;若斑发稠密,色深红或紫黑,斑发先发于四肢,后延及胸腹,伴有壮热神昏者,为逆证,是正不胜邪,邪毒内陷之危重证。

阴斑色多淡红、淡青或淡紫,斑点大小不一,隐隐稀少,发无定处,出没无常,但头面背上不见,兼见面白、神疲、脉虚、肢凉等症状,多由脾气虚衰,血失统摄,血不循经,外溢肌肤所致。

(2)疹:皮肤出现的形如粟粒,色红高起,摸之碍手,压之褪色。临床多见麻疹、风疹、隐疹等。

1)麻疹:是由时邪疫毒引起的儿童常见传染病。发作之前,咳嗽喷嚏,鼻流清涕,流泪畏光,耳冷,耳后有红丝出现。发热三四日,疹点出现于皮肤,从头面到胸腹、四肢,色似桃红,形如麻粒,尖而稀疏,抚之触手,逐渐稠密。若发热,身有微汗,疹出透彻,色泽红润,依出现的先后逐渐回隐,身热渐退者为顺证。若壮热无汗,疹点不能透发,色淡红而暗,为风寒外闭;色赤紫暗滞,甚至压之不褪色,壮热喘咳,为邪毒攻肺;伴灼热肢厥,神昏谵语,为邪毒内陷心包;疹色暗淡不红,或色白,为正气虚陷;疹点突然隐没,神昏喘息,是疹毒内陷,此均为逆证。

2)风疹:疹形细小稀疏,稍稍隆起,其色淡红,瘙痒不已,时发时止,身有微热或无热。多为外感风热时邪所致。

3)隐疹:其疹时隐时现,故名隐疹。皮肤出现淡红或淡白色丘疹,大小、形态各异,瘙痒,搔之融合成片,高出皮肤,出没迅速,多为外感风邪或体质过敏所致。

2. 水疱 即皮肤上出现成簇或散在小水疱,可见白㾦、水痘、热气疮、湿疹、痱子、缠腰火丹等。

(1)白㾦:又名白疹,即皮肤出现的一种白色小疱疹。其特征是皮疹高出皮肤,形圆,色白,大小如粟,透明晶莹,根部皮肤正常不变,擦破则有水液流出。一般多发于颈胸部,四肢偶见,面部不发,消失时有皮屑脱落,常兼有身热不扬、胸脘痞闷不舒等症状。若分布稀疏,水疱晶莹明亮,饱满分明,称晶㾦,表明津气尚足,湿热之邪有外透之机,为顺;若色枯白,水疱液少甚至空壳,称枯㾦,表明津气已亏,气阴两伤,邪毒内陷,为逆。

(2)水痘:为儿科常见传染病,指小儿皮肤出现粉红色斑丘疹,很快变成椭圆形小水疱。其特征是顶满无脐,晶莹明亮,浆液稀薄,皮薄易破,分批出现,大小不等,常兼有轻度恶寒发热、咳嗽流涕等表证,愈后不留痘痕,多为外感时邪,湿热内蕴所致。

(3) 热气疱:是针头到绿豆大小的水疱,常成片成群,有痒感和烧灼感,好发于口角唇缘,或眼睑、外阴、包皮等处,常见于高热患者,正常人亦可发生,多由风热之毒,阻于肺、胃两经,湿热熏蒸皮肤而发。

(4) 湿疹:周身或局部皮肤先出现红斑、瘙痒,迅速形成肿胀、丘疹或水疱,继之水疱破裂、渗液,出现红色湿润之糜烂,之后干燥结痂,痂脱后留有痕迹,日久可自行消退,多由湿热蕴结,复感风邪,郁于肌肤而发。

(5) 痱子:是发生于皮肤的密集尖状红色小粒,瘙痒刺痛,后干燥成细小鳞屑,多发于夏季,小儿及肥胖之人多见,好发于多汗部位,由湿热之邪郁于肌肤而发。

(6) 缠腰火丹:多发于腰腹与胸胁部。皮肤鲜红成片,出现成簇水疱如带状,灼热肿胀,多由外感火毒与血热搏结,或湿热浸淫,熏蒸皮肤而发。

3. 疮疡 疮疡指发于皮肉筋骨之间的疮疡类外科疾患,主要有痈、疽、疔、疖等。

望疮疡应注意其形色特点,同时结合其他兼症情况,以辨别其阴阳寒热虚实。

(1) 痈:患部红肿高大,根盘紧束,伴有焮热疼痛,属阳证,多由湿热火毒内蕴,气血瘀滞,热盛肉腐而成痈。特点是未脓易消,已脓易溃,脓液稠黏,疮口易敛。

(2) 疽:患部漫肿无头,肤色不变,疼痛不已的疾病,属阴证,多由气血亏虚而阴寒凝滞,或五脏风毒积热,攻注于肌肉,内陷筋骨所致。特点是未脓难消,已脓难溃,脓汁稀薄,疮口难敛。

(3) 疔:患部初起如粟,范围较小,根脚坚硬而深,或麻或痒或木,顶白而痛。疔毒较一般疮疖为重,若患处起红线一条,由远端向近端蔓延,称"红丝疔"或"疔毒走黄",是火热毒邪流窜经脉,有内攻内陷之势。疔毒多由外感风热或内生火毒而发。特点是邪毒深重,易于扩散,多发于颜面与手足。

(4) 疖:患部浅表,形小而圆,红肿热痛不甚,脓出即愈,多由外感热毒或湿热内蕴而发。特点是病位浅表,症状轻微。

第三节 舌 诊

舌诊,即通过观察舌象了解机体的生理功能和病理变化,借以诊察病情的方法。舌诊是望诊的重要内容,为中医特色诊法之一。

舌诊具有悠久的历史,早在《黄帝内经》中就有望舌诊病的记载,《伤寒杂病论》将舌诊作为中医辨证论治的一个重要组成部分,尤其是明清时期温病学派兴起,在临床实践中总结出一套"温病察舌"的方法,确定相应方药,并以此推断疾病的预后。《望诊遵经》有云,"夫舌者,心之官,色者,心之华。心生血而属火,色赤而主舌。是赤者,舌之正色也。故察舌色之变,可知病症之殊也。舌有赤白青黑之色,可分脏腑寒热。色有浅深明暗之辨,可判虚实死生"。临床实践证明,在疾病的发展过程中,舌的变化迅速而又明显,犹如内脏的一面镜子,凡脏腑的虚实、气血的盛衰、津液的盈亏、病情的浅深、疾病的预后,都能较为客观、准确地从舌象上反映出来,是医生诊察疾病,辨别证候的重要依据。

一、舌诊原理

(一) 舌象的组织结构

舌为一肌性器官,由黏膜和舌肌组成,它附着于口腔底部、下颌骨、舌骨,呈扁平而长形。其主要功能是辨别滋味,调节声音,搅拌食物,协助吞咽。《黄帝内经·灵枢·忧恚无言》说:"舌者,音声之机也……横骨者,神气所使,主发舌者也。"《中藏经·论小肠虚实寒热生死逆顺脉证之法》说:"舌之官也,和则能言而机关利健,善别其味也。"舌肌是骨骼肌,呈纵行、横行和垂直方向排列,使其能够自由地伸缩、卷曲,柔软而无偏斜,保证了舌的正常功能活动。

舌象,指舌表露于外的征象。中医舌象包括舌质和舌苔两部分。

舌质,又称舌体,是指全舌的肌肉脉络组织。舌质分为舌背与舌底。舌的上面叫舌背,亦称为舌面。舌体的前端称为舌尖;舌体的中部称为舌中;舌体的后部、人字形界沟之前,称为舌根;舌体两侧称为舌边。舌体的正中有一条不甚明显的纵行皱褶,称为舌正中沟。舌的下面叫舌底。当舌上卷时,可看到舌底。舌底正中线上有一条连于口腔底的皱襞,为舌系带。系带终点两侧各有一个小圆形突起,叫舌下肉阜,皆有腺管开口,中医称左侧的为金津,右侧的为玉液,是胃津、肾液上承的孔道。

舌面上覆盖着一层半透明的黏膜,舌背黏膜粗糙,形成许多突起,称为舌乳头。根据形状不同,将舌乳头分为丝状乳头、蕈状乳头、轮廓乳头和叶状乳头四种。其中,丝状乳头与舌苔、蕈状乳头与舌质的形成有着密切的联系。丝状乳头数目最多,分布在舌尖、舌体和舌缘,呈细长圆锥形,高2～3 mm。它的复层扁平上皮常有角化和脱落,再混以食物残渣、唾液等,使舌黏膜表面覆着一层白色薄苔,称舌苔。此处上皮的形状和颜色,常随健康状况而发生改变。蕈状乳头数目较少,多见于舌尖,散在于丝状乳头之间,呈蕈状,基部窄而顶端钝圆。上皮表面比较平滑,有时可见有味蕾存在,固有膜中血管丰富,故乳头呈红色,肉眼观察呈红色小点。蕈状乳头的形态及色泽改变,是舌质变化的主要因素。轮廓乳头、叶状乳头与饮食味觉有关。

（二）舌与脏腑经络联系

望舌诊病,是建立在舌与脏腑、经络密切联系基础之上。

舌为心之苗,手少阴心经系于舌本。心主血脉,舌的脉络丰富,心血上荣于舌,故人体气血运行情况,可反映在舌质的颜色上；心主神明,舌体的运动又受心神的支配,因而舌体运动是否灵活自如、语言是否清晰,与神志密切相关,故舌可以反映心血与心神的病变。舌为脾之外候,足太阴脾经连于舌本、散于舌下。《黄帝内经·灵枢·脉度》说:"脾气通于口,脾和则口能知五谷矣。"舌苔是由胃气蒸腾谷气上承于舌面而成,与脾主运化功能相应,如章虚谷所说"脾胃为中土,邪入胃则生苔,如地上生草也"。舌体赖气血充养,因此舌象能反映气血的盛衰,而气血的盛衰与脾主运化、化生气血的功能直接相关。肝主疏泄、肝藏血,足厥阴肝经络于舌本。肾为先天之本而藏精,足少阴肾经挟舌本,精气盈亏亦会导致舌象变化。肺系上达咽喉,与舌根相连；足太阳之筋结于舌本,足少阳之筋入系舌本。舌通过经络、经筋与脏腑密切相连。生理状态下,脏腑精气上荣于舌。当脏腑发生病变时,亦会反映为舌的变化,故在临床上可以通过观察舌象,判断相应的病证。

脏腑的病变反映于舌面,具有一定的分布规律。《笔花医镜》说:"舌者心之窍。凡病俱现于舌,能辨其色,症自显然,舌尖主心,舌中主脾胃,舌边主肝胆,舌根主肾。"对此,古代医籍有不同的划分记载,一般以舌质候五脏病变,侧重血分；舌苔候六腑病变,侧重气分。《辨舌指南》有云:"观舌质可验其正之阴阳虚实,审苔垢即知其邪之寒热浅深"。从分属部位而言,舌尖多反映上焦心肺的病变；舌中多反映中焦脾胃的病变；舌根多反映下焦肾的病变；舌两侧多反映肝胆的病变(图1-4)。如舌尖红赤或破溃,多为心火上炎；舌体两侧红赤多为肝胆火盛。若舌见厚腻苔,多见于脾失健运所致的湿浊、痰饮、食积；舌苔出现剥脱,在舌中多为胃阴不足,在舌根多为肾阴虚等。脏腑病变在舌象变化方面虽有一定规律,但不可拘泥,因为疾病是错综复杂的,故还须结合其他症状进行综合分析。

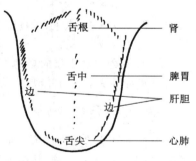

图1-4 舌面脏腑分属图

（三）舌与气血津液的关系

舌为血脉丰富的肌性器官,有赖于气血濡养,舌的形态色泽与气血的盈亏和循行密切相关。舌下肉阜有唾液腺体的开口,唾为肾之液,涎为脾之液,津液的生成与输布离不开脏腑的功能,因此,通过观察舌体与舌苔的润燥,可判断津液盈亏和病邪性质。

二、舌诊的方法和注意事项

（一）方法

1. 诊舌的体位 望舌时患者可采取坐位或仰卧位,自然地将舌伸出口外,舌体放松,舌面展平,舌尖略向下,尽量张口使舌体充分暴露。如伸舌过分用力、舌体紧张、蜷曲或伸舌时间过长,都会影响舌的气血运行而引起舌色改变或干湿度变化。

2. 诊舌的方法

（1）顺序：观察舌象,一般是按舌尖→舌边→舌中→舌根的顺序观察；先看舌质,再察舌苔。由于舌质的颜色易变,伸舌较久则随血脉的运行变化而使舌质色泽失真；而舌苔覆盖于舌体上,一般不会随观察的久暂而变化,因而望舌应当先看舌质,再看舌苔。根据舌质、舌苔的基本特征,分项察看。望舌质,主要观察舌质的颜色、光泽、形状及动态等；察舌苔,重点观察舌苔的有无、色泽、质地及分布状态等。在望舌过程中,既要迅速敏捷,又要全面准确,尽量减少患者的伸舌时长,以免舌肌疲劳。若一次望舌判断不准,可让患者休息片刻后,再重新望舌。根据临床需要,还可察看舌下络脉。

(2) 其他诊察方法：除了通过望诊了解舌象特征之外,为了使诊断更加准确,必要时还应配合其他诊察方法。如刮舌验苔法,清代梁玉瑜在《舌鉴辨证》中提出用刮舌验苔的方法进行舌诊,认为刮去浮苔,观察苔底是辨舌的一个重要方面。刮舌可用消毒压舌板的边缘,以适中的力量,在舌面上由舌根向舌尖刮三至五次。若刮之不脱或刮而留污质,多为里有实邪;刮之易去,舌体明净光滑者多属虚证。如需揩舌,则用消毒纱布裹于手指上,蘸少许生理盐水在舌面上揩抹数次。这两种方法可用于鉴别舌苔有根无根,以及是否属于染苔。

此外,还可以询问舌上味觉的情况,舌体是否有疼痛、麻木、灼热、辛辣等异常感觉,舌体运动是否灵活等,以协助疾病的进一步诊断。

(二) 注意事项

1. 光线对舌象的影响 光线对舌色的影响极大。望舌应以白天充足、柔和的自然光线为佳,光线要直接照射到舌面上。光照的强弱与色调,常常会影响对舌象的正确判断。如光线过暗,可使舌色暗滞;用普通的灯泡或手电筒照明,容易把黄苔误作白苔;日光灯下,舌色多偏紫;白炽灯下,舌苔偏黄色。周围有色物体的反射光,也会使舌色发生相应的改变,这些因素在舌诊时应尽量避免。

2. 饮食、药品对舌象的影响 饮食、药物等均由口而入,会对舌象产生直接的干扰。如进食之后,由于食物的反复摩擦,可使舌苔由厚变薄;饮水后,可使干燥舌苔变为湿润。过冷、过热的饮食及刺激性食物可使舌色发生改变,如进食辛热食物,舌色可由淡红变为鲜红,或由红色转为绛色;进食过冷食物,舌色可由淡红变为暗红或青紫。

由于舌是搅拌食物的器官,某些饮食或药物,亦可使舌苔染色,称为染苔。尤其是临床出现舌象变化与病情不相符合时,更应加以仔细询问,以排除干扰因素。如饮用牛奶、豆浆、钡剂、椰汁等可使舌苔变白、变厚;食用花生、瓜子、豆类、核桃、杏仁等富含脂肪的食品,往往在短时间可使舌面附着黄白色渣滓,易与腐腻苔相混淆;食用蛋黄、橘子、柿子、维生素 B_2 等,可将舌苔染成黄色;吃橄榄、酸梅或长期吸烟等,可使舌苔染成灰色、黑色;过食肥甘之品及服大量镇静剂,可使舌苔渐变厚腻;长期服用某些抗生素药品,可产生黑腻苔或霉腐苔。一般染苔多会在短时间内自然退去,或经揩舌可除去。

3. 口腔因素对舌象的影响 如由于牙齿残缺,可造成同侧舌苔偏厚;镶牙可使舌边留下齿印;张口呼吸可使舌苔变干等,在临床上应仔细鉴别,以避免误诊。

三、正常舌象

正常舌象是健康人脏腑气血表露于外的征象。关于正常舌象的形成原理,文献记载论述颇多,如《舌胎统志》说,"舌为心之苗,其色当红,红不娇艳,其质当泽,泽非光滑,其象当毛,毛无芒刺,必得淡红上育薄白之胎气,方是无邪之舌""舌色淡红,平人之常候……红者心之气,淡者胃之气";《舌鉴总论》言,"舌乃心苗,心属火,其色赤,心居肺内,肺属金,其色白,故当舌地淡红,舌苔微白,红必红润内充,白必苔微不厚,或略厚有花。然皆干湿适中,不滑不燥,斯为无病之舌,乃火藏金内之象";《伤寒论本旨·辨舌苔》言,"舌苔由胃中生气所现,而胃气由心脾发生,故无病之人常有薄苔,是胃之生气,如地上之微草也";《辨舌指南·辨舌质生苔之原理》说,"舌之苔,胃蒸脾湿上潮而生",这些论述说明舌象的形成,与脏腑的功能密切相关。正常舌象表明人体的胃气旺盛,气血津液充盈,脏腑功能正常。

(一) 正常舌象的特征

正常舌象主要表现在舌质与舌苔两个方面。舌质为脏腑气血所荣,其特征为舌体柔软,运动灵活自如,颜色淡红而红活鲜明;其胖瘦、老嫩、大小适中,无异常形态。舌苔由胃蒸脾湿上潮而生,其特征为舌苔色白,颗粒均匀,薄薄地铺于舌面上,揩之不去,其下有根,干湿适中,不黏不腻。如《医门棒喝》所云,"舌苔由胃中生气以现,而胃气由心脾发生,故无病之人,常有薄苔,是胃之生气,如地上之微草也,若不毛之地,则土无生气矣"。吴坤安说："舌之有苔,犹地之有苔。地之苔,湿气上泛而生;舌之苔,胃蒸脾湿上潮而生,故曰苔。"《辨舌指南·辨舌之苔垢》言："如平人无病,常宜舌质淡红,舌苔微白隐红,须要红润内充,白苔不厚,或略厚有底,然皆干湿得中,斯为无病之苔。"

正常舌象的特点可简括为"淡红舌,薄白苔"(图1-5)。

正常舌象除见于健康人之外,在临床上亦可见于外感病初起病情轻浅,尚未伤及气血及脏腑。

（二）舌象的生理变异

正常舌象由于受内外环境的影响,可以产生各种生理变异。因此,在掌握正常舌象的基本特征的基础上,关注这些生理变异,知常达变,才能准确地进行判断。

1. 年龄 不同年龄脏腑气血盛衰有别,因此,它是舌象生理变异的重要因素之一。如老年人精气渐衰,气血常常偏虚,脏腑功能减退,气血运行迟缓,舌色多暗红,甚至略带紫暗;儿童阴阳幼稚之体,脾胃功能尚弱,生长发育较快,往往处于代谢旺盛而营养相对不足的状态,故舌质多偏淡嫩,舌苔偏少而易剥。

2. 性别 舌象一般与性别无明显关系,但女性受月经周期的生理影响,在经期可以出现舌蕈状乳头充血而舌质偏红,或舌尖边部点刺增大,而月经过后会恢复正常。

3. 体质 由于先天禀赋的差异,每个人的体质不尽相同,舌象可以出现一些差异。如《辨舌指南》说:"无病之舌,形色各有不同,有常清洁者,有稍生苔层者,有鲜红者,有淡白色者,或为紧而尖,或为松而软,并有牙印者,此因无病时各有禀体不同,故舌质亦异也。"肥胖之人舌多见胖大且质淡,消瘦之人舌体略瘦而舌色偏红。

另外,裂纹舌、齿痕舌、地图舌等,均有属于先天性者,除有相应病理表现外,一般情况下多无临床意义。

4. 习性 日常生活中一些生活习惯和饮食嗜好均可影响舌象。如嗜酒者,苔易黄腻;嗜烟者,苔易发褐;嗜茶者,苔多湿润;张口呼吸,苔易发干;习惯刮舌者,厚苔变薄;禁食较久者,苔会累积变厚等。

5. 气候 正常舌象,往往随不同季节和不同时间而稍有变化。如夏季暑湿盛,舌苔多厚,或呈淡黄色;秋季燥气当令时,苔多薄而干;冬季严寒,舌苔常湿润。一天之中,晨起舌苔多厚,刚刚起床,舌色可见晦滞;白天进食后则舌苔变薄;活动之后往往舌质变得红活。

6. 地域 天人合一,地域因素亦会影响舌象,如我国东南地区偏湿偏热、西北及东北地区偏寒冷干燥,均会使舌象发生一定变化。

此外,由于舌象能灵敏地反映机体内部的病变,往往先于自觉症状而出现。因此,若发现正常人有异常舌象时,除了上述生理因素外,有一部分可能是疾病的前期征象。要结合实际,认真分析,一般有符合舌象变异的因素存在,而无任何不适症状者,多属于生理变异,否则应考虑是疾病的前期表现,必要时进行随访观察。

四、舌诊的内容

（一）望舌质

望舌质主要观察舌神、舌色、舌形、舌态和舌下络脉五个部分。

1. 望舌神 舌神是全身神气表现的一部分。《辨舌指南·辨舌之神气》主要是通过荣枯来辨,其曰:"荣者,有光彩也,凡病皆吉;枯者,无精神也,凡病皆凶。荣润则津足,干枯则津乏。荣者为有神……明润而有血色者生,枯暗而无血色者死。凡舌质有光有体,不论黄白灰黑,刮之而里面红润,神气荣华者,诸病皆吉;若舌质无光无体,不拘有苔无苔,视之里面枯晦,神气全无者,诸病皆凶。"可见,舌神之有无,反映了脏腑、气血、津液之盛衰,关系到疾病预后的凶吉。察舌神之法关键在于辨舌的荣枯。荣是荣润而有光彩,舌色红活,运动灵敏,富有生气,是谓有神,虽病亦属善候。枯是干枯而晦暗无光,死板而毫无生气,舌色暗滞,运动失灵,是谓无神,属凶险恶候。《辨舌指南·辨舌之形容》曰:"有胃气则舌柔和,无胃气则舌死板。"可见,有无胃气,也是判断有神与否的一个方面。

（1）舌有神

【特征】 红活鲜明,荣润津足,灵动精爽。

【意义】 属正气旺盛,为健康标准或虽病但预后良好。

【机制】 气血上荣于舌,则舌体红活鲜明;津液充盈,舌,则舌体荣润津足;精足神旺,则舌灵活自如。

（2）舌无神

【特征】 晦暗无泽,干枯无津,转动不灵。

【意义】 主脏腑之气衰败。

【机制】 舌体枯晦,为脏腑败坏,气血津液不能荣润舌体之故。无论有苔无苔,皆属无神,病情险恶预后不良。

望舌神可判断疾病的预后转归。

2. 望舌色 舌色,即舌质的颜色。

(1) 淡红舌

【特征】 舌色淡红润泽、白中透红。

【意义】 气血调和的征象,见于正常人。若病中见之则多属病轻。

【机制】 淡红舌主要反映心血充足,胃气旺盛的生理状态。红为血之色,明润光泽为胃气之华。故《舌鉴统志》说,"舌色淡红,平人之候……红者心之气,淡者胃之气";《舌鉴辨正·红舌总论》亦说:"全舌淡红,不浅不深者,平人也。"

在外感病轻浅阶段,病邪尚未伤及气血和内脏时,舌色仍可保持正常而呈现淡红;在内伤杂病中,若舌色淡红明润,提示阴阳平和,气血充盈,正气未虚,病情尚轻,或提示为疾病转愈之佳兆。

(2) 淡白舌

【特征】 较正常舌色浅淡,白色偏多红色偏少。舌色白,几无血色者,称为枯白舌(图1-6)。

【意义】 主气血两虚、阳虚寒湿。枯白舌主脱血夺气。

【机制】 气血亏虚,血不荣舌,或阳气虚衰,运血无力,不能载血以上充舌质,致舌色浅淡。故《舌鉴辨正》认为淡白舌是"虚寒舌之本色"。若淡白光莹,舌体瘦薄,属气血两虚;若淡白湿润,舌体胖嫩,多属阳虚水湿内停。

脱血夺气,病情危重,舌无血气充养,则显枯白无华。

(3) 红舌

【特征】 较正常舌色红,甚至呈鲜红色。红舌可见于整个舌体,亦可只见于舌质的某一部位(图1-7)。

【意义】 主实热、虚热。

【机制】 实热多由于阳邪亢盛,正气不衰,正邪相争,血得热则循行加速,舌体脉络充盈所致,故舌多深红。虚热多因阴液亏乏,阴不制阳,虚火上炎所致,故舌色鲜红。

舌色稍红,或仅舌边尖略红,多属外感风热表证初起;舌色鲜红,多属实热证。舌尖红,多为心火上炎;舌两边红,多为肝经有热。《舌胎统志》说:"舌本之正红者,为脏腑已受温热之气而致也。"

舌体瘦小,色鲜红少苔,或有裂纹,或光红无苔,为虚热证。《辨舌指南》说:"舌色鲜红,无苔点,舌底无津,舌面无液者,阴虚火炎也。"

(4) 绛舌

【特征】 较红舌颜色更深,或深红略带暗红(图1-8)。

【意义】 主里热亢盛、阴虚火旺。

【机制】 绛舌多由红舌进一步发展而成。其形成的原因是热入营血,气血沸涌,耗伤营阴,血液浓缩而瘀滞;虚火上炎,舌体脉络充盈,故舌呈绛色。

若舌绛少苔或无苔,或有裂纹,多属久病阴虚火旺,或热病后期阴液耗损。《辨舌指南》说:"绛而光亮者,胃阴亡也""舌虽绛而不鲜,干枯而萎者,肾阴涸也"。

若舌绛有苔,多属温热病热入营血,或脏腑内热炽盛。绛色越深,表明热邪越甚。《辨舌指南》说:"绛,深红色也。心主营、主血,舌苔绛燥,邪已入营中。"

(5) 紫舌

【特征】 紫为蓝、红合成的颜色。临床可见全舌紫色,或局部现青紫斑点。舌淡而泛现青紫者,为淡紫舌;舌绛而泛现紫色者,为绛紫舌;舌红而泛现紫色者,为紫红舌;舌体局部出现青紫色斑点,大小不等,不高于舌面者,为斑点舌(图1-9)。

【意义】 主血行不畅。

【机制】 紫舌多由淡白或红绛舌发展而成,故其主病见于两方面:可由寒而生,是在淡白舌的基础上出现气血运行不畅的病理改变;亦可由热而致,是在红绛舌的基础上出现气血运行不畅的病理改变。

全舌青紫者,其病多是全身性血行瘀滞;舌有紫色斑点者,为瘀血阻滞于局部,或由局部血络损伤所致。

淡紫舌多由淡白舌转变而成。其舌淡紫而湿润,可由或阳气虚衰,阴寒内盛,气血运行不畅所致。

舌色淡红中泛现青紫者,多因肺气壅滞,或肝郁血瘀,或因阳虚、气虚无力推动血液运行,使血流缓慢所致,在临床可见于先天性心脏病,或某些药物、食物中毒等。

紫红舌、绛紫舌多为红绛舌的进一步发展舌紫红、绛紫而干枯少津,为热毒炽盛,内入营血,营阴受灼,气血壅滞所致。

3. 望舌形 舌形是指舌质的外形。

(1) 老、嫩舌

【特征】 舌质纹理粗糙或皱缩,坚敛而不柔软,舌色晦暗干燥为苍老舌;舌质纹理细腻,浮胖娇嫩,舌色浅淡者,为娇嫩舌。

【意义】 老舌多见于实证;嫩舌多见于虚证。

【机制】 舌质坚敛苍老,无论苔色如何,多为实邪亢盛,充斥体内,而正气未衰,邪正交争,邪气壅滞于上。

舌嫩色淡,无论苔色如何,多为虚证,常见气血不足,舌体脉络不充,或阳气亏虚,运血无力,寒湿内生。

舌质老嫩是辨别疾病虚实的重要指标之一,正如《辨舌指南》所说,"凡舌质坚敛而苍老,不论苔色白、黄、灰、黑,病多属实;舌质浮胖娇嫩,不拘苔色灰、黑、黄、白,病多属虚"。《临症验舌法·验舌分脏腑配主方法》认为,"舌青而浮胖娇嫩者,为肝胆精气虚;干燥而胖嫩者,是肝胆阴阳两虚;胖嫩而滑者,不拘何色,必虚而寒,投以养荣;黄而嫩者,脾胃精气虚;黄燥胖嫩者,脾胃气血两虚;黄润胖嫩者,脾胃中气虚寒;赤而嫩者,心与小肠精气虚;干燥而胖嫩者,为气血两虚;滑润胖嫩者,心与小肠火气大亏;白而胖嫩,为肺与大肠精气虚;白燥胖嫩,是肺与大肠气血两虚;滑润胖嫩,是金气虚寒;黑而胖嫩,肾与膀胱精气虚;燥而胖嫩是肾与膀胱阴阳俱虚;滑润而嫩者,肾与膀胱元气大怠"。

(2) 胖、瘦舌

【特征】 舌体比正常舌大而厚,伸舌满口,称为胖大舌(图1-10);舌体比正常舌瘦小而薄,称为瘦薄舌。

【意义】 胖大舌多主水湿内停、痰湿热毒上泛;瘦薄舌多主气血两虚、阴虚火旺。

【机制】 舌淡胖大者,多为脾肾阳虚,津液输布障碍,水湿之邪停滞于体内的表现。

舌红胖大者,多属脾胃湿热或痰热内蕴,或平素嗜酒,湿热酒毒上泛所致。瘦薄舌多由气血阴液不足,不能充盈舌体,舌失濡养所致。舌体瘦薄而色淡者,多是气血两虚;舌体瘦薄而淡红者,多为心阴不足;舌体瘦薄而色红绛干燥者,多见于阴虚火旺,津液耗伤。《辨舌指南·辨舌之形容》曰:"瘪者,薄而瘦小也。或心虚,或血微,或内热消肉。"

(3) 肿胀舌

【特征】 舌体肿大,胀塞满口,甚至不能闭口,不能缩回,称为肿胀舌。

【意义】 主热毒炽盛,中毒瘀血。

【机制】 舌肿胀色红绛,多见于心脾热盛,热毒上壅;舌肿胀色青黑,多见于中毒瘀血。此外,先天性舌血管瘤患者,可因舌局部血络瘀闭,呈现青紫肿胀,多无全身辨证意义。《辨舌指南·辨舌之形容》认为,"肿胀者,病在血;舌赤胀大满口,是心胃之热;舌赤肿满不得息者,是心经热甚而血壅;唇舌紫暗青肿者,为中毒,或因热毒,或因药毒;舌紫肿厚者,为酒毒上壅,心火上炎,或饮冷酒,壅遏其热;舌肿胀不能出口者,神清则属脾湿胃热,郁极化风化痰,神昏则属病在心脾两脏,舌红胀出口外不收者,或有红点者,为热毒乘心;舌肿耳干,下血不止,足肿者,为肾绝;或舌肿光绛,尿血便泄,是肉绝、胃绝,皆属危候"。

(4) 齿痕舌

【特征】 舌体边缘有牙齿压迫的痕迹。

【意义】 主脾虚、水湿内盛证。

【机制】 舌边有齿痕,多因舌体胖大而受牙齿挤压所致,故多与胖大舌同见。亦有舌体不大而呈现齿痕者,是舌质较嫩的齿痕舌。

舌淡胖大而润,舌边有齿痕者,多属寒湿壅盛,或阳虚水湿内停;舌质淡红而舌边有齿痕者,多为脾虚或气虚;舌红而肿胀满口,舌有齿痕者,为内有湿热痰浊壅滞。

舌淡红而嫩,舌体不大而边有轻微齿痕者,可为先天性齿痕舌,病中见之示病情较轻,多见于小儿或气血不足者。

(5) 点、刺舌

【特征】 点、刺舌的特征有别。点指突起于舌面的红色或紫红色星点。大者为星,称红星舌;小者为点,称红点舌。刺指舌乳头突起如刺,摸之棘手的红色或黄黑色点刺,称为芒刺舌。

点和刺相似,时常并见,故合称点刺舌。点刺舌多见于舌尖部。

【意义】 提示脏腑热极,火热炽盛,或为血分热盛。

【机制】 点刺是由蕈状乳头增生,数目增多,充血肿大而成。舌生点刺,是邪热内蕴,营热郁结,舌络充斥所致。一般点刺越多,邪热越甚。《望诊遵经·诊舌形容条目》云:"舌生芒刺者,热结甚也。"

根据点刺的颜色,可判断气血运行情况及病情的轻重。如舌红而生芒刺,多为气分热盛;点刺色鲜红,多为血热内盛,或阴虚火旺;点刺绛紫,为热入营血而气血壅滞。

根据点刺出现的部位,可区分热郁在何脏,如舌尖生点刺,多为心火亢盛;舌边有点刺,多属肝胆火盛;舌中生点刺,多为胃肠热盛。

(6) 裂纹舌

【特征】 舌面上出现各种形状的裂纹、裂沟,沟裂中并无舌苔覆盖。舌上裂纹可多少不等,深浅不一,可见于全舌,亦可见于舌前部或舌尖、舌边等处,裂纹可呈现"人""川""爻""|"等形状,严重者可如脑回状、卵石状,或如刀割、剪碎一样。

【意义】 多由邪热炽盛、阴液亏虚、血虚不润、脾虚湿侵所致。

【机制】 舌红绛苔黄厚而有裂纹,多属热盛伤津,邪热内盛,津液大伤。舌绛无苔而有裂纹多为阴虚液损,舌体失于濡润,舌面萎缩所致。

舌淡白而有裂纹,多为血虚不润,血虚不能上荣于舌。舌淡白胖嫩,边有齿痕又兼见裂纹者,则多属脾虚湿侵,脾失健运,湿邪内侵,精微不能濡养舌体,皆可使舌体出现裂纹。

若生来舌面上就有较浅的裂沟、裂纹,裂纹中一般有苔覆盖,且无不适感觉者,称先天性舌裂,应与病理性裂纹加以鉴别。

4. 望舌态 舌态,指舌体的动态。

(1) 强硬舌

【特征】 舌体强硬,不灵。

【意义】 多见于热入心包,或为高热伤津,或为风痰阻络。

【机制】 由于舌能调节发音,故强硬舌多兼见语言謇涩。《备急千金要方》说,"舌强不能言,病在脏腑";《辨舌指南》说,"凡红舌强硬,为脏腑实热已极",说明舌强硬虽为局部表现,但与内在脏腑病变密切相关。

强硬舌多因外感热病,邪入心包,扰乱心神,致舌无主宰;或高热伤津,筋脉失养,使舌体失其柔和之性,故见强硬;或肝风夹痰,风痰阻滞舌体脉络等,亦可使舌体强硬不灵。

舌强硬而色红绛少津者,多因邪热炽盛所致;舌体强硬,胖大兼厚腻苔者,多因风痰阻络所致;舌强语言謇涩,伴肢体麻木、眩晕者,多为中风先兆。

(2) 痿软舌

【特征】 舌体软弱,伸卷无力。

【意义】 多见于伤阴或气血俱虚。

【机制】 痿软舌多因气血亏虚,阴液亏损,舌肌筋脉失养而废弛,致使舌体痿软。

舌痿软而淡白无华者,多属气血俱虚,多因慢性久病,气血虚衰,舌体失养所致。

舌痿软而红绛少苔或无苔者,多见于外感病后期,热极伤阴,或内伤杂病,阴虚火旺所致。

舌红干而渐痿者,乃肝肾阴亏,舌肌筋脉失养所致。

(3) 颤动舌

【特征】 舌体颤动,不能自主。

【意义】 肝风内动的征象。可因热盛、阳亢、阴亏、血虚等所致。

【机制】 凡气血亏虚,使筋脉失于濡养而无力平稳伸展舌体;或因热极阴亏而动风、肝阳化风等,皆可出现舌颤动。

久病舌淡白而颤动者,多属血虚动风;新病舌绛而颤动者,多属热极生风;舌红少津而颤动者,多属阴虚动风、肝阳化风。另外,酒毒内蕴,亦可见舌体颤动。

(4) 歪斜舌

【特征】 舌体不正,伸舌时偏向于一侧,或左或右。

【意义】 多见于中风、暗痱,或中风先兆。

【机制】 歪斜舌多因肝风内动,夹痰或夹瘀,痰瘀阻滞一侧经络,受阻侧舌肌弛缓,收缩无力,而健侧舌肌如常,故伸舌时向健侧偏斜,多由肝风夹痰或痰瘀阻滞所致。正如《辨舌指南》所说,"若色紫红势急者,由肝风发痉,宜熄风镇痉,色淡红势缓者,由中风偏枯;若舌偏歪语塞,口眼㖞斜,半身不遂者,偏风也"。

(5) 吐弄舌

【特征】 舌伸长于口外,不能立即回收者,称为吐舌;舌伸出即收,反复舔动口唇四周,掉动不宁者,称为弄舌。

【意义】 主热盛风动、阴虚内热。

【机制】 吐舌可见于心火亢盛或疫毒攻心,或正气已绝;弄舌多见于热甚动风先兆;舌体吐弄,舌红少津无苔者,可见于肝肾阴虚,虚热内扰。另外,弄舌亦可见于小儿智力发育不全。

(6) 短缩舌

【特征】 舌体卷短紧缩不能伸长,甚则舌体抵齿困难。

【意义】 多属病情危重。

【机制】 舌短缩,色淡白或青紫而湿润者,多属寒凝筋脉,舌脉挛缩;或气血俱虚,舌失充养,筋脉痿弱而显短缩。舌短缩而胖,苔滑腻者,多属脾虚不运,痰浊内蕴,经气阻滞所致。舌短缩而红绛干燥者,多属热盛伤津,筋脉挛急所致。总之,病中见舌短缩,是病情危重的表现。

此外,先天性舌系带过短,亦可显现出舌短缩,但无辨证意义,应与短缩舌鉴别。

5. 舌下络脉 《黄帝内经·灵枢·卫气》曰:"足少阴之本,在踝上三寸,标在背俞、舌下两脉也。"正常人舌下位于舌系带两侧各有一条纵行的大络脉,称为舌下络脉。其管径不超过2.7毫米,长度不超过舌尖至舌下肉阜连线的3/5,颜色暗红。脉络无怒张、紧束、弯曲、增生,排列有序。绝大多数为单支,极少有双支出现(图1-11)。

(1) 内容:主要观察其长度、形态、色泽、粗细、舌下小血络等变化。

(2) 方法:嘱患者张口,舌尖轻抵上腭,勿用力太过,使舌体自然放松,舌下络脉充分显露。首先观察舌系带两侧大络脉的长短、粗细、颜色,有无怒张、弯曲等异常改变,然后观察周围细小络脉的颜色、形态有无异常。

(3) 临床意义:舌下络脉短而细,周围小络脉不明显,舌色偏淡者,多属气血不足,脉络不充。舌下络脉粗胀,或呈青紫、绛、绛紫、紫黑色,或舌下细小络脉呈暗红色或紫色网络,或舌下络脉曲张如紫色珠子状大小不等的结节等改变,皆为血瘀征象。其形成原因可有气滞、寒凝、热郁、痰湿、气虚、阳虚等,需结合其他症状综合分析。

舌下络脉的变化,有时会早于舌色变化。因此,舌下络脉是分析气血运行情况的重要依据。

(二) 望舌苔

舌苔,指舌面上的一层苔状物,由脾胃之气蒸化胃中食浊,凝聚舌面所致。正常舌苔,一般是薄白而均匀,不满舌,干湿适中,不滑不燥,舌面的中部和根部稍厚。

由于患者的胃气有强弱,病邪有寒热,故可形成各种不同的病理性舌苔。望舌苔主要观察苔质和苔色两方面的变化。

1. 望苔质 苔质指舌苔的形质。

(1) 薄厚苔

【特征】 舌苔的薄厚以"见底""不见底"作为衡量标准。透过舌苔能隐隐见到舌质者,称为薄苔,又称见底苔;不能透过舌苔见到舌质者,称为厚苔,又称不见底苔。

【意义】 苔之薄厚,主要反映邪正的盛衰和邪气之深浅。

【机制】 辨舌苔薄厚可测邪正的盛衰。舌苔薄而均匀,或中部稍厚,干湿适中,此为正常舌苔,提示胃有生发之气。厚苔是由胃气夹湿浊、痰浊、食浊、热邪等熏蒸,积滞于舌面所致,主痰湿、食积、里热等证。《辨舌指南》说:"苔垢薄者,形气不足;苔垢厚者,病气有余。"

辨舌苔薄厚可测邪气的深浅。外感疾病初起在表,病情轻浅,或内伤疾病病情较轻,胃气未伤,舌亦无明显变化,可见到薄苔。舌苔厚或舌中根部尤著者,多提示外感病邪已入里,或胃肠内有宿食,或痰浊停滞,病情较重。舌苔由薄转厚,提示邪气渐盛,或表邪入里,为病进;若舌苔由厚转薄,或舌上复生薄白新苔,提示正气胜邪,或内邪消散外达,为病退的征象。

舌苔的薄厚转化,一般是渐变的过程,如薄苔突然增厚,提示邪气极盛,迅速入里;苔骤然消退,舌上无新生舌苔,为正不胜邪,或胃气暴绝。

(2) 润燥苔

【特征】 舌苔润泽有津,干湿适中,不滑不燥,称为润苔。舌面水分过多,伸舌欲滴,扪之湿滑,称为滑苔。舌苔干燥,扪之无津,甚则舌苔干裂,称为燥苔。苔质粗糙,扪之碍手,称为糙苔。

【意义】 苔之润燥,主要反映体内津液的盈亏和输布情况。

【机制】 润苔是正常舌苔的表现之一,是胃津、肾液上承,布露于舌面的表现。疾病过程中见润苔,提示体内津液未伤,如风寒表证、湿证初起、食滞、瘀血等均可见润苔。

滑苔为水湿之邪内聚的表现,主痰饮、主湿。如寒湿内侵,或阳虚不能运化水液,寒湿、痰饮内生,皆可出现滑苔。

燥苔提示体内津液已伤,如高热、大汗、吐泻后,或过服温燥药物等,导致津液不足,舌苔失于滋润而干燥。

燥苔亦提示津液输布障碍,如痰饮、瘀血内阻,阳气被遏,不能上蒸津液濡润舌苔而见燥苔者,属气不布津。

另糙苔常由燥苔进一步发展而成。舌苔干结粗糙,津液全无,多见于热盛伤津重证;苔质粗糙而不干者,多为秽浊之邪盘踞中焦。

舌苔由润变燥,表示热重津伤,或津失输布;舌苔由燥转润,主热退津复,或饮邪始化。故《辨舌指南》说:"滋润者其常,燥涩者其变;滋润者为津液未伤,燥涩者为津液已耗。"

此外,《察舌辨证新法》亦指出,"湿症舌润,热症舌燥,此理之常。然亦有湿邪传入气分,气不化津而反燥者,热症传入血分,舌反润者……",说明舌苔的润、燥、滑、糙(涩)形成机制不是单一的,对复杂病机应四诊合参,综合分析。

(3) 腐腻苔

【特征】 苔质疏松,颗粒粗大,形如豆腐渣样堆积于舌面,边中皆厚,揩之易去,称为腐苔;若舌上黏厚一层,有如疮脓,则称脓腐苔。苔质致密,颗粒细小,融合成片,如涂有油腻之状,中间厚边周薄,紧贴舌面,揩之不去,刮之不脱,称为腻苔(图1-12)。

【意义】 苔之腐腻,主要测知阳气与湿浊的消长。

【机制】 腐苔的形成,多因阳热有余,蒸腾胃中秽浊之邪上泛,聚积于舌面,主食积胃肠,或痰浊内蕴。脓腐苔,多见于内痈或邪毒内结,是邪盛病重的表现。病中腐苔渐退,续生薄白新苔,为正气胜邪之象,是病邪消散;若腐苔脱落,不能续生新苔者,为病久胃气衰败,属于无根苔。

腻苔多由湿浊内蕴,阳气被遏,湿浊痰饮停聚于舌面所致。舌苔薄腻,或腻而不板滞者,多为食积,或脾虚湿困,阻滞气机;舌苔白腻而滑,口中发甜,是脾胃湿热,邪聚上泛;舌苔黄腻而厚,为痰热、湿热、暑湿等邪内蕴,腑气不畅所致。

(4) 剥落苔

【特征】 舌苔全部或部分脱落,脱落处可见舌质光滑无苔。

根据舌苔剥脱的部位和范围大小不同,可分为以下几种:舌前半部苔剥脱落者,舌前剥苔;舌中部苔剥脱者,称中剥苔;舌根部苔剥脱者,称根剥苔。舌苔多处剥脱,舌面仅斑驳残存少量舌苔者,称花剥苔;舌苔周围剥脱,仅留中心一小块者,称鸡心苔;舌苔全部剥脱,舌面光洁如镜者,称镜面舌;舌苔不规则地剥脱,边缘突起,界限清楚,形似地图,部位时有转移者,称地图舌。舌苔剥脱处,舌面不光滑,仍有新生苔质颗粒,或舌乳头可见者,称为类剥苔。

【意义】 苔之剥落,一般主胃气不足,胃阴枯竭或气血两虚,亦是全身虚弱的一种征象。

【机制】 剥脱苔的形成,多因胃气匮乏,不得上熏于舌,或胃阴枯涸,不能上荣于舌所致。由于导致胃气、胃阴亏损的原因不同,损伤的程度亦有轻重,因而形成各种类型的剥脱苔。

舌红苔剥多为阴虚;舌淡苔剥或类剥,多为血虚或气血两虚。镜面舌色红绛者,为胃阴枯竭,胃乏生气之兆,属阴虚重证;舌色㿠白如镜,甚则毫无血色者,主营血大虚,阳气虚衰,病重难治。舌苔部分脱落,未剥脱处仍有腻苔者,多为正气亏虚,痰浊未化,病情较为复杂。

剥苔的范围大小,多与气阴或气血不足程度有关。剥脱部位,多与舌面脏腑分布相应,如舌苔前剥,多为肺阴不足;舌苔中剥,多为胃阴不足;舌苔根剥,为肾阴枯竭。

总之,观察舌苔的有无、消长及剥脱变化,不仅能测知胃气、胃阴的存亡,亦可反映邪正盛衰,判断疾病的预后。舌苔从全到剥,是胃的气阴不足,正气渐衰的表现;舌苔剥脱后,复生薄白之苔,为邪去正胜,胃气渐复之佳兆。

辨舌苔的剥落还应与先天性剥苔加以区别。先天性剥苔是生来就有的剥苔,其部位常在舌面中央人字沟之前,呈菱形,多因先天发育不良所致。

(5) 偏全苔

【特征】 舌苔有规律地遍布舌面,称为全苔。若舌苔仅布于前、后、左、右之某一局部,称为偏苔。

【意义】 在病中若见全苔,常主邪气散漫,多为湿痰阻滞之证;若舌苔偏于某处,常提示舌所分候的脏腑有邪气停聚。

【机制】 舌苔偏于舌尖部,是邪气入里未深,而胃气却已先伤;舌苔偏于舌根部,是外邪虽退,但胃滞依然;舌苔仅见于舌中,常是痰饮、食浊停滞中焦;舌苔偏于左或右,常提示肝胆湿热之类疾患。

偏苔应与剥苔相鉴别,偏苔为舌苔分布上的病理现象,并非剥苔之本来有苔而剥落,以致舌苔显示偏于某处。若因一侧牙齿脱落,摩擦减少而使该侧舌苔较厚者,亦与病理性偏苔有别。

(6) 真假苔

【特征】 舌苔紧贴于舌面,刮之难去,刮后仍留有苔迹,不露舌质,舌苔如从舌体上长出者,称为有根苔,此属真苔。若舌苔不紧贴舌面,不像舌所自生而似涂于舌面,苔易刮脱,刮后无垢而舌质光洁者,称为无根苔,即为假苔。

【意义】 苔之真假,对辨别疾病的轻重、预后有重要意义。

【机制】 判断舌苔真假,以有根无根为标准。真苔是脾胃生气熏蒸食浊等邪气上聚于舌面而成,苔有根蒂,故舌苔与舌体不可分离。假苔是因胃气匮乏,不能续生新苔,而已生之旧苔逐渐脱离舌体,浮于舌面,故苔无根蒂,刮后无垢。

病之初期、中期,舌见真苔且厚,为胃气壅实,病较深重;久病见真苔,说明胃气尚存。

新病出现假苔,乃邪浊渐聚,病情较轻;久病出现假苔,是胃气匮乏,不能上潮,病情危重。舌面上浮一层厚苔,望似无根,刮后却见已有薄薄新苔者,是疾病向愈的善候。

2. 望苔色 苔色指舌苔的不同颜色。

(1) 白苔

【特征】 舌面上所附着的苔垢呈现白色。白苔有厚薄之分,苔白而薄,透过舌苔可看到舌体者,为薄白苔;苔白而厚遮盖舌面,不能透过舌苔见到舌体者,为厚白苔(图1-13)。

【意义】 可为正常舌苔。病中多主表证、寒证、湿证,亦可见于热证。

【机制】 白苔为舌苔之本色,是最常见的苔色,其他苔色均可由白苔转化而成。

苔薄白而润,可为正常舌象,或为表证初起,或是里证病轻,或是阳虚内寒。苔薄白而滑,多为外感寒湿,或脾肾阳虚,水湿内停。苔薄白而干,多由外感风热所致。

苔白厚腻,多为湿浊内停,或为痰饮、食积。苔白厚而干,主痰浊湿热内蕴;苔白如积粉,扪之不燥者,称为积粉苔,常见于温疫或内痈等病,系秽浊湿邪与热毒相结而成。苔白而燥裂,粗糙如砂石,提示燥热伤津,阴液亏损。

(2) 黄苔

【特征】 舌苔呈现黄色。根据苔黄的程度,有淡黄、深黄和焦黄之分。淡黄苔又称微黄苔,苔呈浅黄色,多由薄白苔转化而来;深黄苔又称正黄苔,苔色黄而深厚;焦黄苔又称老黄苔,是正黄色中夹有灰黑色苔。黄苔还有厚薄、润燥、腐腻等苔质变化。黄苔多分布于舌中,亦可布满全舌。临床上黄苔多与红绛舌同时出现(图1-14)。

【意义】 主热证、里证。

【机制】 邪热熏灼于舌,故苔呈黄色。苔色越黄,说明热邪越甚,淡黄苔为热轻,深黄苔为热甚,焦黄苔为热极。

从部位分,舌尖苔黄,为热在上焦;舌中苔黄,为热在胃肠;舌根苔黄,为热在下焦;舌边苔黄,为肝胆有热。

从病势辨,舌苔由白转黄,或呈黄白相兼,为外感表证处于化热入里,表里相兼阶段。故《伤寒指掌》说:"白苔主表,黄苔主里,太阳主表,阳明主里,故黄苔专主阳明里证。辨证之法,但看舌苔带一分白,病亦带一分表,必纯黄无白,邪方离表入里。"

薄黄苔提示热势轻浅,多见于风热表证,或风寒化热入里。

苔淡黄而润滑多津者,称为黄滑苔,多为阳虚寒湿之体,痰饮聚久化热;或为气血亏虚,复感湿热之邪所致。

苔黄而干燥,甚至苔干而硬,颗粒粗大,扪之糙手者,称黄糙苔;苔黄而干涩,中有裂纹如花瓣状,称黄瓣苔;黄黑相兼,如烧焦的锅巴,称焦黄苔,均主邪热伤津,燥结腑实之证。

黄苔而质腻者,称黄腻苔,主湿热或痰热内蕴,或为食积化腐。

(3) 灰黑苔

【特征】 苔色浅黑,称为灰苔;苔色深灰,称为黑苔。灰苔与黑苔只是颜色浅深之差别,故常并称为灰黑苔。灰黑苔的分布,在人字界沟附近苔黑较深,越近舌尖,灰黑色渐浅。灰黑苔多由白苔或黄苔转化而成,多在疾病持续一定时日、发展到相当程度后才出现(图1-15)。

【意义】 主阴寒内盛,或里热炽盛等。

【机制】 灰黑苔既可见于热性病,亦可见于寒湿病,但无论寒与热均属重证,颜色越深,表明病情越重。如《敖氏伤寒金镜录》说:"舌见黑色,水克火明矣,患此者百无一治。"又说:"若见舌胎如黑漆之光者,十无一生。"但亦有苔灰黑而病轻,甚至无明显症状者,如吸烟过多者,可见舌苔灰黑。

苔质的润燥是辨别灰黑苔寒热属性的重要指征。在寒湿病中出现灰黑苔,多由白苔转化而成,其舌苔灰黑必湿润多津;在热性病中出现灰黑苔,多由黄苔转变而成,其舌苔灰黑必干燥无津。

舌边、舌尖部呈白腻苔,而舌中、舌根部出现灰黑苔,舌面湿润,多为阳虚寒湿内盛,或痰饮内停。舌边、舌尖见黄腻苔,而舌中为灰黑苔,多为湿热内蕴,日久不化所致。苔焦黑干燥,舌质干裂起刺者,无论外感、内伤,均为热极津枯之证。苔黄黑者,为霉酱苔,多由胃肠素有湿浊宿食,积久化热,熏蒸秽浊上泛舌面所致,亦可见于湿热夹痰的病证。

各种苔色的变化,临床可单独出现,亦可相兼出现。各种苔色变化需同苔质、舌色和舌的形态变化结合起来综合分析。

五、舌质和舌苔的综合判断

(一) 察舌之神气与胃气

1. 舌之神气 舌神是全身神气表现的一部分。无论舌象如何变化,通过观察舌神的有无,可把握体内气血、津液的盈亏,脏腑的盛衰及疾病转归之凶吉等基本情况。《望诊遵经·望舌诊法提纲》指出,"神也者……得之则生,失之则死,变化不可离,斯须不可去者也"。

舌神的基本特征主要表现在舌体的色泽和舌体的运动两方面。舌之颜色反映气血的盛衰,舌体润泽与否可反映津液的盈亏;而舌体运动可反映脏腑的虚实。舌色红活明润,舌体活动自如者,为有神气,其中尤以舌色是否"红活润泽"作为辨别要点。有神之舌,说明阴阳、气血、精神皆足,生机乃旺,虽病也是善候,预后较好。舌色晦暗枯涩,活动不灵者,为无神气,无神之舌,说明阴阳、气血、精神皆衰,生机已微,预后较差。正如《辨舌指南》所说,"荣者谓有神……凡舌质有光有体,不论黄、白、灰、黑,刮之而里面红润,神气荣华者,诸病皆吉;若舌质无光无体,不拘有苔无苔,视之里面枯晦,神气全无者,诸病皆凶"。

2. 舌之胃气 胃气的盛衰,可从舌苔是否有根表现出来。舌苔中厚边薄,紧贴于舌面,苔底牢者,或苔虽松厚,刮之舌面仍有苔迹;或厚苔脱落,舌面仍有黏膜颗粒,有苔能逐生之象者,均属有根苔的征象;舌苔似有似无,甚则光剥如镜面,或苔厚松腐,刮之即去,舌面光滑,苔垢不易复生者,为无根苔的征象。有根苔提示胃气充足,无根苔提示胃气衰败。正如《形色外诊简摩·舌苔有根无根辨》所说,"前人只论有地无地,此只可以辨热之浮沉虚实,而非所以辨中气之存亡也;地者苔之里一层也,根者舌苔与舌质之交际也;无苔者胃阳不能上蒸也,肾阴不能上濡也。"

总之,舌象有神气、有胃气者,说明病情较轻,正气未衰,或疾病虽重,但预后较好;舌象无神气、无胃气者,说明病情较重,或不易恢复,预后较差。

(二)舌质、舌苔综合分析

《医门棒喝·伤寒论本旨》指出,"观舌体,可验其阴阳虚实;审苔垢,即知其邪之寒热浅深也"。舌质的神、色、形、态主要反映脏腑气血津液的情况,舌苔的苔色与苔质主要与感受病邪和病证的性质有关,即观察舌质可以了解脏腑虚实、气血津液的盛衰;察舌苔重在辨病邪寒热和邪正消长。然而,人是有机的整体,疾病是一个复杂的发展变化过程,舌象与机体的脏腑、气血及各项生理功能都有密切联系。因此,临床诊病时,不仅要分别掌握舌质、舌苔的基本变化及其主病,更应注意舌质和舌苔之间的相互关系,将舌质和舌苔结合起来进行分析。

1. 舌苔或舌质单方面异常　舌苔或舌质若单方面异常,一般而言,提示病情尚属单纯。如淡红舌而伴有干、厚、腻、滑、剥等苔质变化,或苔色出现黄、灰、黑等异常时,主要提示病邪性质、病程长短、病位深浅、病邪盛衰和消长等方面的情况,正气尚未明显损伤,故临床治疗时应以祛邪为主。舌苔薄白而出现舌质老嫩、舌体胖瘦或舌色红绛、淡白、青紫等变化时,主要反映脏腑功能强弱,或气血、津液的盈亏及运行的畅滞,病邪损及营血的程度等,临床治疗应着重于调整阴阳,调和气血,扶正祛邪。

2. 舌苔和舌质均出现异常　舌苔和舌质均出现异常,可表现在两个方面。

(1)舌质与舌苔变化一致:提示病机相同,所主病证一致,说明病变比较单纯。例如,热盛伤津见舌红苔黄或燥;阳虚湿盛见舌淡胖苔白腻;湿热内蕴见舌红苔黄腻;瘀血内阻见舌青紫或有瘀斑苔润等。

(2)舌苔和舌质变化不一致:舌质与舌苔不一致,甚至呈相反的变化,多提示病因病机比较复杂,此时应对两者的病因病机及相互关系进行综合分析。如淡白舌黄腻苔,舌色淡白主虚寒,苔黄腻又主湿热,舌色与舌苔反映的病性相反,因舌质主要反映正气,舌苔主要反映病邪,因此若平素脾胃虚寒者,复感湿热之邪便可见上述舌象,此为寒热夹杂,本虚标实。又如舌质红绛,舌苔白滑腻,舌质红绛,本属内热,而苔白腻,又常见于寒湿内郁,苔与舌反映出寒、热两种病性,其成因可由外感热病,营分有热,故舌质红绛,但气分有湿,则苔白滑腻;或平素为阴虚火旺之体,复感寒湿之邪,痰食停积,故舌苔白而滑腻;或外感湿温病,因体内有热可见舌红绛,但又因为内有湿邪困阻,阳气不能外达,亦可见苔白腻。因此,当舌质舌苔所反映的病性不一致时,往往提示体内存在两种或两种以上病理变化,舌象的辨证意义亦是两者的结合,临床应注意分析病变的标本缓急。

(三)舌象的动态分析

在疾病发展过程中,无论外感或内伤,都有一个发生、发展及转归的动态过程,舌象作为疾病反应的敏感体征,亦会随之发生相应的改变,通过对舌象的动态观察,可以了解疾病的进退、顺逆等病变态势。

例如,在外感病中,舌苔由薄变厚,表明病邪由表入里;舌苔由白转黄,表明病邪有化热的征象;舌色由淡红转红绛,舌苔见干燥则为邪热充斥,气营两燔;舌苔剥落,舌质光红为热入营血,气阴俱伤。在内伤杂病的发展过程中,舌象亦会产生一定的变化规律,如心血瘀阻所致的真心痛患者,发病初期,可见舌色偏暗,而苔无变化;如病情稳定,数天后腻苔渐化,而生薄白苔,舌色会由暗滞逐渐转为淡红色,此提示疾病趋向好转;若舌苔由薄白变为灰苔、黑苔或黄褐苔,或厚苔日久不退,提示病情日趋严重;若舌苔骤退,转为剥苔,提示胃气将绝,预后不良。另如中风患者见舌色淡红,舌苔薄白,表示病情较轻,预后良好;如舌色由淡红转红、暗红、红绛、紫暗,舌苔黄腻或焦黑,或舌下络脉怒张,表明风痰化热,瘀血阻滞;反之,舌色由暗红、紫暗转为淡红,舌苔渐化,多提示病情趋向稳定好转。

可见,掌握舌象与疾病发展变化的关系,可以充分认识疾病不同阶段所发生的病理改变,为早期诊断、早期治疗提供重要依据。

六、舌诊的临床意义

舌象的变化能够较客观准确地反映病情,可作为诊断疾病、了解病情的发展变化和辨证的重要依据。如《临症验舌法》说,"凡内外杂证,无一不呈其形、著其气于舌……据舌以分虚实,而虚实不爽焉;据舌以分阴阳,而阴阳不谬焉;据舌以分脏腑、配主方,而脏腑不差,主方不误焉。危急疑难之顷往往无证可参,脉无可按,而惟以舌为凭,妇女幼稚之病,往往闻之无息,问之无声,而唯有舌可验。"

(一)推断正气盛衰

正气之盛衰,可在舌象方面反映出来,如舌体淡红,柔软灵活,苔薄白而润,说明气血充足,津液未伤;舌色淡白,为气血两虚;舌干苔燥,为津液已伤;舌苔有根,是胃气充足;舌苔无根或光剥无苔,为胃气衰败。

（二）推断病位浅深

病邪轻浅多见舌苔变化，而病情深重可见舌苔、舌质同时变化。如在外感病中，苔薄白是疾病初起，病情轻浅；苔黄厚，舌质红为病邪入里，病情较重，主气分热盛；邪入营分，可见舌绛；邪入血分，可见舌质深绛或紫暗，苔少或无苔，说明不同的舌象提示病位浅深不同。在内伤杂病中，若脏腑功能失常，亦可反映于舌。一般舌尖红起芒刺，属心火亢盛；舌边红多属肝胆有热；舌苔白而厚腻，多因脾失健运，湿邪内阻，可见于湿浊、痰饮等病证；舌中苔黄厚腻，多属脾胃湿热；舌体颤动，多为肝风内动；舌体㖞斜，则为中风或中风先兆等。

（三）推断病邪性质

不同的病邪致病，在舌象上反映出不同的变化。如舌红绛主热证；舌青紫，有瘀斑、瘀点主血瘀证。白苔主寒证；黄苔主热证；腐腻苔主食积、痰饮、湿浊。外感风寒，苔多薄白；外感风热，苔多薄白而干。

（四）推断病势进退与预后

通过对舌象的动态观察，可测知疾病发展的进退趋势。

从舌苔上看，若苔色由白转黄，由黄转为灰黑，苔质由薄转厚，由润转燥，多为病邪由表入里，由轻变重，由寒化热，邪热内盛，津液耗伤，为病势发展；反之，若舌苔由厚变薄，由黄转白，由燥转润，为病邪渐退，津液复生，病情向好的方向转变。若舌苔骤增骤退，多为病情暴变所致。如薄苔突然增厚，是邪气急骤入里的表现；若满舌厚苔突然消退，是邪盛正衰，胃气暴绝的表现，两者皆为恶候。

从舌质上看，舌色由淡红转为红、绛或绛紫，或舌面有芒刺、裂纹，是邪热内入营血，有伤阴、血瘀之势；若淡红舌转淡白、淡紫湿润，舌体胖嫩有齿痕，为阳气受伤，阴寒内盛，病邪由表入里，由轻转重，病情由单纯变为复杂，为病进。

通过对舌象的动态观察，可估计疾病的转归预后。

舌荣有神，舌面有苔，舌态正常者，为邪气未盛，正气未伤。如舌淡红，苔薄白，主风寒束表；舌尖红，苔薄黄，主风热袭表，均表明虽病亦是轻候，胃气未败，疾病预后较好。

对于久病、重病之人，舌诊的临床意义亦非常重要。若见舌质枯晦，舌苔无根，舌态异常者，提示正气衰竭。如见猪腰舌，舌面无苔，多为热病伤阴，胃气将绝，主病危；镜面舌，舌深绛无苔而光亮如镜，主胃气、胃阴枯涸；舌色㿠白如镜，毫无血色，主营血大亏，阳气将脱，均属病危难治。砂皮舌，舌粗糙有刺，如鲨鱼皮，或干燥枯裂，主津液枯竭，病危。干荔舌，舌敛束而无津，形如干荔肉，主热极津枯，病危。舌强语謇，舌体强直，转动不灵，且语言謇涩，多属中风痰瘀阻络，难治。蓝舌而苔黑或白，舌质由淡紫转蓝，舌苔由淡灰转黑，或苔白如霉点、糜点，主病危重，难治。火柿舌，舌如火柿色，或色紫而干晦如猪肝色，主内脏败坏，病危。赭黑舌，舌质色赭带黑，主肾阴将绝，病危。瘦薄无苔舌，舌体瘦小薄嫩，光而无苔，属胃气将绝，难治。囊缩卷舌，舌体卷缩，兼阴囊缩入，属厥阴气绝，难治。病至危期，病情多凶险，上述舌象提示疾病预后较差。

第四节　望排出物

望排出物是通过观察患者的分泌物、排泄物及某些排出于体外的病理产物的形、色、质、量的变化和排出情况，来推测各相关脏腑组织的病变并分析疾病性质的一种诊察疾病的方法。

一、望分泌物

分泌物主要是指人体官窍所分泌的液体，具有濡润官窍等作用，如泪、涕、唾、涎等。它们的形成与色、质、量等表现和脏腑功能密切相关，当脏腑发生病变时，可以引起其发生相应的异常改变。故通过其异常变化，可了解脏腑病变。同时，人体疾病状态下所产生的某些病理产物（如痰）亦属于分泌物的范畴，其色、质、量也与病情密切相关。

笔记栏

（一）痰、涕

痰是由肺和气道排出的病理性黏液，是体内水液代谢失常所形成的一种病理产物，其浊而稠的为痰，清而稀者为饮。痰的产生主要与肺、脾、肾三脏有关。肺主气，可呼吸，通调水道，若肺失宣降，治节无权，津液停聚,则为痰浊。脾主运化,运化水谷与水湿,若湿邪侵犯人体,或思虑过度、劳倦及饮食不节,均能使脾失其运化功能,造成水湿内停凝结成痰。肾寄元阴元阳,主司水液代谢,肾阳不足,气化不利,水液内停,亦可生痰。故有"脾为生痰之源、肺为贮痰之器、肾为生痰之根"之说法。《望诊遵经·诊痰望法提纲》记载,"痰形稠而浊,饮色稀而清。寒痰青,湿痰白,火痰黑,热痰黄,老痰胶。其滑而易出者,湿痰属脾,燥而难出者,燥痰属肺;清而多泡者,风痰属肝;坚而成块者,热痰属心;有黑点而多稀者,寒痰属肾。病新而轻者,清白稀薄;病久而重者,黄浊稠黏。多唾者胃寒,流涎者脾冷。舌难言,口吐沫者,邪入于脏;腹时痛,口吐涎者,蚘乱于中。咳唾涎沫,口张气短者,肺痿之证;咳唾脓血,口干胸痛者,肺痈之征。其吐如米粥,吐而腥臭者,皆肺痈之候。形如败絮,色如煤炱者,悉老痰之容"。因此,望痰对了解肺、脾、肾三脏的功能状态及病邪性质都有一定意义。

1. 痰 痰白量多,或有灰黑点者,属寒痰,多因寒伤阳气,气不化津,聚而为痰,或脾阳不足,湿聚为痰,上犯于肺所致。痰黄黏稠,坚而成块者,属热痰,多因热邪犯肺煎熬津液为痰,肺失清肃所致。痰中带血,为热伤肺络所致,多见于肺阴亏虚和肝火犯肺等。

痰液清稀而多泡沫者,属风痰,因风邪袭肺所致;痰白滑而量多,易咯出者,属湿痰,因脾虚不运,水湿不化,聚而成痰所致;痰少而黏,难于咳出者,属燥痰,因燥邪伤肺,耗伤肺津,或肺阴虚,肺失润养所致;咳脓血痰,或痰如米粥者,属肺痈,由热邪犯肺,热毒久蓄,肉腐成脓所致。

2. 涕 涕为肺之液,为鼻腔分泌的黏液。流涕多因六淫侵袭、肺失宣肃,或热邪熏蒸、气血腐败成涕,或气虚阳亏、津液失固所致,可见于多种鼻腔、鼻窦疾病。

新病鼻塞流清涕,是外感风寒;鼻流浊涕,是外感风热。

阵发性清涕量多如注,伴喷嚏频作者,多属鼻鼽,是风寒束于肺卫所致。

久流浊涕,质稠、量多、气腥臭者,多为鼻渊,是湿热蕴阻所致。

(二)涎、唾

涎为脾之液,是由口腔分泌,具有湿润和清洁口腔、协助进食和促进消化作用的清稀黏液。望涎主要可诊察脾与胃的病变。

口中清涎量多,多为脾胃虚寒;口中时吐黏涎,多为脾胃湿热;小儿口角流涎,多为脾虚湿盛或胃热虫积;睡中流涎,为胃热或宿食内停。

唾为肾之液,因足少阴肾经挟舌本,散于舌下,是从口腔吐出的稠滞状黏液,多与胃、肾有关。

胃中虚冷,肾阳不足,水液失其温运,气化失司,则水邪上泛,可见时时吐唾沫;胃中有宿食,或湿邪留滞,唾液随胃气上逆而溢于口,故见多唾;肾阴损耗,津液不能上承,可出现口干少唾。

(三)呕吐物

胃中之物上逆自口而出,称为呕吐物。胃气以降为顺,如胃气上逆,可使胃内容物随之反上出口,则成呕吐。由于致呕的原因不同,故呕吐物的性状及伴随症状亦因之而异,临床中呕吐物多种多样,或为饮食物,也可是清水或痰涎,还可是脓血。通过观察呕吐物的形、色、质、量,可了解病因和病性。

呕吐物清稀无酸臭,伴胃脘冷痛,多属寒呕,因脾胃阳虚,腐熟无力;或寒邪犯胃,损伤胃阳,水饮内停,致胃失和降,气机上逆所致。呕吐物秽浊有酸臭味,伴胃脘灼痛,多属热呕,因邪热犯胃,或肝经郁火致胃失和降所致。呕吐物酸腐夹杂不消化食物,伴胃脘胀满,多属伤食,因暴饮暴食,食滞胃脘,久则腐败,致胃气冲逆所致。呕吐清水痰涎,胃有振水声,口干不饮者,为痰饮,因脾失健运,水饮内停,胃失和降所致。呕吐黄绿苦水,伴胁下胀满,多由肝胆湿热,肝气横逆犯胃,热迫胆汁上溢,胃失和降引起。呕吐鲜血或紫暗血块,夹有食物残渣者,多属胃有积热,或肝火犯胃,或胃腑血瘀,血不归经,热伤胃络,络破血溢所致。若见血色鲜红夹有血块,表示出血量较多;若呕吐物呈咖啡渣样棕褐色,则表示出血量较少;呕吐脓血,其味腥臭,多为胃痈。

二、望排泄物

排泄物是指人体排出的代谢物,如大便、小便、带下、月经等。因排泄物是各相关脏腑生理活动和病理活动的产物,所以观察排出物的变化,可以了解相关脏腑的病变及邪气的性质。

望排泄物总的规律是颜色淡、白,质地稀薄、清澄,多属寒证、虚证;颜色深、黄或赤,质地黏稠、混浊,多属热证、实证。因寒则凝滞,阳气不运,功能衰退,水湿不化,致使水液澄澈清冷,排泄物质地清稀;热邪熏灼,煎熬津液,故排泄物黄稠而黏浊。

（一）大便

望大便,主要是观察大便的形状、颜色及便质、便量等的变化。正常大便的排泄与脾、胃、肠的功能状况密切相关,同时还受肝的疏泄、肾阳的温运及肺气宣降等的影响。《望诊遵经·大便望法提纲》有云:"屎以得黄色之正者为中,得干湿之中者为常。知其正,则知其偏,知其常,则知其变矣。设因饮食之殊,而有形色之异,亦其变之常也。诊之之法,诸书以为暴注下迫,皆属于热,澄彻清冷,皆属于寒。出黄如糜者肠中热;肠鸣渗泄者肠中寒。濡泄者因于湿,飧泄者伤于风。粪如鹜溏者,泄泻之病,大肠寒;粪如羊矢者,噎膈之病,大肠枯。如水倾下者属湿,完谷不化者为寒。泄利无度者肠绝,下利清谷者里寒。自利清水,色纯青者,少阴病,急下之证;行其大便,燥且结者,胃家实,下后之征。诸下血,先便后血为远血,先血后便为近血,从肠中来者其色红,从胃中来者其色黑。白痢者,属乎气;赤痢者,属乎血。便色白者,大肠泄;便脓血者,小肠泄;泄青白者,大肠虚;便肠垢者,大肠实。纯下青水者,风痢;泄如蟹渤者,气痢;黑如豆汁者,湿痢;黄如鱼脑者,积痢;白如鼻涕者,虚痢;黑如鸡肝者,蛊疰痢"。故观察大便色质的异常,可以了解脾、胃、肠及肝、肾、肺的功能状况,对判断病性的寒热虚实也有重要意义。

正常大便每日一次,排便通畅,色黄不夹有未消化的食物或脓血,成形不燥,干湿适中。若大便干结,数日一行,面赤肤热者,多属热盛伤津;若大便干燥硬结,甚至如羊屎,且临厕努挣,排出困难,为肠道津亏所致,多见于年老、产后之人。若大便清稀如水样,伴腹胀或冷痛者,多属寒湿,为外感寒湿,或饮食生冷以致脾失健运所致。大便稀散不成形,或完谷不化,或如鸭溏,食少乏力者,多属脾胃气虚或阳虚,运化失职。若大便色黄如糜,有恶臭,伴烦渴肛灼者,属湿热内蕴。若大便如脓涕,色白或红,兼见腹痛肛灼,里急后重者,为湿热痢疾,大便脓多色白者偏湿,病在气分;血多色赤者偏热,病在血分。若大便色白如陶土,溏结不调,肤目发黄者,可见于黄疸,多因肝胆疏泄失常,胆汁外溢所致。大便色绿,稀软如糜,多见于婴幼儿,是消化不良所致。

（二）小便

正常小便为色清而呈淡黄色,无混浊和沉淀。

若小便清长量多,伴形寒肢冷,多属虚寒证,多由感受寒邪或肾阳虚衰,不能蒸腾津液,使水津下趋膀胱,可见于久病阳虚或年高体弱之人。若小便短黄量少,多属热证,由热邪内盛,煎熬津液,或阴液不足,虚火蕴蓄膀胱所致,可见于热证或剧烈汗、吐、下而津亏患者。

若尿色发红,一般属肉眼血尿,视其轻重可见淡红、鲜红、深褐色等,可为热迫血溢或阴虚火动,营血妄行或脾肾不固,或湿热蕴结膀胱所致,多见于血淋、肾痨、下焦肿瘤等,也可由某些化学药物的毒副作用所致。健康人过量运动后偶见血尿,无病理意义。

若尿有砂石,尿赤涩痛,时时中断,为石淋。因湿热内蕴,煎熬尿中杂质,结为砂石所致。

若尿色白,浑浊如米泔水或滑腻如脂膏,为尿浊、膏淋,多为脾肾亏虚。脾虚不能统摄升清,肾虚不得藏精,固摄无力,而致清浊相混,精微下流,或下焦湿热,气化不行,清浊不分所致。

《望诊遵经·诊溺望法提纲》记载,"小便黄者,小腹中有热;小便白者,小腹中有寒;浊赤而短者,下焦实热;清白而长者,下焦虚寒。溺如黄柏汁者,黄疸犹轻;溺如皂角汁者,黄疸已重。尿变米泔者食滞,溺如脂膏者肾消。溺如血者血淋,溺如沙石者石淋,溺有余沥者气淋"。

（三）带下

带下是指女子阴道少量白色透明,无臭的分泌物,具有润泽阴道、防御外邪入侵的作用。望带下应注意带下量、色、质的变化。

如妇女在月经期的前后、排卵期或妊娠期,带下量略有增加,属于生理现象。

带下色白量多,淋漓不绝,清稀如涕,多属脾肾阳虚,寒湿下注所致;带下色白质稠,状如凝乳,或呈豆腐渣状,气味酸臭,伴阴部瘙痒者,多属湿浊下注;带下色黄,黏稠臭秽,多属湿热下注;白带中混有血液,赤白杂见,多属肝经郁热,或因湿热下注而成;带下黄赤略褐,伴有气味臭秽异常者,多为湿热夹毒下注所致。

（四）月经

月经是指健康而发育成熟的女子,胞宫周期性出血的生理现象,由于月月如期,经常不变,故称"月经"。正常月经一般以每月经量50~100毫升为适中,经色正红,经质不稀不稠,不凝固,无血块。观察月经要注意经色、经质、经量的变化。

月经色淡红质稀,多为气虚或血少不荣,属虚证;月经色深红质稠,属血热内炽,为实证;月经色紫暗夹有血块,兼小腹冷痛者,乃寒凝血滞。

第五节 望小儿指纹

望小儿指纹是观察3岁以内小儿两手示指掌侧前缘部的浅表络脉形色变化,以诊察病情的方法。

小儿指纹诊法始见于唐代王超《水镜图诀》,是由《黄帝内经·灵枢·经脉》"诊鱼际络脉法"发展而来的。后世医家钱乙《小儿药证直诀》、陈复正《幼幼集成》、林之翰《四诊抉微》、汪宏《望诊遵经》等,对此法都有详细的论述和发挥,使之广泛应用于儿科临床,对诊断小儿疾病有一定的参考价值。

小儿示指掌侧前缘的脉络,是手太阴肺经从寸口分支而来的,《幼幼集成·指纹晰义》记载"指纹之法,起于宋人钱仲阳,以示指分为三关,寅曰风关,卯曰气关,辰曰命关。其诀谓风轻、气重、命危……盖位则自下而上。邪则自浅而深,证则自轻而重,人皆可信……盖此指纹,即太渊脉之旁支也,则纹之交易,亦即太渊之变异,不必另立异说,眩人心目。但当以浮沉分表里,红紫辨寒热,淡滞定虚实,则用之不尽矣",即是说,指纹的脉络与寸口脉同属肺经,因此指纹的变化,亦反映了寸口脉的变化,故诊指纹与切寸口脉一样可以诊察体内的病变。

由于3岁以内的小儿寸口脉短小,诊脉时又常哭闹躁动,容易影响切脉的准确性,而且小儿皮肤薄嫩,示指脉络易于暴露,指纹较明显,易于观察,所以在临床中对于3岁以下的小儿望指纹较诊寸口脉更为方便。

小儿示指络脉的显现与分布,可分为风、气、命三关。示指第一节(掌指横纹至第二节横纹之间)为风关,第二节(第二节横纹至第三节横纹之间)为气关,第三节(第三节横纹至指端)为命关(图1-16)。

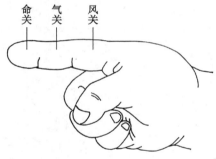

图1-16 指纹三关分属图

一、望指纹的方法

诊察时,将患儿抱到向光处,医者用左手的示指和拇指握住患儿示指末端,以右手大拇指在其示指掌侧,从命关向气关、风关直推几次,用力要适当,使指纹络脉更为明显,进而观察其形色,以诊察病情。

二、正常小儿指纹

正常指纹,浅红隐隐,或略带紫,隐隐于风关之内,大多不浮露,甚至不明显,多是斜形、单枝、粗细适中。

小儿指纹可受多种因素影响。如年幼儿络脉显露而较长;年长儿络脉不显而略短。皮肤薄嫩者,指纹较显而易见;皮肤较厚者,络脉常模糊不显。肥胖儿络脉较深而不显;体瘦儿络脉较浅而易显。天热脉络扩张,指纹增粗变长;天冷脉络收缩,指纹变细缩短。因此,望小儿指纹时也要排除相关影响的因素,才能做出正确诊断。

三、病理小儿指纹

对小儿病理指纹的观察,应注意其浮沉、色泽、长短、形状四个方面的变化,其要点可概括为"浮沉分表里,红紫辨寒热,淡滞定虚实,三关测轻重"。

(一)浮沉分表里

指纹的浮沉变化,反映病变的深浅。一般指纹浮而显露,为病邪在表,见于外感表证,因外邪袭表,正气抗争,鼓动气血趋向于表,故指纹浮显。指纹沉隐不显,为病邪在里,见于内伤里证,因邪气内困,阻滞气血难于外达,故指纹沉隐。正如陈复正在《幼幼集成》中所说"指纹何故乍然浮?邪在皮肤未足愁。忽而关纹隐隐沉,已知入里病方深"。但应注意,根据临床观察统计,健康小儿也有偏浮偏沉者。

（二）红紫辨寒热

指纹的颜色变化，可反映病邪的性质。临床观察指纹的颜色变化，主要有红、紫、青、黑、白等。如指纹偏红，属外感表证、寒证，因邪正相争，气血趋向于表，指纹浮显，故纹色偏红。指纹紫红，属里热证，因里热炽盛，脉络扩张，气血壅滞，故见紫红。指纹青色，主疼痛、惊风，因痛则不通，或肝风内动，使脉络瘀滞，气血不通，故纹色变青紫。指纹淡白，属脾虚、疳积，因脾胃气虚，生化不足，气血不能充养脉络，故纹色淡白。指纹紫黑，为血络瘀闭，病属重危，因邪气亢盛，心肺气衰，脉络瘀阻，故见紫黑。故《四诊抉微·三关脉纹主病歌》说："紫热红伤寒，青惊白是疳。"

（三）淡滞定虚实

临床观察指纹浅淡而纤细者，多属虚证，因气血不足，脉络不充所致。指纹浓滞而增粗者，多属实证，因邪正相争，气血壅滞所致。有阴阳暴脱者，由于阳气不达四肢末端，以致浅淡到不见其形。若邪陷心包的闭证，则络脉色深而滞。

（四）三关测轻重

临床根据络脉在示指三关出现的部位，可以测定邪气的深浅、病情的轻重，病情越重，络脉越长。

指纹仅显于风关，为邪气入络，邪浅病轻，见于外感病初起；指纹达于气关，邪气入经，邪深病重；指纹达于命关，是邪入脏腑，病情严重；若指纹透过三关直达指端者，称透关射甲，提示病情凶险，预后不良。故陈复正在《幼幼集成》中亦说："初起风关证未央，气关纹现急须防，乍临命位诚危急，射甲通关病势彰。"

（李　杰　刘文兰　刘晓伟　杨　霞）

第二章 闻 诊

导 学

本章包括听声音与嗅气味两节内容。一般来说,凡声音高亢宏亮,重浊有力,频发不已者,多属实证、热证、外感新病;凡声音低怯无力,气短息微,忽轻忽重,时断时续者,多为主虚证、寒证、内伤久病。凡物腐败,皆见异味。无论病体气味,还是病室之气,皆由患者身体所发,两者仅有"味小,需近体始觉"与"味大盈室"之别。

目的要求

1. 掌握听声音寒热虚实的辨别规律;语言异常、呼吸异常、咳嗽声、呕吐声等的临床特点及其意义。
2. 熟悉嗅病体与嗅病室的内容。

闻诊是医生凭借听觉与嗅觉,对患者所发出的声音和气味加以辨别,以了解病情的诊察方法。

闻诊是临床诊察疾病的重要方法之一,颇受历代医家重视,所谓"闻而知之谓之圣"。早在《黄帝内经》就有根据患者发出的声音来诊察内在病变的记载。人体内发出的各种声音和气味,如五声(呼、笑、歌、哭、呻)、五音(角、徵、宫、商、羽)及五臭(臊臭、焦臭、香臭、腥臭、腐臭),均与脏腑功能息息相关。因此,声音和气味均能反映脏腑的生理和病理变化。《医门法律》有云:"声者,气之从喉舌而宣于口者也。新病之人,声不变。小病之人,声不变。惟久病苛病,其声乃变。迨声变,其病机显呈而莫逃,所可闻而知之者矣。"

闻诊包括听声音和嗅气味两部分。

第一节 听 声 音

听声音是指诊察患者的声音、语言、呼吸、咳嗽、呕吐、呃逆、嗳气、太息、喷嚏、肠鸣等各种声响。听声音,主要是听闻患者言语气息的高低、强弱、清浊、缓急等异常变化,包括声腔、声调、语言、呼吸、气息、咳嗽、呃逆、呕吐、嗳气等声响的异常,以分辨病情的寒热虚实。

"气动则有声",肺为发声的动力,并与心、肾等脏有着密切的关系。张志聪云:"音声之器,在心为言,在肺主声,然由肾间动气上出于舌,而后能发其声。"听声音不仅可以观察发音器官的病变,而且根据声音的变异可以诊察内脏的变化。《医门法律》曰:"凡闻声,不能分呼笑歌哭呻,以求五脏善恶,五邪所干,及神气所主之病者,医之过也。凡闻声,不别雌雄长短,出于三焦何部者,医之过也。"

一、正常声音

正常声音是指健康人的声音,又称"正声"。具有发声自然、音调和畅、刚柔相济、言与意符是正常声音的共同特点。正常声音的发出,是宗气充沛,气机调畅,脏腑功能正常的标志。由于性别、年龄、体质禀赋不同,正常人的声音亦各不相同,男性多声低而浊,女性多声高而清,儿童则声音尖利清脆,老人则声音浑厚低沉。另外,声音与情志的变化也有关系。如喜时发声多欢悦而舒畅;怒时发声忿厉而急躁;悲哀则发声悲惨而断续;敬时发声多严肃而正直;爱时发声多温柔和缓悦耳等。这些因一时感情触动而发的声音,都属于正常范围,与疾病无关。

二、病变声音

病变声音是指疾病在语声、语言及其他声响方面的异常表现。

(一) 语声

语声主要指患者在疾病过程中说话的声音及发出的呻吟、惊呼等声音。通过对语声的判定可推断正气的盛衰和邪气的性质。对语声的辨别需注意声调的高低、强弱、清浊、钝锐，以及有无异常声响。《通俗伤寒论》曰："声虽发于肺，实发自丹田。其轻清重浊，虽由禀始，要以不异平时为吉。而声音清朗如常者，形病气不病也。始病即气壅声浊者，邪干清道也。病未久而语声不续者，其人中气本虚也。"

1. 发声 若发声高亢有力，声音连续而多言躁动者，多属阳证、实证、热证，是阳盛气实、邪正相争的表现；若发声低微细弱，声音断续少言而沉静，多属阴证、虚证、寒证，是气血亏虚、正气不足的反映。若感受风寒或痰湿阻肺，以致肺气失宣、鼻窍不通，则发出的声音沉闷重浊。

2. 音哑和失音 发声嘶哑者，称为音哑；语而无声者，称为失音或称瘖（喑），若突然不能发音称"暴喑"。两者病因病机基本相同，但音哑病情较轻，失音较重。新病音哑或失音，多属实证，常因外感风寒或风热，或痰浊壅滞，以致邪阻息道，肺气不宣，清肃失职所致，即所谓"金实不鸣"。久病音哑或失音，多属虚证，常因精气内伤，肺肾阴虚，虚火灼金，以致津枯肺损，声音难出，即所谓"金破不鸣"。暴怒叫喊或持续高声讲话，耗伤气阴，咽喉失于濡润，也可导致音哑或失音。妇女妊娠后期出现音哑或失音，称为"子喑"，多为胎儿渐长，压迫肾之络脉，致肾精不能上荣咽喉所致，一般不需治疗，分娩后即愈。若久病重病，突见语声嘶哑，多为脏气将绝之危象。

(二) 语言

语言主要是分析患者语言表达与应答能力是否正常，言辞是否清晰流利等。言为心声，语言是神明活动的一种表现，故语言的异常主要是心神的病变。一般而言，沉默寡言者多属虚证、寒证；烦躁多言者多属实证、热证。语声低微，时断时续者多属虚证；语声高亢有力者多属实证。《医宗金鉴·四诊心法要诀》云："言语心主之也，心气实热而神有余，则发为谵语，谵语为实，故声长而壮，乱言无次数更端也。心气虚热而神不足，则发为郑声，郑声为虚，故声短而细，只将一言重复呢喃也。盖神有余，则能机变而言乱，神不足，则无机变而只守一声也。"

1. 谵语 神识不清，语无伦次，声高有力等，称为谵语，多属实证、热证，可见于温病热入心包或阳明腑实证或痰热上蒙清窍，扰乱心神；或妇人热入血室，白天清醒，入暮则神昏谵语；以及痈疽毒邪内陷、疔毒走黄等证，为热邪亢极而扰乱神明所致。故《伤寒论》说："实者谵语。"

2. 郑声 神识不清，语言重复，语声低微模糊，时断时续等，称为郑声。《伤寒论》载："虚则郑声，郑声者重语也。"郑声属虚证，多见于疾病晚期，或亡阴、亡阳患者，属正气大虚而心神散乱。亡阴的郑声多兼见汗出、口渴烦躁、舌红少津，多因津液脱失或热盛伤津，神明失养所致；亡阳的郑声多兼见大汗淋漓、肢冷厥逆、面色苍白、气息低微，多因元气虚衰或阴寒内盛或心阳暴脱，神失所养所致。

谵语与郑声均是患者在神志昏迷时出现的语言异常，为病情危重，失神的表现。谵语多因邪气太盛，扰动心神所致而郑声多是正气大伤，心神失养所致。

此外，言语轻缓，声音低微，欲言而不能接续者，称为夺气，是宗气大虚之证。

3. 独语 自言自语，喃喃不休，首尾不续，见人便止，称为独语。伴见精神萎靡不振、倦怠、健忘、动作迟缓、反应迟钝、面色不华，多因心之气血不足，心神失养所致，可见于癫病和郁病。

4. 错语 神志清楚，语言时有错乱，错后自知，称为错语。错语虚证多由心脾两虚，心神失养所致；错语实证多因肝郁气滞、痰浊、瘀血等阻遏心神而成。

独语和错语均是患者在神志清醒，意识思维迟钝时出现的语言异常，以老年人或久病之人多见，为心之气血亏虚，心神失养，思维迟钝所致，多见于正气不足之人。

5. 狂言 患者精神错乱，狂妄骂詈者，称为狂言。属阳证、热证，多因情志不遂，气郁化火，痰火扰心，肝胆郁火所致，常见于狂病、伤寒蓄血证。

6. 言謇 神志清楚，思维正常的情况下，语言不流利，吐字不清晰，称为言謇。若习惯而成，或先天舌系带过短者，称为口吃，不属病态。此症每与舌强（即舌体伸缩不利）并见，多因风痰阻络，舌体失养所致，多见于中风之先兆或中风后遗症。

笔记栏

（三）呼吸声

肺主呼吸，肾主纳气，肺为气之主，肾为气之根，肺、肾功能正常则呼吸均匀。人体正常状态下呼吸节律均匀，频率适中，深浅适度。当运动或情绪激动时呼吸加快，睡眠时呼吸变慢变深，皆属生理性变化。

呼吸与肺肾诸脏及宗气密切相关，当外邪侵袭或其他脏腑病变影响及肺、肾，就会使气道不利而出现呼吸异常，所以闻呼吸的变化，能判断五脏及宗气的虚实。《四诊抉微·闻诊》曰："喘粗气热为有余，喘急气寒为不足。息高者，心肺之气有余；吸弱者，肝肾之气不足。"

闻呼吸即诊察患者呼吸频率的快慢、气息的强弱粗细、呼吸音的清浊等。呼吸气粗，即呼吸声音粗大有力，多因邪热内盛，肺失宣降，气息急迫所致，属热证、实证，多见于外感病；但临床可见久病肺肾之气欲绝，气粗而断续者为肾不纳气虚阳外越之假实之证。呼吸气微，即呼吸微弱无力，徐出徐入者，多因脏器虚衰，宗气不足所致，属虚证、寒证，常见于内伤杂病之正气不足；但临床可见温热病热在心包，气微而昏沉者为假虚之证。

呼吸异常主要表现为喘、哮、短气、少气等。

1. 喘 喘又称"气喘"，是指呼吸急促困难，严重时甚至张口抬肩，鼻煽，端坐呼吸，不能平卧的症状。在临床辨证时，要首先区分虚实。

实喘在肺，为外邪袭肺、痰浊阻肺或肝郁气逆，使得邪壅肺气，宣降不利所致，其特点为发病急骤，呼吸深长，声高息涌气粗，胸中胀闷，唯以呼出为快，甚则仰首目突，脉数、实而有力。

虚喘责之于肺、肾两脏，多因肺之气阴两虚，或肾气亏虚，肾不纳气所致，尤以气虚为主。其特点是发病缓慢，喘声低微气怯，呼吸短促难续，但以深吸为快，动则喘甚，形体虚弱，倦怠乏力，脉微弱或浮大无力。

2. 哮 哮是指呼吸急促似喘，喉间有哮鸣音的症状。发时喉中哮鸣如哨笛之声，呼吸气促困难，甚则喘息不能平卧，反复发作，不易痊愈，多因宿痰内伏，复感外邪引动，肺失于宣降，痰随气升，气因痰阻，相互搏结，壅塞气道而致。另外，哮往往因外感袭肺，或因久居寒湿之地，或过食酸咸生冷等病因而发，其中，尤以气候变化最为明显，往往在季节转换、气候变动时突然发作。

喘与哮的病因病机和临床表现均有所不同。哮有宿根，表现为发作性的，以喉间哮鸣音为特征。喘以气息急迫、呼吸困难为特征。因此，两者之间的关系特点为喘不兼哮，哮必兼喘。

3. 短气 短气以呼吸急而短促，不足以息，数而不相接续为特点，其症似喘而不抬肩，呼吸虽急而无痰声的症状。短气有虚实之别。虚证气短息微，兼见体虚神疲、头晕乏力，多因肺气不足或元气大虚所致；实证气短息粗，兼见胸部窒闷、咳嗽痰多，多因痰饮、食积、气滞、瘀血等阻于胸腹，气机不畅所致。

4. 少气 少气又称为"气微"，以呼吸微弱、语声低微无力为特点。患者多伴有倦怠懒言、面色无华，为久病体虚，尤其以肺肾气虚为多见。

少气与短气的区别是少气的呼吸比较自然，表现为静而无声，以气少不足以息、声低不足以听为特点；短气的呼吸比较勉强，气机有所窒，以气息短促、不相接续为特点。

（四）咳嗽声

咳嗽是肺失肃降，肺气上逆的表现。有声无痰谓之咳，有痰无声谓之嗽，有声有痰谓之咳嗽。一般多为痰声并见，统称为咳嗽。《医门法律·咳嗽门》有云，"六气主病，风、火、热、湿、燥、寒，皆能乘肺，皆足致咳。其湿咳，即分属于风、火、热、燥、寒五气中也。风乘肺咳，汗出头痛，痰涎不利。火乘肺咳，喘急壅逆，涕唾见血。热乘肺咳，喘急面赤潮热，甚者热盛于中，四末反寒，热移于下，便泄无度。燥乘肺咳，皮毛干槁，细疮湿痒，痰胶便秘。寒乘肺咳，恶寒无汗，鼻塞身疼，发热躁烦。至于湿痰内动为咳，又必因风、因火、因热、因燥、因寒，所挟各不相同，至其乘肺则一也"。咳嗽常因外邪犯肺所致，亦可由其他脏腑功能失调，内扰于肺而引起，故《黄帝内经·素问·咳论》曰："五脏六腑皆令人咳，非独肺也。"

咳嗽首当鉴别外感、内伤。外感咳嗽，多为新病，起病急，病程短，常伴恶寒、发热、头痛等肺卫表证；外感咳嗽以风寒、风热、风燥为主，一般均属邪实。

内伤咳嗽，多为久病，常反复发作，病程长，可伴他脏病证。多为虚实夹杂，本虚标实，其中痰湿、痰热、肝火多为邪实正虚；肺阴亏耗则属正虚，或虚中夹实。

咳嗽之辨证，应分清标本主次缓急，注意咳声的特点。

（1）如咳声紧闷，痰多易咳，多属寒痰湿浊停聚。

（2）咳声重浊，痰白清稀，鼻塞不通，多是外感风寒。

（3）咳声不扬，痰稠色黄而不易咳出，咽喉干痛，鼻出热气，多属肺热。

（4）咳声轻清低微，尤以夜卧咳甚，咳出白沫兼见气促者，多属肺气不足。

（5）咳声清脆，干咳无痰，或痰少而黏，不易咳出，多属燥邪犯肺或肺阴亏虚，多于午后、黄昏咳嗽加剧。

（6）经常持续性的痰中带血或刺激性干咳，需做进一步检查以诊断是否患肺癌。

（7）咳嗽阵作，咳声连续，呈痉挛性发作，咳剧气逆则涕泪俱出，甚至呕吐，阵咳后伴有鸡鸣尾声样回声，或如"鹭鸶"叫声，名曰顿咳，又称为"百日咳"。顿咳以5岁以下小儿多见，多发于冬春季节，其病程较长，不易速愈，多因风邪与伏痰搏结，郁而化热，阻遏气道所致。

（8）咳声如犬吠，干咳阵作，伴有语声嘶哑、吸气困难，并见咽、喉处黏膜红肿，有灰白色假膜形成，不易剥去，见于白喉，为肺肾阴虚，疫毒内传，里热炽盛，火毒攻喉所致，小儿患者居多。

此外，对咳嗽的诊断，还须参考痰的色、量等的不同表现和兼见症状以鉴别寒热虚实。

（五）呕吐

呕吐指胃内容物如饮食物、痰涎、水液等由胃中上涌，经口而出的表现。前人以有声有物为呕吐，有声无物或仅呕出少量涎沫为干呕，有物无声为吐。但临床难以截然分开，统称呕吐。三者皆为胃失和降，胃气上逆所致。由于导致胃气上逆的原因不同，故呕吐的声响、形态亦有区别，从而可辨病证的寒、热、虚、实。

《黄帝内经·素问·举痛论》曰："寒气客于肠胃，厥逆上出，故痛而呕也。"《黄帝内经·素问·脉解》曰："所谓食则呕者，物盛满而上溢，故呕也。"

若吐势徐缓，声音微弱，呕吐清水痰涎，多为脾胃虚寒，胃失和降，胃气上逆所致。

若吐势较急，声音响亮，吐出黏痰黄水，或酸腐或苦者，多属实热证。

若呕吐反复发作，或时作干呕，似饥而不欲食，口燥咽干，多为胃阴不足，胃失濡润。

实证呕吐多是邪气犯胃、浊气上逆所致，多见于食滞胃脘、外邪犯胃、痰饮内阻、肝气犯胃等证；虚证呕吐多因脾胃阳虚和胃阴不足所致。

对于一些较为特殊的呕吐，须四诊合参，综合分析。如患者呕吐呈喷射状，胃内容物急剧而有力地喷出，多为热扰神明之重证。如餐后发生呕吐，可能是食物中毒。呕吐、下利、腹痛并作，多为霍乱或类霍乱。朝食暮吐或暮食朝吐，称为胃反，多属胃阳虚或脾肾俱虚。口干欲饮，饮入即呕，为水逆证，多属痰饮内停。若患者吞咽食物梗噎不顺，甚至食物在胃口之上，未曾入胃即出，多为气滞、痰阻、血瘀阻于食管而成噎膈，多见于年老肾亏之人。

《景岳全书·呕吐》曰："呕吐一证，最当详辨虚实，实者有邪，去其邪则愈。其虚者无邪，则全由胃气之虚也。所谓邪者，或暴伤寒凉，或因胃火上冲，或因肝气内逆，或以痰饮水气聚于胸中，或以表邪传里，聚于少阳阳明之间，皆有呕吐，此皆呕之实邪也。所谓虚者，或其本无内伤，又无外感，而常为呕吐者，此既无邪，必胃虚也。"

（六）呃逆

呃逆是胃气上逆，自咽部冲出，发出一种不由自主的冲击声，声短而频，呃呃作响的症状。《景岳全书·呃逆》说："哕者，呃逆也，非咳逆也；咳逆者，咳嗽之甚者也，非呃逆也；干呕者，无物之吐，即呕也，非哕也；噫者，饱食之息，即嗳气也，非咳嗽逆也。后人但以此为鉴，则异说之疑可尽释矣。"

正常人在刚进食后，偶尔出现短暂的呃逆，呃声不高不低，多因进食后遇风寒，或进食过快，一时气逆所致，多可自愈，不视为病态。

若呃逆频作，则需根据呃声之长短、高低和间歇时间，结合其他症状、体征，做出诊断。实证多为火郁、寒凝、气滞、痰阻，致胃失和降；虚证每由脾肾阳虚或胃阴损耗等，致正虚气逆。

呃声宏亮有力，冲逆而出，多是实热；如过食辛辣炙煿及醇酒，或过用温燥药物而致燥热内盛，阳明腑实，气不得顺降，胃火实热上冲动膈。

呃声沉缓有力是寒邪为病，如过食生冷或寒凉药物，或致寒气蕴蓄于胃，胃阳被遏，气失和降，胃中寒气循经上逆动膈，上冲喉间而作呃。

呃声低弱断续,面色灰滞,汗出肢冷,多因脾肾阳虚,气少摄纳所致,为病情危重之候。

另外恼怒忧思,情志抑郁,气机不利,肝气上乘肺胃,冲喉动膈也可发生呃逆;如气郁日久,津液失布,聚而为痰,进而肝气横逆犯胃,胃气夹痰浊上逆也可成呃。或患者素有痰饮停滞胸膈,复因恼怒气逆者,逆气夹痰动膈上冲喉间,亦可成呃。肝气循经犯肺,则见胸胁胀闷。

呃逆之症,轻重预后差别较大。如属单纯性呃逆,偶然发作,大多轻浅,预后良好;若出现在危重疾病的后期,正气甚虚,呃逆不止,呃声低微,气不得续,饮食不进,脉沉细伏者,多属胃气将绝,元气欲脱的危候。

(七)嗳气

嗳气是指气从胃中上逆冲出咽喉时发出的声音,古代称之为"噫气"。

饱食之后,偶有嗳气,不属病态。

嗳声闷浊伴有酸腐臭味,兼胸脘满闷,不思饮食,为宿食不消,食滞胃脘。

嗳声高亢有力频频发作,嗳后两胁、脘腹胀满得减,并随情志变化而增减,属肝气犯胃。

嗳声低沉无力断续伴呕泛清水、不思饮食、面色㿠白或萎黄,多因脾胃虚弱所致,常见于老年人和久病体虚之人。

(八)太息

太息,又称叹息,是指患者自觉胸中憋闷而长嘘气,嘘后胸中宽舒的表现。多因情志不遂,气机不畅,肝气郁结所致。

(九)喷嚏

喷嚏是肺气上冲于鼻而突然爆发的声响。常人偶发喷嚏,不属病态。外感和内伤都可见此症。喷嚏频作,兼恶寒发热、鼻流清涕者,多属外感风寒,鼻窍不利所致。若阳气虚衰,日久不愈,忽发喷嚏者,则为阳气回复,是病趋好转之佳兆。

(十)鼾声

鼾声,俗称"打呼噜",指熟睡或昏迷时鼻喉发出的一种声响,多因息道不利所致。正常人多由睡姿不当或慢性鼻病引起,如体胖、年老之人熟睡时较常发出鼾声。若昏睡不醒,鼾声不绝者,多因神志昏迷,气冲息道所致,见于热入心包或中风入脏之危候,或痰阻心窍的闭证,也可见于温病的热盛伤阴或肺气不利。

(十一)肠鸣

肠鸣是气体或液体通过肠道而产生的一种气过水声或沸泡音。在正常情况下,肠鸣声低弱而和缓,肠鸣每分钟4~5次,难以闻及,在饥饿时可加剧。当肠道传导失常或阻塞不通时,胃肠中水气相激而辘辘作响,声音高亢而频急,伴见腹胀、腹痛、便秘、大便不成形、食欲低下等症状。临床根据作响的部位及声音来判断病位和病性。

胃脘部鸣响如囊裹浆,振动有声,立行或推抚脘部,其声辘辘下行,多为水饮留聚于胃。

脘腹部鸣响如饥肠辘辘,得温得食则减,饥寒则重者,为中气不足,胃肠虚寒。

腹中肠鸣如雷,脘腹痞满,大便泄泻者,多为风、寒、湿邪客于胃肠所致。

腹内微有肠鸣之声,腹胀,食少纳呆者,多为胃肠气虚,传导功能减弱所致。

肠鸣完全消失(3~5分钟听不到肠鸣),腹部胀满疼痛者,多属胃肠气滞不通之重症。

第二节 嗅 气 味

嗅气味,主要是通过嗅知患者病体、病室等的异常气味,以了解病情,判断疾病的寒热虚实。《形色外诊简摩》有云:"人病尸臭不可近者死。口气重者,胃热盛也,阳气尚充,其病虽剧,可治。汗出稠黏,有腥膻气,或色黄者,风湿久蕴于皮肤,津液为之蒸变也;风湿、湿温、热病失汗者,多有之。唾腥,吐涎沫者,将为肺痈也。唾脓血腥腐者,肺痈已成也。小便臊甚者,心与膀胱热盛也。不禁而不臊者,火败也。大便色坏,无粪气者,大肠气绝胃败也。小儿粪有酸气者,停滞也。病患后气极臭者,为胃有停食,肠有宿粪,为内实,易治;若不臭者,在平人为气滞;病剧而出多,连连不止者,为气虚下陷,恐将脱也。"

一、病体气味

病体的气味包括口气、汗、痰、涕、呕吐物、二便、经、带、恶露等的异常气味。一般而言,气味酸腐臭秽者,多属实热证;气味不重或微有腥臭者,多属虚寒证。

(一) 口气

口气是指患者张口时,口中散发出的异常气味。正常人呼吸或说话时无异常气味发出。口腔疾病所致的口臭,可见于龋齿、牙疳或口腔不洁等。口气臭秽难闻,牙龈腐烂者,多为牙疳病;口气血腥者可见于牙龈出血。胃肠有热致口臭的,多见于胃火上炎,宿食内停郁而化火或脾胃湿热之证。如口气酸臭者,多属食积胃肠;口气腐臭,或兼咳吐脓血者,多属内有疮疡溃脓,多见于胃痈。

(二) 汗气

汗气是指汗液排出而散发出的气味。

因引起出汗的原因不同,汗液的气味也不同。外感六淫邪气,如风邪袭表,或卫阳不足,肌表不固,汗出多无气味。如汗出量多而有酸腐之气,为气分实热壅盛,或久病阴虚火旺。汗出腥膻,是风湿热邪久蕴皮肤,津液蒸变所致,多见于风温、湿温、热病。多汗以腋窝为甚,其汗气阵阵臊臭,与狐狸肛门排出的气味相似,被称为"狐臭"。在青壮年时期狐臭味浓重,多因湿热郁蒸或遗传所致。汗气臭秽,多属温疫或暑热、火毒炽盛。

(三) 痰、涕之气

正常情况下,人体排出少量的痰和涕,无异味。

如咳痰清稀量多,无异常气味,为寒饮停肺所致;如咳痰黄稠臭秽,多属肺热壅盛;咳吐脓血腥臭浊痰,见于肺痈,多为痰热壅肺,血败肉腐所致。

鼻流清涕,无异常气味者,为外感风寒表证;如久流黄浊黏稠腥臭之涕,状如鱼脑,缠绵难愈,反复发作,见于鼻渊,多为湿热上蒸;如鼻部溃烂产生臭秽之气,可见于梅毒、麻风或癌肿。

(四) 呕吐物之气

呕吐物之气是指呕吐物的气味。通过对呕吐物气味的辨别,有助于判断疾病的寒热虚实。如呕吐物清稀无气味或腥气,多属脾胃有寒;气味秽浊而腐臭者,多属胃热;气味酸腐并夹有未消化食物者,为食滞胃脘;无酸腐气味但伴有脘腹胀满,吐后较前舒畅者,多属气滞呕吐;如呕吐物腥臭并夹有脓血者,多见于内脏痈疡。

(五) 排泄物之气

排泄物之气,包括大小便及妇人经、带、恶露之气。因诊病时,医生可结合望诊、问诊进行综合分析判断。

如大便臭秽难闻者,为肠有郁热;溏泻而腥者,为脾胃虚寒;泄泻臭如败卵甚至夹有未消化食物,矢气酸臭者为宿食停滞;大便恶臭,黄色稀便或赤白脓血,为大肠湿热内盛。

小便臊臭量少,黄赤混浊者,多属下焦湿热;小便量多清长,无异味者,多为下焦虚寒;尿液泛甜散发烂苹果气味者,为消渴病。

妇女经血臭秽,月经先期者,为热证;经血气腥,伴见腹痛,遇冷更甚者,为寒证。

妇女带下臭秽而黄稠者,多属湿热;带下味腥量多而清稀者,多属寒湿;带下奇臭而色杂者,应进一步检查,以判断是否为癌肿。产后恶露臭秽者,为热邪侵袭胞宫。

一般而言,湿热或热邪致病,其排出物多混浊而有臭秽、难闻的气味;寒邪或寒湿邪气致病,其排出物多清稀而无特殊难闻的气味。

二、病室之气

病室之气多为患者身体及其排出物、分泌物的气味散发于室内而成。气味从病体到充斥病室,说明病情危笃,临床可通过嗅病室气味推断病情的轻重或作为判断某些疾病的参考。

病室臭气熏腾,轻则盈于床帐,重则充满一室,见于温疫病,多为脏腑气血受疫气熏蒸败坏所致。病室散发腐臭气味,提示患者体表有溃腐疮疡。

病室闻及血腥气,多症失血证或手术后患者。

笔记栏

若病室内闻及尿臊气,多见于水肿病晚期(尿毒症)患者;闻及烂苹果气味,多见于消渴病晚期(糖尿病酮症酸中毒)。闻及尸臭气味者,是脏腑败坏,病属危重。病室有蒜臭气味,多见于有机磷农药中毒。

(李红霞)

第三章 问　　诊

导　学

问诊是中医独到的诊法,在四诊中占有重要地位。许多疾病信息,如患者的病史、自觉症状、既往健康状况和家族史等,只有通过问诊才能获知。了解上述情况,可为医者分析病情、判定病位、病性、辨证治疗提供可靠的依据,特别是只有自觉症状而缺乏客观体征的疾病以及因情志因素所致的疾病,问诊则显得更为重要。同时,询问患者的主要症状,又可为医者有目的、有重点地诊察病情提供线索。因此,历代医家向来重视问诊。本章主要介绍问诊的意义与方法、问诊的内容和问现在症三部分内容。

目的要求
1. 掌握问现在症的内容,重点掌握问寒热、问汗、问疼痛、问饮食口味及问二便。
2. 熟悉问诊的注意事项。
3. 了解问诊的一般内容。

问诊是医者通过对患者或陪诊者进行有目的、有步骤的询问,以了解病情的一种诊察方法。

第一节　问诊的意义与方法

问诊在四诊中占有重要地位,倍受历代医家重视。《黄帝内经·素问·三部九候论》云:"必审问其所始病,与今之所方病,而后各切循其脉。"明代医家张景岳以问诊为"诊病之要领,临证之首务"。患者的发病原因、病变过程、诊疗经过、自觉症状、思想动态、既往患病情况、生活习惯、饮食嗜好、情绪状态等,只有通过详细询问才可获得。因此,医者只有通过问诊,才能在诊察疾病时抓住主要线索而不遗漏有价值的资料。全面的占有资料,是医生分析病情、判断病位、确立病性及辨证治疗的可靠依据。

医者既要有仁爱之心,又要具备扎实的专业知识和较高的理论素养,怀揣端正的医疗态度和较强的责任心、同情心,给予患者真诚、和蔼、耐心、细致的诊察。抓住患者的主要病痛,围绕主要病痛详细了解。如患者叙述病况不清楚时,医生可以提示或启发患者,但应避免暗示和诱导;医者与患者的语言交流尽量通俗易懂,避免使用医学术语。对一些重病,切忌出现大惊失色或慌乱的言行;对危急重症患者,应扼要询问、迅速诊查、及时救治,不能苛求问诊的完整性而延误抢救时机。

问诊时要善于抓住主诉,并围绕主诉进行系统而有层次的询问。做到既有重点,又兼顾全面,体现中医的整体观念。

第二节　问诊的内容

问诊涉及内容非常广泛,询问时要灵活掌握问诊内容的先后顺序。问诊的内容主要包括问一般情况、主诉、现病史、既往史、个人生活史、家族史、现在症状等。现在症状作为问诊的主要内容,另节详述。

一、一般情况

问一般情况,包括患者的姓名、性别、年龄、婚姻、民族、职业、籍贯、住址、工作单位等。临床意义有二:一是便于与患者或其家属及时联系和随访,对患者的诊治负责;二是可以使医者获取与疾病有关的信息资料,为疾病诊断和治疗提供依据。性别、年龄、婚姻、民族、职业、籍贯、住址等不同,则可发生不同的疾病。如男子可见遗精、早泄、阳痿等病变;妇女则易患经、带、胎、产等方面的疾患;小儿多见水痘、麻疹、百日咳等疾病;青壮年多见实证,老人多见虚证;久居阴冷潮湿之地,易患风寒湿痹疾病;硅沉着病、铅中毒、汞中毒等,常与所从事的职业有关;瘿病、疟疾、蛊虫常与地方水土有关。

二、主诉

主诉是指患者在就诊时最痛苦的症状、体征及其性质和持续时间。在概括主诉时应该简明扼要。如"头痛、发热1天"。

主诉是当前疾病的主要矛盾。根据主诉可以初步估计疾病的范畴及类别、病势的轻重缓急等,为诊断、辨证治疗提供重要线索。询问患者的主要病痛时,要求医者一定要善于把握主诉,抓住众多复杂病症中的主要问题,然后围绕主症,进一步深入询问有关兼症和病史,再结合其他三诊全面诊察,才能做出正确诊断。

问诊时还要对主诉所述症状或体征的部位、性质、程度和持续时间等情况均作详细了解,不能笼统、含糊。在描述主诉时,不能使用诊断术语,如"阴虚证""气虚证"等,而只能用具体症状、体征描述。

三、现病史

现病史,是指患者本次疾病发生、发展、诊疗的经过。询问现病史,便于能充分把握疾病的发生、发展和变化规律,明确疾病的主要症结所在。

(一)发病情况

发病情况主要包括发病的时间、诱因、初起症状、部位及性质等。一般情况下,起病急、病程短者,多属实证、热证;起病缓、病程长、反复发作,多为虚证或虚实夹杂证。饮食失节多伤胃;情绪不良容易导致肝气不舒。询问患者的发病情况,对辨别疾病的病因、病位、病性有重要意义。

(二)病变过程

病变过程是指从疾病发生到就诊时病情变化的主要情况,一般可按疾病发生的时间顺序进行询问。如发病时的状态、程度、有何变化等,对于了解病情发展过程中寒与热、虚与实的变化及病势的轻重缓急、邪正交争状态具有重要作用。

(三)诊治经过

诊治经过是指询问患者此次就诊前曾有过的主要检查诊断及治疗情况,例如,曾经的检查、诊断、治疗情况等。了解既往诊断和治疗情况,可以作为当前诊治的参考。

(四)现在症状

询问现在症状,就是要询问清楚患者目前的主要病痛及与疾病相关的全身情况。此项内容,是问诊的核心内容,既是重点,也是难点,后列详述。

四、既往史

既往史,即过去病史,主要包括患者平素身体健康情况及患病情况。

了解患者的体质状况,对当前诊断病证具有一定的参考价值。素体健壮、正气充足者,患病多实证、热证;素体虚弱、正气不足者,患病多虚证、寒证。了解患者的既往患病状况,可作为分析当下病情的参考。如是否有肺结核、肝炎等传染病史;心肺功能及血压的异常等情况。因为有些疾病可能属于复发,有些疾病多为终身难愈。了解患者以往的患病情况,有助于根据一些疾病的病变规律,对目前疾病的诊病辨证、治疗用药等产生一定的指导价值。

五、个人生活史

个人生活史,主要是指患者的生活经历、饮食起居、婚姻生育及精神心理等方面的状态。生活经历,包括询问患者的出生地、居住地及经历地,对诊断和排除一些地方病、流行病具有现实意义。精神情志,了解患者的性格特征、当前的精神情志状况,有助于诊断因精神情志刺激引起的相关疾病。饮食起居,饮食嗜好、生活起居不当,对身体健康的影响较大,甚至引起疾病。例如,嗜食肥甘、辛辣生冷,或饮食失节多易伤脾胃;劳倦太过,多易患诸虚劳损。婚姻生育,对成年男女患者,应注意询问其婚姻状况、结婚年龄、配偶健康情况,以及有无遗传病、传染病。对育龄期女性应询问月经的初潮年龄、周期、行经天数、色、质、量和带下的变化,以及绝经年龄和绝经前后的情况。已婚女性还要询问妊娠次数,生产胎数,有无流产、早产、难产等情况。

六、家族史

家族史,是指患者直系家族成员或与其生活密切接触的亲朋好友的健康状况及患病情况。问家族史包括询问患者的父母、兄弟姐妹、爱人、子女等的健康和患病情况。在临床上,某些遗传病、传染病与其有密切联系。因此,掌握患者直系家属或亲朋好友的健康状况及患病信息,对患者当前病证的诊断和治疗均有一定的参考价值。

第三节 问现在症

现在症,是指患者当前就诊状态下所感受到的痛苦与不适,以及与病情相关的全身情况。

现在症是疾病现阶段病理变化的客观反映,是医生诊病、辨证的主要依据,是问诊的重点内容。中医学对问现在症状极为重视,所问内容颇为详细。张景岳曾列"十问篇"加以描述,清代陈修园《医学实在易》中载列"十问歌",即"一问寒热二问汗,三问头身四问便,五问饮食六问胸,七聋八渴俱当辨,九问旧病十问因,再兼服药参机变,妇女尤必问经期,迟速闭崩皆可见。再添片语告儿科,天花麻疹全占验"。十问歌内容言简意赅,对指导临床具有一定意义。但疾病是错综复杂的,故在临床问诊中,医者应根据患者的具体病情灵活而有重点地询问,不可机械套问。

一、问寒热

问寒热是指询问患者有无怕冷与发热的感觉。

寒与热,是临床上最为常见的症状。问寒热可以辨别机体阴阳的盛衰和病邪的性质。

(1)寒:指患者自觉怕冷的感觉。由于临床表现特点不同,而有恶风、恶寒与畏寒之别。遇风觉冷,避之可缓者,称为"恶风";身寒怕冷,虽多加衣被或近火取暖,仍不能减其寒者,称为"恶寒";身寒怕冷,添加衣被或近火取暖,能缓解者,称为"畏寒"。

(2)热:指发热,包括患者体温升高,或虽然体温正常而自觉全身或局部有热感。

问诊时,应注意询问寒热的有无、轻重程度、持续时间、规律特点及伴随症状等。根据其特点临床常见四种类型如下。

(一)恶寒发热

恶寒发热是指恶寒与发热同时并见,常见于表证。临床有"有一分恶寒,便有一分表证"之说。外感病初起,外邪袭表,卫阳被遏,肌腠失于温煦则恶寒;正气外充,与邪相争,卫阳欲伸未达,郁而发热。在临床上,恶寒与发热的程度孰轻孰重,主要与感受邪气的性质、患者的体质及正气的强弱有关。若恶寒重,发热轻,无汗者,多为风寒袭表之表寒证,也称表实证;若发热重,恶寒轻,有汗者,多为风热袭表之表热证;若发热轻而恶风,汗出者,多为风邪袭表之伤风表证。

(二)寒热往来

寒热往来指患者自觉恶寒与发热交替发作的症状,属半表半里证,多见于少阳病或疟疾。正邪交争于表里之间,出与阳争则热,入与阴争则寒。若寒热往来发无定时,兼见口苦、咽干、目眩、胸胁苦满、不欲饮食、脉弦者,多见于外感病之少阳病;若寒热往来,发有定时,且热势较高,兼见头痛剧烈、口渴多汗者,则多为疟疾,是疟邪伏藏于半表半里所致。

(三)但寒不热

但寒不热指患者只感寒冷而不发热的症状,多为里寒证。若新病畏寒,伴有脘腹或局部冷痛、脉沉迟有力者,多属实寒证,多为寒邪直中脏腑或经脉,寒凝阳郁,温煦失职所致;若久病畏寒肢冷,脉沉迟缓无力者,多为虚寒证,系脏腑阳虚,机体失其温煦所致。

(四)但热不寒

但热不寒指患者只有发热而无冷感的症状,多见于里热证。根据发热的轻重程度及时间、特点的不

笔记栏

同,临床常见有以下三种类型。

1. 壮热 患者热势较高(体温在39℃以上),且持续不减,或不恶寒而反恶热,兼见有满面通红、口渴饮冷、大汗出、脉洪大等症状,一般见于里实热证,多为外邪由表入里,郁而化热,阳热内盛,蒸达于外所致。

2. 潮热 潮热指患者按时发热或热甚,如潮汐之有定时。午后或夜间低热,或五心烦热,甚者骨蒸潮热(自觉热自骨内向外透发),称为"阴虚潮热",为阴液亏虚,阴不制阳,虚热内生所致。午后3~5时(申时)发热,热势较高,称为"日晡潮热"或"阳明潮热",为肠热腑实,邪正剧争于阳明经气当旺之时所致。午后发热,身热不扬,称为"湿温潮热",多为湿遏热伏,难以透达所致。

3. 低热 低热指发热不高(体温一般不超过38℃),或自觉发热而体温正常的症状,一般多为虚证。常见于久病或温热病后期或某些内伤杂病。临床常见阴虚发热、气(阳)虚发热、气郁发热、血虚发热等,在小儿多见于气阴两虚的疰夏证。

寒热症状类别归纳如表3-1。

表3-1 寒热症状类别归纳

寒 热 类 型			发 热 特 点	临 床 意 义	
恶寒发热			恶寒重发热轻	表寒证	
			恶寒轻发热重	表热证	外感表证
			发热轻而恶风	伤风表证	
寒热往来			寒热往来无定时	少阳病	半表半里证
			寒热往来有定时	疟疾	
但寒不热			新病畏寒	实寒证	里寒证
			久病畏寒	虚寒证	
但热不寒	壮热		热势较高,体温在39℃以上	里实热证	
	潮热	阴虚潮热	热势较低,午后或入夜而发		里热证
		阳明潮热	热势较高,日晡热甚	里热证	
		湿温潮热	身热不扬,午后热甚		
	低热		体温不超过38℃或自觉发热	里虚证	

二、问汗

汗乃津液所化,由阳气蒸化津液经玄府达于体表而成,《黄帝内经·素问·阴阳别论》云:"阳加于阴谓之汗。"正常汗出具有调和营卫、滋润皮肤、调节体温等作用。正常人在进食辛辣食物、进行体力劳动、外界气候炎热、情绪激动等情况下多有汗出,为正常生理现象。

当病邪侵扰或正气不足时,会出现各种病理性的汗出异常。因此,询问患者汗出的情况,可诊察病邪的性质、津液的盈亏及阴阳的盛衰等。《景岳全书》有云,"问汗者,亦以察表里也。凡表邪盛者必无汗,而有汗者邪随汗去,已无表邪,此理之自然也。故有邪尽而汗者,身凉热退,此邪去也。有邪在经而汗在皮毛者,此非真汗也。有得汗后,邪虽稍减,而未得尽全者,犹有邪也,又不可因汗而必谓其无表邪也,须因脉症而详察之。凡温暑等证,有因邪而作汗者,有虽汗而邪未去者,皆表证也。总之,表邪未除者,在外则连经,故头身或有疼痛;在内则连脏,故胸膈或生躁烦。在表在里,有症可凭,或紧或数,有脉可辨。须察其真假虚实,孰微孰甚而治之。凡全非表证,则或有阳虚而汗者,须实其气。阴虚而汗者,须益其精。火盛而汗者,凉之自愈。过饮而汗者,清之可宁。此汗症之有阴阳表里,不可不察也"。

问汗,主要注意询问汗出有无异常,以及汗出量的多少、汗出部位、时间和主要伴有症状等。

(一)表证辨汗

表证辨汗主要用于外感表证。通过问汗了解外邪的性质。

若表证无汗,一般见于外感寒邪初期的表实寒证,因寒为阴邪,其性收引,寒凝则腠理闭塞,故而无汗。

若表证有汗出,一般为外感风邪所致的伤风表证,或是为外感风热所致的表热证。风性开泄,腠理疏松,津泄于外,故有汗出;热为阳邪,其性升散,迫津外泄,亦有汗出。

（二）里证辨汗

对里证患者询问汗出情况,可以了解病性的寒热和机体阴阳的盛衰变化。里证汗出异常主要有以下几种情况。

1. 自汗 自汗指患者经常汗出不止,动则尤甚的症状,多见于气虚证或阳虚证。因于阳气亏虚,玄府不密,津泄于外。多兼见神疲乏力或畏风等症。

2. 盗汗 盗汗指患者睡则汗出,醒后则止的症状,多见于阴虚证。因于阴液亏虚,虚火内扰。睡时卫阳入阴,肌表不固,虚热蒸津外泄。多兼见潮热、颧红等症。

3. 大汗 大汗指患者汗出量多的症状。临床应辨其虚实。若患者大汗出,伴有壮热、口渴喜冷饮等,多见于里实热证,系里热亢盛,火热迫津外泄所致;若患者冷汗淋漓不止,伴有面色苍白、四肢厥冷、脉微欲绝等,多为亡阳证,因为阳气暴脱,不能固表摄津,多见于重病、危病患者,属临床危候。若汗出如油,热而黏手,伴有高热烦渴,脉细数疾等,多为亡阴证,属阴液大伤,虚热逼津大泄所致,亦属危候。亡阳与亡阴之汗,又称"绝汗""脱汗"。

4. 战汗 战汗是指患者先见恶寒战栗,几经挣扎,继而汗出的症状,见于邪盛正馁,邪伏不去之时,为外感病正气来复,与邪剧争所致,常见于温病或伤寒病,是病情发展的转折点。若患者汗后热退,脉静身凉,多为正胜邪退,病势趋愈之象;若患者汗后身热不退,烦躁不安,脉来急疾,多为邪盛正衰,提示疾病恶化,预后不良。

（三）局部辨汗

局部汗出指患者汗出仅见于某些局部的症状。临床需要结合汗出部位及相关兼症,来辨别疾病的寒热虚实。

1. 但头汗出 但头汗出指患者汗出仅见于头部,或头颈部出汗较多的症状。若兼见烦渴、苔黄、脉数者,为上焦邪热郁蒸所致;若兼见脘闷纳呆、头身困重、舌苔黄腻者,为中焦湿热;若兼肢冷、脉微者,多为虚阳上越、津随阳泄之象。

2. 半身汗出 患者仅半侧身体有汗,或左或右,或上或下,病侧则经常无汗。多因于风痰、风湿、痰瘀阻络,营卫不能周流,气血失和所致,多见于中风、截瘫、痿病患者。

3. 手足汗出 手足汗出指患者手足心出汗较多的症状,可因阴经郁热熏蒸;或阳明燥热内结,热蒸迫津外泄;或脾胃运化失常,津液旁达于四肢所致。

三、问疼痛

疼痛是临床上最常见的自觉症状之一,可以发生在患病机体的任何部位(除外毛发、爪甲)。

疼痛应分虚实。因于实者,多由邪气壅实,阻滞气血脉络,血脉不畅所致,即"不通则痛",常见病因多为外感寒邪、饮食积滞、痰浊、瘀血、虫积、结石等阻滞脏腑经络所致;因于虚者,失其濡养,即所谓"不荣则痛",多由气血阴阳亏虚或气血不足,脏腑经络失于濡养所致。

询问疼痛应注意了解疼痛的程度、性质、部位、时间及喜恶,以辨别疾病之寒热虚实和病变所在脏腑、气血、经络等部位。

（一）疼痛的一般规律

若属新病疼痛,痛势剧烈,且持续不减,痛而拒按者,多属"不通则痛"之实痛;若患者久病疼痛,痛势徐缓,且时痛时止,痛而喜按者,多属"不荣则痛"之虚证。疼痛喜温者多为寒证;痛而喜凉者多为热证。

（二）疼痛的性质

询问疼痛的性质,可以辨别疼痛的致病原因与病变机制。

1. 胀痛 胀痛指痛且有憋胀感的症状,是气滞作痛的特点。临床病理多见于气机不畅或火热上炎、阳热偏亢等证。胀痛好发部位多在头面、胸胁、脘腹及四肢。如脘腹胀满作痛者,多为胃肠气滞;头面胀痛者,多见于肝阳上亢或肝火上炎的病证。

2. 刺痛 刺痛指疼痛如针刺的症状,是瘀血致痛的特点。临床多见于瘀血阻滞气血脉络或脏腑等证。刺痛好发部位在头部及胸胁、脘腹、四肢等。若心胸部刺痛,多为瘀血阻滞,胸中气机不畅所致;妇人小腹刺痛冷痛,多为寒凝胞宫。

笔记栏

3. 绞痛 绞痛指疼痛剧烈,如刀绞割的症状,临床多见于瘀血或结石、寒凝或虫积之证。绞痛好发部位在胸胁脘腹。

4. 灼痛 灼痛指疼痛有灼热感,且恶热喜凉的症状。火邪窜络,多为实热;虚火内扰,多为虚热。

5. 冷痛 冷痛指疼痛且有冷感,得温则痛减,遇寒则加剧的症状。临床多属寒凝气血经络,不通则痛。胸胁、脘腹及四肢容易发生冷痛。辨治时需要分辨实寒或虚寒,新病多实寒证,久病多虚寒证。

6. 重痛 重痛指疼痛并有沉重感的症状,多为湿邪困阻气血,或为气虚,推动无力所致。重痛多发部位在头面部、腰部、四肢。如腰膝重痛者,多为肾虚或寒湿腰痛。

7. 隐痛 隐痛指疼痛不剧烈,程度较轻,时发时缓,绵绵不止的症状,临床多属虚证,多因阴血亏虚、脏腑经脉失养或阳气不足、机体失于温煦所致。隐痛多发生于头部及胸胁、脘腹部。如胁肋隐痛者,多为肝肾阴虚或精血不足。

8. 走窜痛 走窜痛指疼痛部位游走不定,善行善变,或走窜攻痛的症状。临床多因风邪致病或气机不畅所形成。例如,四肢关节疼痛而游走不定者,多见于风湿痹病;胸胁脘腹走窜痛者,常为相关脏腑气机不畅所致。

9. 固定痛 固定痛指痛处固定不移的症状,临床多为寒凝或瘀血、痰浊阻滞的特征。如肢体关节疼痛且痛位固定者,多属寒湿痹证;心胸疼痛固定者,多是心脉痹阻所致。

10. 掣痛 掣痛指抽掣牵扯而痛,由一处牵引他处,多由经脉失养或经络阻滞不通所致。肝主筋,故掣痛多与肝的病证相关。

11. 空痛 空痛指疼痛有空虚之感,常见于头部或小腹部,多由于气血亏虚,阴精不足,脏腑经脉失养所致。

12. 酸痛 酸痛指疼痛兼有酸软之感的症状,多因湿邪侵袭,肌肉关节气血运行不畅;或由肾虚骨髓失养所致。

疼痛性质的鉴别如表 3-2。

表 3-2 疼痛性质的鉴别

性 质	常 见 部 位	病 机
胀痛	头、胸、腹	气滞阳亢
刺痛	头、胸、腹	瘀血结石
绞痛	胸胁、脘腹	瘀血结石
冷痛	胸腹、四肢	寒邪凝滞
灼痛	胸胁、腹部	火热灼络
隐痛	头、胸、腹	正气虚弱
走窜痛	胸腹、四肢	风袭气滞
固定痛	胸胁、脘腹	瘀血阻络
掣痛	头面、关节	经脉失养
空痛	头面、小腹	气血亏虚
酸痛	关节、肌肉、腰背	湿邪侵袭

(三) 疼痛的部位

机体各个部位与一定的脏腑经络相联系,因此明确疼痛的部位,可以初步辨明脏腑、经络的病变。

1. 头痛 如头后部疼痛连项者,病在太阳经,属太阳头痛;头痛偏两侧甚者,病在少阳经,属少阳头痛;前额头痛连及眉棱骨者,病在阳明经,属阳明头痛;巅顶头痛者,病在厥阴经,属厥阴头痛;头痛连齿者,病在少阴经,属少阴头痛。

此外,临床上还需辨明头痛属外感或是内伤,进而判断病变性质之寒热虚实。一般情况下,发病急、病程较短,多属外感头痛,多为实证;而内伤头痛则虚证多见,病程较长。若头痛喜冷恶热者,病性多属热证;若头痛喜暖恶寒者,则病性多属寒证。

2. 胸痛 首先应该分辨胸痛的具体部位。例如,胸前"虚里"(左乳下心尖搏动处)部位作痛者,或痛彻肩臂内侧者,病位多在心,临床多见心脉痹阻证;若胸部作痛者,病多在肺,多因肺气不利所致。

临床上需要结合胸痛的伴随症状来确定病位及病性。若患者胸部憋闷疼痛,兼有发热、咳喘、吐黄痰者,多属肺热;若患者胸痛憋闷,痛引肩背内臂者,多为痰浊内阻,胸阳不振;若患者胸背彻痛,如针刺刀割,面色紫暗,脉微欲绝者,多为瘀血阻滞心脉之胸痹证;甚者胸痛彻背,背痛彻胸者,多属胸痹之重证,称真心痛;若患者胸胁胀满而走窜痛,伴有太息易怒者,病多为气滞心胸;若胸胁部刺痛为主,且痛位固定者,多为瘀血阻滞。

3. 胁痛 胁痛是指胁肋部一侧或两侧疼痛的症状,多是肝胆及其经脉的病变。若胁肋胀痛者,多为情志抑郁,肝胆气滞所致;若患者胁肋灼痛者,多为肝胆火旺或肝胆湿热证;若患者胁肋刺痛者,多为肝气不舒、肝血瘀滞;若患者胁肋隐隐作痛者,多属肝肾阴亏或精血不足,肝失所养。

4. 腹痛 腹部冷痛者,多属寒证;腹部灼痛者,多为热证。腹部胀痛者,多为实证;腹部隐痛者,多为虚证。在临床上,首先应查明腹部疼痛的确切位置,再结合腹部疼痛的特征及伴随症状,来分辨腹痛之具体脏腑病位与属性。若患者脐以上部位疼痛,为大腹痛,多为脾胃功能失常所致;若患者脐以下部位疼痛,为小腹痛,主要多见湿热内蕴或寒湿困阻肠道、膀胱或女子胞宫所致;若小腹两侧疼痛,称为少腹痛,多为肠道湿热、肠道气滞所致。

5. 腰痛 腰痛是指腰部两侧,或腰脊正中疼痛的症状。一般情况下,慢性反复发作的腰痛,以腰部酸软疼痛为主,且不耐劳作,多属肾虚所致;由外邪侵袭或外伤所致的急性腰痛,多为实证,如急性腰部挫伤,多属瘀血阻滞;因寒湿困阻所致,则见腰部疼痛、转腰不能。另外,腰痛也不能排除腰部骨关节方面的病变。

6. 背痛 背痛是指自觉背部疼痛的症状,多为风寒或寒湿阻滞经脉、督脉受伤所致。临床还应注意心肺及肝胆、颈项和肩背等骨关节的病变。若患者以肩背疼痛为主,多为风湿阻滞,经气不利;若背部疼痛,胸胁肋部也有疼痛不适的感觉,应该考虑心肺、肝胆的病变。

7. 四肢痛 四肢痛是指四肢、筋脉和关节等部位疼痛的症状。若患者以四肢关节疼痛为主者,多属痹证范畴,多因感受风寒湿邪,邪阻经脉所致。临床上根据感邪轻重缓急的不同,有风痹、湿痹、寒痹及热痹之分。若患者独见足跟疼痛,甚者掣引腰背或胫膝酸痛者,多属肾虚所致;若患者四肢酸懒疼痛,身倦体乏者,多为气血亏虚,温养失职所致。

8. 周身疼痛 周身疼痛指头身、腰背、四肢等部位均感觉疼痛。在问诊时应该注意询问发病的时间及其病程的长短、各个部位疼痛出现的时间等。新病周身疼痛者多是实证,由外感风寒湿邪者为多;而久病卧床不起所致周身疼痛则属虚证,为气血亏虚,经脉失养所致。

四、问头身胸腹其他不适

问头身胸腹指问头身胸腹除疼痛之外的其他不适症状。除疼痛一症外,主要包括头晕、胸闷、心悸、胁胀、脘痞、腹胀、身重、麻木、乏力等症状,对于疾病的诊断与治疗,均有一定意义。

(一) 头晕

头晕,指患者自觉头脑晕眩,轻者闭目即止,重者感觉自身或眼前景物旋转,不能站立的症状。头晕是临床常见症状,病机比较复杂,应注意结合伴有症状,以鉴别疾病的不同属性。

头晕且胀,伴有烦躁易怒,面红目赤,耳鸣,口苦咽干,舌红,脉弦数者,多为肝胆火旺,气火上逆。头晕胀痛,耳鸣烘热,腰膝酸软,舌红少苔,脉弦细者,多为肝肾阴虚,肝阳上亢。头晕面白,神疲体倦,心悸失眠,纳呆腹胀,舌淡,脉细弱者,多为心脾两虚,气血不荣。头晕且重,如物裹缠,胸闷不舒,呕恶痰涎,舌苔白腻,脉濡缓者,多为痰湿内阻,清阳不升。头晕耳鸣,伴健忘,腰膝酸软,毛发枯黄,稀疏易落,男子遗精,女子月经不调等症者,多为肾精亏虚,髓海失充。头晕且伴有刺痛者,多为瘀血阻滞,脉络不通。多为外伤所致。

(二) 胸闷

胸闷是指患者自觉胸部痞塞满闷不适的症状。胸闷常与心、肺等脏气机不畅有关。胸闷胸痛,心悸神倦,气短或畏寒等者,多为心气不足,心阳不振。胸闷心痛,痛引肩背,痛如针刺者,多为心血瘀阻,心脉不通。胸闷痰多,咳嗽气喘等者,多为痰湿内阻,肺失宣降。

(三) 心悸

心悸指患者自觉心慌、悸动不安的症状。惊悸和怔忡均属心悸范畴,多是心或心神病变的反映,多由不良情绪刺激或外邪入侵或内生痰饮、水气、瘀血内扰所致。临床应根据心悸或怔忡的特点及兼症来确定病变的寒热虚实属性。

笔记栏

若患者心悸由惊而发,或心悸易惊,恐惧不安者,称为"惊悸",全身症状表现比较轻;若患者心跳剧烈,上致心胸,下致脐腹者,称为"怔忡",常由惊悸转变而来,由劳累引发,一般来说,病情较重,预后不良。

(四)胁胀

胁胀是指患者自觉一侧或两侧胁肋部胀满不舒的症状,临床多见于肝胆病变。若胁胀不舒、情绪易怒者,多因肝气不舒所致;若胁胀、口苦、舌苔黄腻者,多属肝胆湿热;若胁胀而肋间饱胀,咳唾引痛者,多因饮停胸胁所致。

(五)脘痞

脘痞是指患者自觉胃脘部胀闷不舒的症状,多属胃肠道或脾胃病变。若胃脘痞满、嗳腐吞酸者,多为饮食所伤;若胃脘痞满,食少,便溏者,多属脾胃虚弱;若脘痞,饥不欲食,干呕者,多为胃阴亏虚所致。

(六)腹胀

腹胀是指患者自觉腹部胀满,甚则如物支撑的症状,常见于脾、胃、肠道或肝胆等病变。虚者多为脾胃虚弱,腹胀喜揉喜按,胀满时轻时重;实证多为饮食积滞,或邪热内结,或寒湿内聚,或肝郁乘脾等,表现为腹胀拒按,多呈持续状态。

(七)身重

身重是指患者自觉身体沉重的症状,多与痰饮水湿停聚或气虚推动无力相关,病变多责于肺、脾、肾。若见患者身重或见轻度浮肿者,多为肺失宣降,通调水道功能失职,水湿泛溢所致;若见身重困倦、神疲气短者,多为湿困清阳或脾气虚弱,运化无力所致。

(八)麻木

麻木是指患者自觉肌肤感觉减退,甚至消失的症状,亦称"麻木不仁",临床多因气血亏虚、经脉失养;或肝风内动,痰湿、瘀血阻络,气血失和所致。

(九)乏力

乏力是指患者自觉周身疲乏无力的症状,临床多由于气虚推动无力或阳气不足、温煦失职所致。

临床上,除上述症状外,头身胸腹的不适还有恶心、心烦、胆怯、身痒等症状,也应该详细询问,才会明辨其临床意义。

五、问耳目

耳为肾窍,手足少阳经分布于耳,耳为宗脉之所聚;目为肝之窍,五脏六腑之精气皆上注于目。询问耳与目的情况,可了解肝、胆、三焦和肾与其他脏腑的病变。

(一)问耳

耳为宗筋所聚,《景岳全书》言:"耳虽少阳之经,而实为肾脏之官,又为宗脉之所聚,问之非惟可辨虚实,亦且可知死生。凡人之久聋者,此一经之闭,无足为怪,惟是因病而聋者,不可不辨。声有轻重,轻者病轻,重者病重,若随治渐轻,可察其病之渐退也,进则病亦进矣。若病至声极,甚至绝然无闻者,此诚精脱之证,余经历者数人矣,皆至不治。"临床常见的症状主要包括耳鸣、耳聋、重听等。

1. 耳鸣　耳鸣是指患者自觉耳内鸣响的症状。若患者出现耳鸣,暴鸣声大者,发病急骤,多为实证,常由情郁化火、肝胆火旺,充扰耳窍所致;若患者耳鸣呈渐鸣声小者,发病徐缓,多为虚证,多属肾虚精亏,耳窍失养所致。

2. 耳聋　耳聋是指听力减退,甚至听觉完全丧失的症状。暴聋者,多见实证;渐聋者,多为虚证。

3. 重听　重听是指听力减退,听音不清,声音重复的症状。重听骤发者,以实证居多,常因痰浊上蒙,或风邪上袭所致;重听渐现者,以虚证居多,常因肾精虚衰,耳窍失荣而成,多见于老年体衰的患者。

(二)问目

肝开窍于目,五脏六腑之精气皆上注于目,问目可了解脏腑气血的变化。

1. 目眩　目眩是指视物旋转动荡,如坐舟船,亦称"眼花"。目眩常与头晕并见,合称眩晕。若目眩兼面赤、头胀、头痛、头重等,一般属于实证,多由风火上扰或痰湿上蒙所致;若目眩伴有神疲气短、头晕耳鸣者,一般属虚证,多由中气不足,清阳不升或肝肾精亏,目窍失养所致。

2. 目痛　目痛是指患者单侧或双侧眼睛疼痛的症状。目痛临床上可见于许多眼科疾病,病因比较复杂。若患者目赤肿痛剧烈者,多属实证,为风火上攻或肝火上炎所致;目痛轻微者,多属虚证,多为阴虚火旺所致。

3. 目痒 目痒是指患者自觉眼睑或目珠瘙痒的症状。若畏光流泪,灼热者,多因风热上袭所致;若目微痒而势缓,多因血虚失养所致。

4. 目昏、雀目、歧视 一般均以视觉下降为主。目昏为视物昏暗或视物模糊不清;雀目为白昼视力正常,黄昏视物不清;歧视为视一物成二物而不清的症状。三者病机相似,多由肝肾亏虚、精血不足、目窍失养所致。

六、问睡眠

睡眠是人体适应自然界昼夜节律性变化,以维持机体阴阳协调平衡的重要生理活动。睡眠与人体卫气循行和阴阳盛衰密切相关。

《黄帝内经·灵枢·口问》篇说:"阳气尽,阴气盛,则目瞑;阴气尽而阳气盛,则寤矣。"在正常情况下,卫气昼行于阳经,阳气盛则醒;夜行于阴经,阴气盛则眠,即"阳入于阴则寐"。如果机体阴阳失衡,则会导致睡眠异常。

询问睡眠,应主要了解患者有无失眠或嗜睡的情况及其主要特点和相关症状等。

(一)失眠

失眠,又称不寐,是指患者不易入睡,或睡而易醒,难以复睡,或时时易醒,睡不安宁,甚者彻夜不眠的症状。失眠主要由于机体阴阳平衡失调,阳盛阴虚、阳不入于阴,神不守舍所致。

如症见不易入睡,甚至彻夜不眠,常伴有头晕耳鸣、心烦多梦、潮热盗汗、腰膝酸软等者,多为心肾不交所致;症见睡中易醒、醒后再不易入睡,常伴有心悸、乏力、纳呆、腹胀、食少、便溏者,多为心脾两虚所致。症见辗转反侧,躁扰不宁,睡眠不安,伴有脘腹胀满、不思饮食、嗳气酸腐者,多为食滞胃脘所致,即所谓"胃不和则卧不安"。症见惊悸不寐,睡中时时惊醒,常伴有情绪抑郁或易怒心烦、胸胁胀满或胸闷、胆怯者口苦,多为胆郁痰扰所致。

(二)嗜睡

嗜睡,也称多寐,是指睡意很浓,或时时欲睡易睡,唤之能醒,醒后复睡的症状,多因机体阴阳平衡失调,阴盛而阳虚或痰湿内盛所致。

症见困倦嗜睡、身困重、头晕昏沉、胃脘痞闷、苔腻、脉濡者,多为痰湿中阻,清阳不升所致。症见饭后神疲困倦、嗜睡,形体衰弱、纳呆、腹胀、大便溏薄、舌淡苔白、脉缓弱者,多为脾虚气弱,清阳不升所致。症见神疲嗜睡,精神萎靡,意识蒙眬,甚或但欲寐,常伴有畏寒肢冷、脉沉细者,多见于老年人或大病重病后期,为心肾阳虚所致。

此外,临床可见昏睡一症,其多为温热火毒侵入营血,邪陷心包,心神被伤所致。特点为昏睡、谵语,常伴有身热夜甚,或发斑疹,舌绛、脉数等。临床上昏睡与嗜睡有一定差别,应注意鉴别。上述各种嗜睡尽管睡意很浓,但均神志正常,且容易唤醒;而昏睡常伴有或轻或重的意识障碍,难以唤醒,或强行唤醒但仍然神志模糊甚至呼之不醒。

七、问饮食与口味

询问饮食、口味,主要是为了了解中焦脾胃的功能状态及机体内津液的盈亏和输布情况。通过询问饮食、口味的异常及相关症状,可判断疾病的寒热虚实属性和病势的轻重缓急。

(一)口渴与饮水

口渴,指口中干渴的感觉;饮水,指饮水量的多少。口渴与饮水的变化,可直接反映机体内水液生成与输布状况,以及病变的寒热虚实。如《景岳全书·传忠录》所言"问渴与不渴,可以察里证之寒热,而虚实之辨亦从以见。凡内热之甚,则大渴喜冷,冰水不绝,而腹坚便结,脉实气壮者,此阳证也。凡口虽渴而喜热不喜冷者,此非火证,中寒可知。既非火证,何以作渴?则水亏故耳。凡患者问其渴否,则曰口渴。问其欲汤水否,则曰不欲。盖其内无邪火,所以不欲汤水;真阴内亏,所以口无津液,此口干也,非口渴也,不可以干作渴治。凡阳邪虽盛而真阴又虚者,不可因其火盛喜冷,便云实热。盖其内水不足。欲得外水,以济水涸精亏,真阴枯也,必兼脉症细察之。此而略差,死生立判"。临床上可根据口渴的特点、饮水的多少和有关兼症来辨证分析。

笔记栏

1. 口不渴饮 口不渴饮指口不渴,亦不欲饮,多见于寒证或湿证,提示机体津液未伤。如无明显燥热病证,因津液未伤,亦可见口不渴饮症状。

2. 口渴欲饮 口渴欲饮指口干,欲饮水,饮水则舒的症状,多提示机体津液受伤、生成受限或津液输布障碍。若患者饮水量多且喜冷饮者,常伴发热、心烦失眠、口干或口苦等,多见于实热证,为火热伤津所致;若患者口渴多饮且多食易饥,小便量多,但形体逐渐消瘦者,为阴虚燥热之象,见于消渴病;若口干口渴且喜热饮者,常为脾气虚弱,气不化津所致。

3. 渴不多饮 渴不多饮指口渴,但饮水不多,提示机体内有轻度伤津或津液输布障碍。若患者口不甚渴,饮水量少,伴有身热夜甚者,属温热病后期,温热邪气侵入营阴、虚火上扰所致;若患者口干渴,但饮水量少,兼身热不扬、头身困重者,多为湿热内蕴,湿遏热伏所致;若渴喜热饮、饮水量少或水入即吐者,多为痰饮内停,多伴有苔腻脉滑;若患者口干渴,但欲漱水不欲咽,伴肌肤甲错、舌暗脉涩者,多为瘀血内阻的特征。《医宗已任编·口渴》有云,"有一等中气虚寒,寒水泛上,逼其浮游之火于咽喉口舌之间者,渴欲引饮,但饮水不过一二口即厌,少烦复渴饮,亦不过若此。又有一等口欲饮水,但饮下少顷即吐,吐出少顷复求饮,药食毫不能下,此是阴盛格阳,肾经伤寒之证"。

（二）食欲与食量

食欲即对进食的要求和进食的欣快感觉。食量是指进食的数量。食欲与食量的改变,临床可直接反映脾胃功能状态的强与弱。人以胃气为本,胃气的有无直接关系到疾病轻重和转归预后,"有胃气主生,无胃气主死"。《景岳全书》曰:"问饮食者,一可查胃口之清浊,二可查脏腑之阴阳。病由外感而食不断者,知其邪未及脏,而恶食不恶食者可知。病因内伤而食饮变常者,辨其味有喜恶,而爱冷爱热者可知。素欲温热者,知阴脏之宜暖;素好寒冷者,知阳脏之可清。或口腹之失节以致误伤,而一时之权变,可因以辨。故饮食之性情,所当详察,而药饵之宜否,可因以推也。凡诸病得食稍安者,必是虚证;得食更甚者,或虚或实皆有之,当辨而治之。"故询问患者的食欲和食量情况,可判断患者的转归及预后。

1. 食欲减退 食欲减退指患者食欲下降或是不思饮食的症状。若是新病,多为食滞中焦胃肠道,或寒湿或湿热困阻脾胃,或肝郁脾虚,或肝胃失和等脾胃功能失调;若是久病,多为慢性病久病伤及中焦脾胃,导致脾胃气虚或脾胃阳虚所致。

2. 多食易饥 多食易饥,亦称消谷善饥,指患者食欲过于旺盛,进食量多,且食后不久即感饥饿的症状。患者多食易饥,且伴有大便秘结,多是胃肠热盛,腐熟太过所致;若患者多食易饥,但伴有大便溏泄,多为胃火旺盛而脾气虚弱,也称胃强脾弱。

3. 饥不欲食 饥不欲食指患者虽有饥饿感,但不欲饮食,或勉强进食,量亦很少的症状。饥不欲食,兼有脘痞、干呕呃逆、口咽干燥、舌红少苔者,多属胃阴不足,虚火内扰,火扰则饥,阴虚则胃纳食功能减弱所致。

4. 嘈杂 嘈杂指胃中空虚,似饥非饥,似痛非痛,热辣不宁的症状,若伴有情绪抑郁、胸胁胀满、嗳腐吞酸等症状,为肝胃不和,肝气不舒,郁久化热,肝火横逆,克伐胃腑所致。

5. 厌食 厌食指厌恶食物,甚至恶闻食臭的症状。厌食,若兼有脘腹胀满、嗳腐口臭、舌苔厚腻者,多为食积胃腑、食物腐熟不足所致;若厌食油腻、脘闷呕恶、便溏不爽等,多为湿热蕴脾、运化失职所致;若厌食油腻,口苦泛呕,胁肋胀痛者,为肝胆湿热,肝失疏泄,脾失健运所致。

另外,孕妇出现厌食,不属病态,若出现严重恶心呕吐者,则需要调治。

6. 除中 除中指久病或重病之人,本不能食,却突然食欲大增,能食或暴食的症状,提示机体脾胃之气将绝,预后不佳。

7. 偏嗜食物 如小儿嗜食生米、生肉等,伴有消瘦、腹胀腹痛者,多属虫积。若已婚女性,嗜食酸辣之物时,伴有月经闭止、恶心、脉滑数冲和者,应考虑妊娠。另外,正常人群中,由于地域及生活习惯的不同,也常有饮食的偏嗜,如南方、北方人有饮食的偏爱不同。但若偏嗜食物太过,也容易诱发或导致一些疾病的发生,应该引起注意。

（三）问口味

口味指口中异常的味觉与气味。口味的异常改变,多反映中焦脾胃肠道的变化。若口淡乏味者,多为脾胃气虚或阳虚;若口中泛酸,多是肝胃不和或肝胃蕴热;若口中酸馊之味,多为食积胃肠;若口苦者,多属胃热证,常由心火、肝火所致;若口咸者,常为下焦虚寒;口中黏腻者,湿热多见;口中干涩则多属燥热伤津或脏腑热盛、气火上逆所致。

另外，若患者在病中食欲、食量渐渐恢复，口渴饮水及口味无太大异常，多提示疾病向愈之佳兆；反之，则疾病转归、预后多不良。由于生活地域、生活习惯不同，患者可有饮食嗜味之异，不同脏腑的疾病也可产生不同的饮食嗜味，临床可作参考。

同时，饮食口味与个人的体质亦有一定的相关性。如《医法心传·诊病须察阴脏阳脏论》所记载，"凡人阴脏、阳脏、平脏，本性使然。如素系阴脏者，一切饮食必喜热物，偶食生冷，腹中即觉凝滞不爽；大便一日一度，决不坚燥，甚则稀溏，食不消化。若系阳脏者，一切饮食必喜寒冷，偶食辛热之物，口中便觉干燥，甚则口疮咽痛；大便数日一次，必然坚硬，甚则燥结。临证先当询问，再辨病之阴阳。阳脏所感之病，阳者剧多；阴脏所感之病，阴者居多。不独杂病，伤寒亦然……至于平脏之人，或寒饮或热食，俱不妨事，即大便一日一次，不坚不溏。若患病，若系热者不宜过凉，系寒者不宜过热，至用补剂，亦当阴阳平补，若过热则伤阴，过寒则伤阳，最宜细心斟酌。此诊病用药第一要紧关头，临证时能如此体会，虽不中不远矣"。

八、问二便

问二便，是询问患者大小便的有关情况，如大小便的性状、颜色、气味、便量、便次、排便感觉及兼有症状等。

大小便的排出是人体新陈代谢的生理现象。大便的排泄，虽直接由大肠所司，但与脾胃的腐熟运化、肝的疏泄、命门的温煦、肺气的肃降等有密切关系。小便的排泄，虽直接由膀胱所主，但与肾的气化、脾的运化转输、肺的肃降、肝的疏泄、小肠的泌别清浊和三焦的决渎等功能密不可分。《景岳全书》有云，"二便为一身之门户，无论内伤外感，皆当察此，以辨寒热虚实。盖前阴通膀胱之道，而其利与不利、热与不热，可察气化之强弱。凡患伤寒而小水利者，以太阳之气未剧，即吉兆也。后阴开大肠之门，而其通与不通、结与不结，可察阳明之实虚。凡大便热结而腹中坚满者，方属有余，通之可也。若新近得解而不甚干结，或旬日不解而全无胀意者，便非阳明实邪。凡小便，人但见其黄，便谓是火，而不知人逢劳倦，小水即黄；焦思多虑，小水亦黄；泻痢不期，小水亦黄；酒色伤阴，小水亦黄。使非有或淋或痛，热证相兼，不可因黄便谓之火。若小水清利者，知里邪之未甚，而病亦不在气分，以津液由于气化，气虚则小水不利也。小水渐利，则气化可知，最为吉兆。大便通水谷之海，肠胃之门户。小便通血气之海，冲任水道之门户也。二便皆主于肾，本为元气之关，必真见实邪，方可议通、议下。所以凡病不足，慎勿强通，最喜者，小便得气而自化，大便弥固者弥良，营卫即调，自将通达，即大便秘结旬余，何虑之有？若滑泄不守，乃非虚弱者所宜，当首先为之防也"。

故询问大小便的情况，不仅可以了解水谷在体内的新陈代谢状况，亦是判断相关脏腑功能病变和疾病寒热虚实性质的重要临床资料。

（一）问大便

正常人每日排便或隔日排便一次，便量与便次常因所进食物的种类、进食量的多少而异，便质为黄色成形软便，排便顺畅，便内无脓血、黏液及未消化的食物。问大便包括询问便次、便质以及排便感等变化。

1. 便次异常

（1）便秘：大便燥结，难于排出，或蹲厕时间延长，或便次明显减少者，均称为便秘，又称大便难。便秘者，一般表现为大便数日一行，粪质干硬，但也有排便次数正常，仅因粪质干燥而便下艰难，或大便虽不干燥，但排便无力而便难者。

便秘总由大肠传导功能失常所致。大凡热结肠道而津伤，或肝脾气滞而不通，或阴寒内盛而凝滞所致者，属实证；阴虚肠失濡润，或血虚肠道失荣，或气虚传送无力，或阳虚阴寒凝滞所致者，属虚证。

便秘除常因肠道病变外，偶亦可有因肛周病变或肠外肿瘤压迫所致者，故临证时应根据其不同特征而详加审辨。

（2）泄泻：便次增多，且便质稀薄，甚至粪如水样。

泄泻多由感受外邪、内伤饮食、情志失调等原因，导致脾失健运，小肠清浊不分，大肠燥化不及、传导太过所致。一般新病暴泻者多属实证；久病缓泻者多属虚证。如泻下清稀，甚则如水样，纳少腹痛，或兼恶寒发热者，是寒湿内盛，清浊不分所致；泻下粪便臭如败卵，泻后痛减，脘胀嗳腐者，多因宿食内停，阻滞胃肠，传化失职所致；泻下急迫，或泻而不爽，肛门灼热，舌苔黄腻者，多属湿热蕴结大肠，气机阻滞所致；

笔记栏

精神紧张之时腹痛即泻,是肝气不舒,横克脾土所致;若黎明脐腹作痛,肠鸣即泻,泻后则安,形寒肢冷,腰膝酸软者,称为"五更泄",多由肾气亏虚,命门火衰,阴寒湿浊内盛所致;大便时溏时泄,迁延反复,食后脘闷,神疲乏力者,多因脾失健运,水湿下注所致。

2. 便质异常

(1) 完谷不化:指大便中含有较多未消化食物的症状。久病体虚者见之,多因肾阳不足,命门火衰,不能温煦脾土,致脾失健运,传化无力所致;新病暴食者见之,多因食滞胃肠,腐熟失司所致。

(2) 溏结不调:指大便时干时稀的症状,多因肝郁脾虚所致。若大便先结后溏者,多属脾胃气虚。

(3) 便血:指血从肛门排出体外的症状,可见粪中带血,或粪、血相混,或便后滴血,或全为血便。便血颜色可呈鲜红、暗红或紫黑,甚或黑如柏油样,一般见于胃肠或肝病患者,多因脾胃虚寒,气不摄血,或胃肠积热,湿热蕴结,气滞血瘀所致。若血色暗红或紫黑或黑便如柏油状者,谓之远血,多与胃、肝病变有关。若血色鲜红,血附便外或于排便前后滴出者,谓之近血,多见于内痔、肛裂、结肠憩室及锁肛痔(直肠癌)等肛门部的病变。

除胃肠病变外,许多全身性疾病,如疫斑热、稻瘟病、血液病、食物中毒、药物中毒等,亦可见到便血,应仔细辨别。

(4) 脓血便:指粪便中带脓血黏液,多见于痢疾和肠癌,常为湿热、疫毒积滞蕴结于肠道,络脉受损,气血瘀滞所致。

3. 排便感异常

(1) 肛门灼热:指排便时感觉肛门灼热不适,多因大肠湿热下注,或郁热下迫直肠所致,常见于湿热痢疾、暑湿泄泻等证。

(2) 里急后重:指腹痛窘急,时时欲便,肛门重坠,频频登厕的症状,多因湿热蕴结大肠,气血壅滞,腑气滞涩不畅所致。里急后重是痢疾患者的主症之一,常伴有赤白脓血便。

(3) 排便不爽:指排便不通畅,有滞涩难尽之感。泻下如黄糜而黏滞不爽者,多因湿热蕴积大肠,气机不畅,传导不利所致;腹痛欲便而排出不爽,胁胀嗳气者,多因肝郁脾虚,肠道气滞所致;腹泻不爽,大便酸腐臭秽者,多因食积化腐,肠道气机不畅所致。

(4) 滑泄失禁:指排便失去控制,粪便从肛门流出不能自止,甚则便出而不自知者,亦称大便失禁。多因脾肾气虚阳衰、肛门失约所致,见于久病年老体衰,或久泻、久痢不止的患者;若新病泄泻势急而大便未能控制,或神志昏迷而大便自行流出,多见于食物中毒或昏迷患者。

(5) 肛门气坠:指自觉肛门有下坠感,重者可伴脱肛,常于劳累或排便后加重,多因脾气虚衰,中气下陷所致,常见于久泻久痢或体弱患者。

(二)问小便

一般情况下,健康成人日间排尿3～5次,夜间排尿0～1次,24小时尿量为1 000～2 000毫升。排尿次数和尿量,可受饮水、气温、出汗、年龄等因素的影响而略有不同。

小便为津液所化,机体津液输布代谢或三焦气化功能失常时,即可出现异常情况。故问小便可诊察体内津液的盈亏和有关脏腑的气化功能状况。

1. 尿量异常

(1) 尿量增多:指排尿量或尿次、尿量明显多于正常。小便清长量多,常见于虚寒证,多因阳气虚弱,特别是肾气不固,排尿失摄所致。若尿量增多,伴多饮、多食、消瘦者,为消渴,多由肾阴亏虚,肾失固摄所致。

(2) 尿量减少:指尿次、尿量皆明显少于正常。热病以温热伤津、阴液耗损为特点,故源亏则尿少;大汗伤津,吐泻亡液,亦见尿量减少,常见于汗、吐、下之后;水肿之成因,多系肺失通调,脾失转输,肾失开阖,三焦水道不通所致,水邪内停,气化失司,故尿量因之减少;若尿量减少见于肾和膀胱病变者,则多因湿热蕴结,或尿路损伤、阻塞,水道不利所致。

2. 尿次异常

(1) 小便频数:指排尿次数明显增多,简称尿频。如新病小便频数,短赤而急迫者,多属膀胱湿热,气化失职所致;久病小便频数,量多色清,夜间尤甚者,多因肾阳不足,肾气不固,膀胱失约所致,常见于老年体衰、久病肾虚患者。

(2) 癃闭:指尿量减少而排尿困难,甚至小便不通的症状。小便不畅,点滴而出为癃;小便不通,点滴不出为闭,合称癃闭。癃闭的成因复杂,临床当首分虚实。因肾阳不足,无力气化,津液内停;或脾气不升,浊阴失降所致者,属虚证。若膀胱湿热,肺热气壅,或瘀血、结石阻塞下焦者,多属实证。

3. 排尿感异常

(1) 小便涩痛:指小便排出时自觉尿道灼热疼痛,多因湿热蕴结,膀胱气化不利所致,常见于淋证。临床应结合小便色、质等情况综合分析,以区别热淋、血淋、石淋、膏淋之不同。

(2) 余沥不尽:指小便之后仍有少许尿液点滴不尽的症状,多因肾气不固,膀胱失约所致,常见于老年或久病体衰者。

(3) 小便失禁:指小便不能随意控制而自遗,多因肾气亏虚,下元不固,或脾虚气陷及膀胱虚寒而失约所致。尿路损伤,或湿热、瘀血阻滞,使膀胱气化失司,亦可致小便失禁。若神志昏迷而小便自遗者,则属病情危重。

(4) 遗尿:指成人或3岁以上小儿于睡眠中小便不自主排出的症状,俗称尿床,多因禀赋不足,肾气亏虚,或脾虚气陷及膀胱虚寒失约所致。

九、问妇人

妇女有经、带、胎、产等生理特点。故对妇女患者问诊,应注意询问其月经、带下、妊娠、产育等方面的异常。月经、带下的异常,不仅是妇科常见病,也可全身病变的反映。因此,即使所患为一般性疾病,也应注意询问月经、带下的情况,以作为妇科或一般疾病的诊断依据。

(一) 问月经

月经,是指发育成熟期的女子出现有规律的周期性胞宫排血的现象。因其按月来潮,因此,古有"月汛""月事"等称谓。月经第一次来潮,称为初潮,多在14岁左右,到49岁左右月经闭止,称为绝经。月经周期一般28天左右,行经天数3~5天,经量中等(一般为50~100毫升),经色正红,经质不稀不稠。询问月经的有关情况,可以诊察肾、肝、脾、胞宫、冲任二脉等的功能状况及气血的盛衰。

问月经应注意了解月经的周期,行经的天数,月经的量、色、质,有无闭经或行经腹痛,初潮或绝经年龄,以及末次月经日期等。

1. 经期异常 连续2个月经周期均出现月经提前7天以上者,为"月经先期"。多由气虚不固,或阳盛血热,或瘀血阻滞冲任所致。

连续2个月经周期均出现月经推迟7天以上,为"月经后期"。由于营血亏损、肾精不足,或因肾阳不足,无以化血,终致血海不能按时满溢施泄所致者,属虚证;因寒凝气滞,或痰湿阻滞,冲任不畅所致者,属实证。

经期不定或提前或延后7天以上,并连续2个月经周期以上,称为"月经先后不定期",又称"月经愆期"。多因肝气郁滞,或脾肾虚损,致冲任气血失调,血海蓄溢失常所致。

2. 经量异常 月经周期和持续时间基本正常,但经量较常量明显增多,称为"月经过多",多因热伤冲任,迫血妄行;或脾肾气虚,冲任不固;或瘀阻胞络,血不归经所致。

非行经期间,阴道内大量出血,或持续下血,淋漓不止者,称为"崩漏"。一般来势急,出血量多者,称为"崩",或称"崩中";来势缓,出血量少者,称为"漏",或称"漏下"。崩与漏的发病机制基本相同,又常互相转化,交替出现,故统称为崩漏。其形成多因热伤冲任,迫血妄行;或脾肾气虚,冲任不固;或瘀阻冲任,血不归经所致。

月经周期基本正常,但经量较常量明显减少,甚至点滴即净,称为"月经过少"。虚证多因精血亏少,或气血两虚所致;实证常因寒凝血瘀,冲任不畅所致。

女子年逾18周岁,月经尚未来潮,或已行经后又停经3个月以上者,称为"闭经"。但在妊娠期、哺乳期或绝经期月经停闭,属生理现象。部分少女初潮后一时性停经,又无其他不适反应者,不作闭经论治。病理性闭经,其虚者多由肝肾不足,气血亏少,血海空虚所致;其实者多因气滞血瘀,或阳虚寒凝,或痰湿阻滞,胞脉不通所致。

3. 经色、经质异常 经色、经质异常指月经颜色、经血质地异常的症状。经色淡红质稀,多属气虚或血少不荣;经色深红质稠,多属血热内炽;经色紫暗,夹有血块,兼小腹冷痛者,多属寒凝血瘀。

4. 痛经 痛经指经期或行经前后,出现周期性小腹疼痛,或痛引腰骶,甚至剧痛难忍,又称经行腹痛。临床主要根据疼痛的性质特点及时间进行辨证。若经前或经期小腹胀痛或刺痛,多属气滞或血瘀;

笔记栏

小腹冷痛,得温痛减者,多属寒凝或阳虚;经期或经后小腹隐痛,多属气血两虚,胞脉失养所致。

(二) 问带下

带下是指妇女阴道分泌的少量白色透明、无臭的分泌物,具有润泽阴道、防御外邪入侵的作用。若带下量多,淋漓不断,或伴有颜色、质地、气味等异常改变者,为病理性带下。问诊时应询问带下的量、色、质和气味等情况。

带下色白量多,质稀如清涕,淋漓不断,多属脾肾阳虚,寒湿下注所致。带下色白质稠,状如凝乳,或呈豆腐渣状,气味酸臭,伴阴部瘙痒者,多属湿浊下注所致。带下色黄质黏,气味臭秽者,多属湿热下注所致。白带中混有血液,赤白杂见者,多因肝经郁热或湿热下注所致。若中老年妇女带下黄赤略褐(古称"五色带"),伴气味臭秽异常者,多为湿热夹毒下注所致,预后不良。

十、问男子

由于男子生殖生理和性生理的特殊性,对男子的问诊,应注意询问有无遗精、早泄、阳痿、阳强等情况。因其不仅是男科的常见病,也常为全身性病变的反映。

(一) 遗精

遗精指不在性交或手淫的情况下而发生精液遗泄的症状,因梦而遗精称为"梦遗",无梦而遗精,甚至清醒时精液自溢者谓之"滑精"。

遗精大多发生于未婚青壮年。凡成年未婚男子,或婚后夫妻分居,长期无性生活者,1个月遗精1~2次,为精满自溢的生理现象。若过度频繁的遗精,每周1次,甚至清醒时精液自出,伴有头晕等明显不适感者,则属病态。遗精伴失眠多梦、腰膝酸软、颧红潮热者,多由肾阴亏虚,相火扰动精室所致;若遗精过劳更甚,伴心悸失眠、纳呆腹胀者,多由心脾两虚,气不摄精所致;遗精频作,甚则滑精、腰膝酸软、面色淡白、头晕耳鸣者,多由肾气亏虚,精关不固所致;遗精伴小便混赤、苔黄腻者,多是湿热下注,扰动精室所致。

(二) 早泄

早泄指性交时泄精过早,甚至未交之时精液即出的症状。早泄是最常见的男性性功能障碍之一。早泄多与遗精、阳痿相伴出现。早泄,伴阴肿、阴痒、口苦、苔黄腻者,多由肝经湿热下注,精关不固所致;伴性欲亢进、五心烦热者,多由肾阴不足,相火亢盛所致;伴心悸怔忡、神疲乏力、食少便溏者,多由心脾两虚,气不摄精所致;伴性欲减退、腰膝酸软、夜尿清长者,多由肾气损伤,封藏失职所致。

(三) 阳痿

阳痿指阴茎萎软不举,或举而不坚,或坚而不久,不能正常进行性交的症状。阳痿的病因十分复杂,临证时应详细询问其病史,了解其程度,是否伴有性欲减退、射精异常和性高潮障碍,既往是否患有影响勃起功能的疾病等。阳痿伴腰膝酸软、畏寒肢冷者,多因命门火衰,性功能衰减所致;伴心悸失眠、纳呆腹胀者,多因思虑过度,损伤心脾所致;伴精神抑郁、胁胀脘闷者,多因肝气郁结,疏泄失常所致;伴心悸易惊、胆怯多疑者,多系大惊卒恐,伤于心肾所致;伴阴囊潮湿、睾丸坠胀作痛者,多因湿热下注,宗筋弛纵所致。

(四) 阳强

阳强指在无性欲、无性刺激时阴茎长举不痿的症状,亦称"强中",多责之于肝、肾两经病变。阳强伴口苦、尿色黄赤、苔黄腻、脉弦数有力者,为肝经湿热、滞阻玉茎,而致强中不得收所致,属实证;伴精液自泄、舌红口干、脉细数无力者,多系肾水亏乏,相火妄动,而致纵挺不收,属虚证。

十一、问小儿

儿科古称"哑科",由于问诊小儿比较困难,临床主要通过询问陪诊者获得有关的病情资料。小儿具有脏腑娇嫩、生机蓬勃、发育迅速的生理特点,在病理上则具有发病较快、变化较多、易虚易实的特点。因此,问小儿除询问一般内容外,还要结合小儿的生理病理特点,着重询问下列几个方面。

(一) 问出生前后的情况

新生儿(出生后至第28天)疾病多与先天因素或分娩情况有关,故应着重询问妊娠期及产育期母亲的营养健康状况,有何疾病,曾服何药,分娩时是否难产、早产等,以了解小儿的先天情况。

婴幼儿时期(1个月至3周岁)发育较快,需要充足的营养供给,但其脾胃功能相对较弱,如喂养不当,易患呕吐、泄泻、营养不良,以及"五软""五迟"等病。因此,应重点询问喂养方法及坐、爬、立、走、出牙、学语的迟早等情况,从而了解小儿后天营养状况和生长发育是否正常。

（二）问预防接种、传染病史

初生婴儿(特别是母乳喂养者)禀受母体抗病能力,因此,一般在6个月内很少患传染病。6个月至5周岁,从母体获得的先天免疫力逐渐消失,而后天自身的免疫功能尚未完全形成,故易感染水痘、麻疹等多种传染病。预防接种可帮助小儿建立后天免疫功能,以减少感染发病。若小儿患过某些传染病如麻疹,常可获得终身免疫力而不会再患此病。若密切接触过传染病的患者,如水痘、丹痧及某些肝病等常可引起小儿感染发病。因此,询问上述情况,有助于做出正确诊断。

（三）问小儿致病原因

小儿脏腑娇嫩,抵抗能力较弱,容易受外界气候和环境因素的影响而发病。如感受六淫而致各种外感疾病的发生,可出现发热恶寒、咳嗽、咽痛、腮肿等。同时由于脏腑功能较弱,尤其是脾胃薄弱,容易发生伤食,出现呕吐、泄泻等症状。另外,婴幼儿脑神经发育不完善,易受惊吓而见哭闹、惊叫等症状。故询问小儿常见的致病原因,有助于把握问诊重点,从而准确诊断病情。

（梁　岩　曲宏达　段新芬）

第四章 切 诊

导 学

本章的难点为脉象形成的原理、寸口诊法、脉诊指法,以及各种病脉的特征辨识和相似脉象的鉴别。作为一种特殊的技能,除了熟悉脉诊理论之外,还应反复练习,临床体会,才能基本掌握这一诊法。按诊的学习,应结合西医诊断学中的触诊和叩诊,以及日本汉方医学之腹诊进行。

目的要求

1. 掌握诊脉方法、脉象要素、常脉特点、常见病脉的脉象特征与临床意义。
2. 熟悉脉象的分类及相似脉的鉴别,相兼脉及其主病相关规律;按诊的方法、意义,按胸胁脘腹、按肌肤、按手足、按腧穴的一般内容。

切诊是医生凭借指力和手指的触觉切按患者一定体表部位,以了解病情、辨别病证的诊察方法。本章包括脉诊与按诊两部分内容。

第一节 脉 诊

脉诊,又称切脉,是医生用手指切按患者脉搏,以探查脉象,了解患者健康状况或诊察疾病的诊法。脉诊具有悠久的历史,公元前5世纪,著名医家扁鹊便有候脉诊病的记载,经后世历代医家不断的充实完善,成为独具中医特色的诊法。

一、脉诊原理

(一)心、脉是形成脉象的主要脏器

心主血,其充在脉,心脏搏动是生命活动的标志,也是形成脉象的动力,脉象的至数与心脏搏动的频率、节律相应,亦受心脏气血的影响。当心气旺盛血液充盈,心阴心阳调和时,心搏和谐有力,脉象从容和缓;反之,脉象可出现过大过小、过强过弱等变化。同时,心神不宁、情绪激动亦可引起脉象动数无序等变化。脉为血之府,是气血运行的通道,心与脉结构相连,功能上相互协调,为心之所合,并有约束和推进血流的作用,是气血正常循行的条件,其功能状态直接影响脉象。

(二)他脏协调是形成脉象的重要因素

血液得以通过脉管流布全身,环周不息,除心脏的主导作用外,还必须有各脏器的协调配合。血液形成有赖于脾胃运化水谷精微,故称脾胃为"气血生化之源";肾主藏精,精血同源,精血互化;肺主气、朝百脉,血液运行赖宗气推动,全身的血脉,均汇聚于肺,通过肺气的敷布,血液才能布散全身;脾主统血,控制血液在脉中正常运行而不溢出脉外;肝藏血,储藏血液和调节血流量,肝主疏泄,疏通调达全身气机,调畅血脉,促进血液的运行;肾为先天之本,是人体阳气的根本、各脏腑组织功能活动的原动力,对脉搏的作用不可忽视。因此,脉象的形成,是全身各脏腑正常协同作用的结果。

(三)气、血是脉象形成的物质基础

气、血是构成人体组织和维持生命活动的基本物质。脉道必赖血液的充盈,故血液的盈亏直接关系到脉象的大小;气属阳而主动,气推动血液运行全身,脉的"壅遏营气"作用有赖于气的固摄,心搏的强弱和节律有赖于气的调节。血(营血)是充盈脉道的基本物质,其运行流通,在心搏的作用下,形成脉象。故气血充盈则脉象和缓有力,气血不足则脉象细弱或虚豁无力,气滞或血瘀可见脉象细涩而不利,气血流通加速则脉滑数等。

二、诊脉部位

关于诊脉的部位历史上有多种论述,《黄帝内经·素问·三部九候论》有三部九候诊法;《黄帝内经·灵枢·终始》有人迎寸口相参诊法,《黄帝内经·素问·五藏别论》有独取寸口以察全身状况的论述。

（一）遍诊法

遍诊法,首见于《黄帝内经·素问·三部九候论》。"三部"指上部头,中部手,下部足;"九候"指每部各分天、地、人三候,故称"三部九候诊法"(图4-1)。

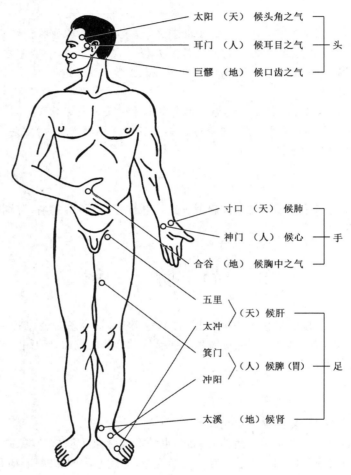

图4-1 三部九候诊脉图

遍诊法诊脉的部位,上部天,指两额之动脉,在额两旁足少阳经;上部地,指两颊之动脉,鼻两旁近于巨髎;上部人,指耳前之动脉,耳前手少阳经。中部天,指手太阴肺经的动脉处太渊或经渠;中部地,指手阳明经之合谷;中部人,指手少阴经之神门。下部天,指足厥阴经五里或太冲;下部地,指足少阴经之太溪;下部人,指足太阴经之箕门或足阳明经之冲阳。

（二）三部诊法

三部诊法出自张仲景的《伤寒杂病论》,常用寸口、趺阳、太溪法,其中,寸口脉候脏腑病变,趺阳脉候胃气,太溪脉候肾气。《金匮要略·水气病脉证并治》提出"趺阳脉当伏",这里的"伏"有两层意思:一指其脉道在足背拇长伸肌腱与趾长伸肌腱之间,脉道深伏筋骨,需要重按;二指脉气伏而不急不徐,节律一致,从容和缓有力,此为胃气正常。趺阳脉为胃经的"原穴",因此,诊察趺阳脉可以反映出(脾)胃后天之本的功能状况,凭借着趺阳脉的变化亦可了解人体脏腑气血的寒热虚实。现在此法多在寸口无脉搏或者观察危重患者时运用,若趺阳脉难及,则胃气已绝,难以救治。

（三）人迎寸口诊法

人迎寸口诊法源于《黄帝内经》,即取足阳明胃经循行所过的喉结旁颈总动脉搏动处——人迎,与手太阴经循行所过的手腕后桡动脉搏动处——寸口(气口),两部位互相对比以概括疾病的阴阳、表里、虚实等的诊察方法。其中,人迎反映体表及十二经脉之阳的情况,寸口反映内脏及十二经脉之阴的情况,故《黄帝内经·灵枢·禁服》云:"寸口主中,人迎主外,两者相应,俱往俱来,若引绳大小齐等。春夏人迎微大,秋冬寸口微大,如是者名曰平人。"另外,阳经以人迎大于寸口为盛,小于寸口为虚;阴经以寸口大于人迎为实,小于寸口为虚。此种脉法较多地应用于针灸的临床治疗,通过对比人迎寸口的脉象盛衰,对经脉进行补虚泻实,以达到治疗疾病的目的。

(四) 寸口诊法

寸口,又称脉口、气口,是指单独切按桡骨茎突内侧一段桡动脉,根据其脉动形象,以推测人体生理、病理状况的一种诊察方法。

独取寸口诊脉法首见于《难经·一难》,但其理论完善、规范及发展则见于王叔和《脉经》。首先,《黄帝内经·素问·五藏别论》提出,"胃者,水谷之海,六府之大源也。五味入口,藏于胃,以养五脏气,气口亦太阴也。是以五脏六腑之气味,皆出于胃,变见于气口"。手太阴肺经起于中焦,与脾经同属太阴,与脾胃之气相通,而脾胃为后天之本、气血生化之源,故脏腑气血之盛衰都可反映于寸口。其次,《难经·一难》云:"寸口者,脉之大会,手太阴之动脉也……五脏六腑之所始终,故法取寸口也。"意即肺主气、朝百脉,全身气血皆会聚于此,寸口作为肺经之动脉,自然可以反映全身的气血情况。再次,寸口处脉气明显,动脉走行表浅且固定,同时诊察方便。

寸口分寸、关、尺三部,《脉经·卷第一》中明确指出,"从鱼际至高骨,却行一寸,其中名曰寸口。从寸至尺,名曰尺泽,故曰尺寸。寸后尺前名曰关,阳出阴入,以关为界。阳出三分,阴入三分,故曰三阴三阳。阳生于尺动于寸,阴生于寸动于尺"。以高骨(桡骨茎突)为标志,其稍内方的部位为关,关前(腕端)为寸,关后(肘端)为尺。两手各分寸、关、尺三部,共六部脉(图4-2)。寸、关、尺三部各取浮、中、沉三候,称为寸口诊法的三部九候。

六部脉自《黄帝内经》始便被分属不同脏腑,具体如何分属历代说法不一,其中具有代表性的归纳为表4-1。

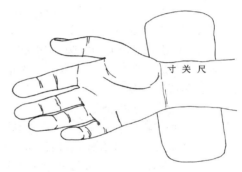

图4-2 寸口分布示意图

表4-1 寸口六脉分属脏腑学说

文献	寸		关		尺		备注
	左	右	左	右	左	右	
《难经》	心 小肠	肺 大肠	肝 胆	脾 胃	肾 膀胱	肾 命门	大小肠配肺心是表里相属,右肾属火,故命门亦候右尺
《脉经》	心 小肠	肺 大肠	肝 胆	脾 胃	肾 膀胱	肾 三焦	
《景岳全书》	心 心包络	肺 膻中	肝 胆	脾 胃	肾 膀胱、大肠	肾 三焦、命门、小肠	大肠配左尺是金水相从;小肠配右尺是火居火位
《医宗金鉴》	心 膻中	肺 胸中	肝 膈胆	脾 胃	肾 膀胱、小肠	肾 大肠	小肠配左尺,大肠配右尺是以尺候腹中的部位相配,故又以三焦配寸关尺三部

从表中可以看出,五脏相应的定位基本是一致的,主要分歧在于大肠、小肠、三焦。产生分歧的主要原因有两个方面:一是根据脏腑经络相表里的关系,把肺与大肠同定位于右寸,心与小肠同定位于左寸;另一种是根据脏腑的解剖位置,"尺主腹中",因此把大小肠定位在尺部。将三焦定位于尺部仅为个别医家的意见。

然而,脉诊的根本目的在于体会人体气血状态及变化,对于六部之分属脏腑问题执著纠缠难免失于整体,正如李时珍所言,"两手六部皆肺经之脉,特取此以候五脏六腑气耳,非五脏六腑所居之处也"。因此,现在常用左寸候心,右寸候肺,并统括胸以上及头部的疾病;左关候肝胆,右关候脾胃,统括膈以下至脐以上部位的疾病；两尺候肾，并包括脐以下至足部的疾病。

三、诊脉的方法和注意事项

（一）环境要求

诊脉应有一个相对安静的环境，室内温暖明亮，光线柔和，应让患者面向光源，同时为避免因患者过度活动或精神刺激对脉象造成的影响，诊脉之前应先让其休息片刻。

（二）时间选择

诊脉以清晨起床以前、空腹为最佳。因为，此时机体内外环境比较安定，脉象能比较准确地反映机体的情况。如同《黄帝内经·素问·脉要精微论》所云，"诊法常以平旦，阴气未动，阳气未散，饮食未进，经脉未盛，脉络调匀，气血未乱，故乃可诊有过之脉"。

（三）平臂布指

医者和患者应侧向而坐。患者取坐位或仰卧位，前臂放平，手心向上，与心脏同高，置手腕于脉枕上。医者用左手按诊患者右手脉，用右手按诊患者左手脉，依次进行。对成人切脉，用三指来定位：先将中指按在掌后高骨隆起处，以定关位，以示指按在关前以定寸位，环指按在关后以定尺位。三指微曲成弓形，指端平齐，以触觉较灵敏的"指目"来触按脉体。布指的疏密应与患者的身长相适应：身高臂长者，布指宜疏；身矮臂短者，布指宜密。

由于小儿寸口部位较短，一般多用"一指定关法"诊脉。

（四）平息定至

医者在诊脉时应调匀呼吸，宁神静气，精力集中在指下，并以自己的呼吸计算患者的脉动至数。一呼一吸为一息。一般而言，一息四五至为正常，三至为迟，六至为数。按正常人呼吸每分钟16～18次计算，为每分钟72～80次。

（五）测浮、中、沉

寸口脉每部各有浮、中、沉三候，诊脉时可利用指力的轻重和挪移来探索各候脉象，即举、按、寻三法。《难经·五难》有云"脉有轻重，何谓也？然：初持脉，如三菽之重，与皮毛相得者，肺部也。如六菽之重，与血脉相得者，心部也。如九菽之重，与肌肉相得者，脾部也。如十二菽之重，与筋平者，肝部也。按指至骨，举指来疾者，肾部也，故曰轻重也"。

(1) 举法：手指轻用力按在皮肤上诊脉，又称浮取或轻取。

(2) 按法：手指重用力按至肌肉深部，甚至筋骨间诊脉，又称沉取或重取。

(3) 寻法：手指中等指力按至肌肉间诊脉，又称中取。

（六）单、总按法

脉诊须总按、单按脉象，两种指法应密切配合，仔细诊察脉象。

(1) 总按：即三指同时等力诊脉，可从总体上辨别三部和左右两手脉象的形态、脉位、脉力等。

(2) 单按：用单一手指诊察单一部位脉象，可分别了解寸、关、尺各部脉象的位、数、形、势等特征。

（七）候五十动

五十动是指诊脉的时间不应少于连续50次跳动。一般诊脉时间每侧不少于1分钟，两手应以3～5分钟为宜。若时间过长则可能因指压过久致脉象变化。诊脉有一定的时间要求，一是有利于仔细辨别脉象有无节律的改变或停顿，鉴定是否有促、结、代脉；二是提示医者要详细体察脉象，不可草率从事。

四、脉象要素

（一）脉位

脉位指跳动脉搏显现部位的深浅。脉位表浅，浮取可得，为浮脉类；脉位较深，沉取始应，为沉脉类。

（二）至数

至数指单位时间内脉象的速率。一般成人一息脉来四五至为平脉，不足四至称迟脉，六至为数脉，七八至为疾脉。

（三）脉长

脉长指脉搏显现部位的长短。正常状态下，脉体一般满寸、关、尺三部，寸尺稍弱，关位最强。若脉动

笔记栏

范围超越三部者,为长脉;应指不及三部者,为短脉。脉形长短显示气血充盈情况。气血充则脉长,不足则脉短。

(四)脉势

脉势指脉搏应指的力度。正常状态下,气血充足,则脉搏从容有力。若脉势过强,多为邪正均盛之实证;脉势软而无力,多为正气衰少之虚证。

(五)脉宽

脉宽指脉体搏动的宽度。脉宽者多因气血充盛,脉道充盈,搏动幅度大,如洪脉;脉窄者因气血不足,充盈度小,搏动幅度小,如细脉。

(六)脉律

脉律是指脉搏跳动的节律。正常脉象节律匀整齐。若出现快慢不一,甚则停顿的状况,多为气血运行不畅,如结、代、促脉。

(七)流利度

流利度指脉搏应指的流畅程度,主要与心脏推力和血管阻力有关。脉道平滑,则脉来流利圆滑,如滑脉;若往来艰涩,则如涩脉。

(八)紧张度

紧张度指脉搏应指的张力。脉势紧张度,主因血管的弹性和张力影响而产生。血管弹性差可见弦脉、紧脉。

五、正常脉象

正常脉象反映机体气血充盈,气机健旺,阴阳平衡,精神安和的生理状态,是健康人常见的脉象,又称"平脉""常脉"。由于健康人群的生理差异较大,致使"常脉无常度"。因此,体会常脉,不能用一个固定的标准来约定。主要从以下3个方面来把握。

(一)至数特征

健康成人,以一息四五至为常,相当于每分钟72~80次。临床一般把握在每分钟60~90次。

(二)三大特点

1. 胃 脾胃为仓廪之官、水谷之海、气血化生之源,不仅是"脉"的物质基础之一,作为后天之本更关系到人体生命活动的存在。正如《黄帝内经》中"有胃则生,无胃则死""人以水谷为本,故人绝水谷则死,脉无胃气亦死"。因此,胃气的存亡是脉的根本,关系到病情的轻重及预后善恶。

有胃气之脉,从容和缓,节律一致,即所谓"谷气来也徐而和"(《黄帝内经·灵枢·终始》)。即便是病脉,无论浮沉迟数,但有徐和之象,便是有胃气之征。如同陈士铎在《脉诀阐微》中说:"毋论寸关尺,下指之时觉有平和之象,即是有胃气也。"脉失胃气称"真脏脉",主阴阳离决,预后不良。

2. 神 脉贵有神。心藏神而脉舍神,血液乃神志活动的物质基础。心主血脉,脉为血之府。心血充足,则脉有所盈;血液旺盛,则神有所奉,舍宅安宁。脉有神气的形态特征为柔和有力。即使微弱之脉,只要不至于完全无力,即为有神;弦实之脉,仍带有柔和之象,亦为有神。脉象之有胃、有神,密不可分。胃气突出柔和,神气重在力度。

3. 根 脉之有根无根主要反映血液是否充足及肾气的盛衰。血液充足,肾气旺盛,则脉气不绝,根基永存。尺脉沉取有力,是为有根。只有肾气不绝,生命才有生机,如同《难经·十三难》云:"上部无脉,下部有脉,虽困无能为害,夫脉之有根,犹树之有根,枝叶虽枯槁,根本将自生。"

另有部分医者主张男女之根分立,例如,《医学入门》中提到"男子以右尺为根,女子以左尺为根"等,仅供参考。还应注意,临床上许多患者尺脉难寻并非肾气衰败,而是肾虚或下焦邪实壅阻之证,如妇女寒凝胞宫等。因此,诊脉必须胃、神、根三者结合,依据其他诊法及病情综合判断。

(三)影响因素

1. 四时气候 气候对脉象的影响主要包括两部分:其一,四季脉(时脉),即所谓"脉从四时",是正常人随季节变化可见不同的常脉,如春弦、夏洪、秋浮、冬沉;反四季脉称为"四塞脉",是人体气血瘀滞不通的表现。其二,也包括一时性气候变化导致的脉象变化,如天气突然寒冷则筋脉收引,脉细小;天气突然变热则筋脉弛纵,脉象宽缓。

2. 地理环境 地理环境不同,阴阳各异,则脉象有变。如南方地处低下,气候偏温,空气湿润,人体肌腠缓疏,故脉多细软或略数;北方地势高,空气干燥,气候偏寒,人体肌腠紧缩,故脉多表现沉实。

3. 性别 妇女脉象较男子弱而略快。妇女妊娠,脉象常见滑数而冲和。

4. 年龄 年龄越小,脉搏越快,婴儿脉搏每分钟120~140次;五六岁的幼儿,脉搏每分钟90~110次;年龄渐长则脉象渐和缓。因此,小儿脉多数,老人脉宜缓,青少年能见到呼吸不整脉,即脉律随呼吸变化,吸气时快,呼气时慢或有停顿。

5. 体质 体质不同则常脉有异。如瘦人脉多浮,肥人脉多沉,重体力劳动者、运动员脉多缓而有力。李梴曾说:"肥人肉厚,脉宜沉结,瘦人肉薄,脉宜浮长;人形矮则脉宜短促,人形长则脉宜疏长……非但形体相应,虽皮肤滑涩宽紧,亦宜与脉相应。"因此,诊脉需知常脉,依据胃、神、根等特点,结合有无病理表现方可知其变。例如,有人本身脉象即与常人不同,凡常见六脉沉细等同,而无病象,称为六阴脉;六脉常见洪大等同,而无病象,称为六阳脉。

6. 情志 人的精神情志与气机变化密切相关,脉象可随精神刺激发生相应的变化,如喜则伤心而脉缓、怒则伤肝而脉弦、惊则气乱而脉动等。

7. 劳逸 剧烈运动或急行后,脉多急或洪;入睡之后,脉多迟缓;久逸不劳者脉多沉;脑力劳动者脉多弱,体力劳动者脉多实。

8. 饮食 酒后脉数而有力、饭后脉多洪缓有力、饥饿时稍缓而无力。另外,平宿饮食偏嗜可内舍于脏腑,导致相应的脉象变化。

此外,有些人桡动脉解剖位置发生变异,脉不见于寸口,从尺部斜向手背,称斜飞脉;若脉出现于寸口的背侧,称反关脉;还可出现于腕部其他位置,均不属病脉。

六、病理脉象

疾病反映于脉象的变化,为病理脉象,亦称病脉。一般来讲,除了正常生理变异及个体生理特异变化之外的脉象,均属病脉。

(一)常见病脉

由于对脉象的感觉与体会存在个体差异,导致历代医家对于常见病脉的分类和命名有别。《黄帝内经》载有21种,《伤寒杂病论》载有26种,《脉经》记载24种,《景岳全书》记载16种,《濒湖脉学》《三指禅》分别为27种,《诊家正眼》增加疾脉为28种,《脉理求真》增至30种,《辨证录》则有38种之多。近代临床所提及的脉象,有浮、沉、迟、数、洪、细、虚、实、滑、涩、弦、紧、结、代、促、长、短、缓、濡、微、散、芤、伏、牢、革、动、疾、弱28种。

1. 浮脉

【脉象】 又称毛脉。轻取即得,重按稍减而不空。即"举之有余,按之不足"。

【意义】 表证,亦可见于虚证。

【脉理】 浮为阳脉,在时应秋,在脏应肺。当外邪侵袭肌表时,卫阳之气调动以抗邪,脉气鼓动于外,脉象显浮,且有力。外感风寒,脉多浮紧;外感风热,脉多浮数。如同《诊宗三昧》所言,"浮为经络肌表之应,良由邪袭三阳经中,鼓搏脉气于外所以应指浮满"。浮脉亦可见于久病虚损证,气浮于外,阳气不能内潜,则有"浮荡精败,浮散神消",因此,李时珍说:"久病逢之却可惊。"

另外,瘦人或秋季,脉象稍浮可为常脉。

2. 沉脉

【脉象】 又称石脉。轻取不应,重按始得。即"按之有余,举之不足"。

【意义】 里证,亦可见于正常人。

【脉理】 沉为阴脉,在时应冬,在脏应肾。邪气郁于里,气血被困,故气血显现部位较深。脉沉有力,属里实证,多因邪气入里,气血集结抗邪在里;脉沉无力,属里虚证,由于阳气衰少,无力统运营气于外;亦可由于气郁不达所致。

冬季或肥胖、肌肉丰厚者,常脉亦可偏沉。

3. 迟脉

【脉象】 脉来迟缓,一息不足四至。

【意义】 主寒证,迟而有力为实寒,迟而无力为虚寒;亦可见于热病。
【脉理】 迟脉属阴,主藏、主寒,主阴盛阳衰。寒邪凝滞,阻滞气机,阳气失于宣通,血行不利,但正气充足,见迟而有力,为实寒;由于阳气不足,鼓动血行无力,脉来一息三至虚软无力,为虚寒。热见迟脉,实热内结,阻滞气血运行,见迟而有力。
此外,运动员或重体力劳动者,脉来迟而和缓,属生理性迟脉。

4. 数脉
【脉象】 脉来急疾,一息六至。
【意义】 主热证,亦可见于虚证。
【脉理】 数脉属阳,主腑、主热,主阳盛阴亏。邪热亢盛,热迫血行,故脉来急快。因邪热盛,正气未衰,正邪交争剧烈,故脉数而有力,主实热证。若久病耗伤阴精,阴虚不能敛阳,则脉虽数而无力,主虚热证。若脉显浮数,重按无根,是虚阳外越之危候。
此外,运动或情绪激动时,脉率加速,为生理脉象。小儿脉数,亦属正常。

5. 洪脉
【脉象】 又称钩脉。脉体极大,来盛去衰,状若波涛汹涌。
【意义】 热盛,或久病阴虚。
【脉理】 洪为阳脉,在时应夏,在脏应心。气壅火亢,内热充斥,致使脉道扩张,气盛血涌,脉见大起大落、搏动有力,来盛去衰之洪象。若洪而无力,则为久病气虚或虚劳、失血、久泄等导致的正虚邪盛的危险证候或为阴液枯竭,孤阳独亢或虚阳亡脱,此时,浮取洪盛,沉取无力无神。
夏季或无其他脉、症兼见者,可为常脉。

[附] 大脉
大脉脉体宽大,倍于常人,可见于常人或属病进。常人脉大多三部同大,且为单纯脉形宽大,从容和缓,节律匀齐。若大而有力,或兼数洪,多提示病进或邪气化热入里。大而无力则多为阴不制阳,主虚热;亦可由虚劳亡血所致。

6. 细脉
【脉象】 又称小脉。脉细如线,应指明显。
【意义】 气血两虚,或湿气内困。
【脉理】 气血亏虚不能充盈脉道,脉体收缩,举动脉搏;湿留经脉,困缚脉道,阳气阻遏,亦致细脉。

7. 微脉
【脉象】 极细极软,若有若无,按之欲绝。
【意义】 气血阴阳虚极。
【脉理】 阳气衰微,无力鼓动,血虚脉道不充,故见微脉。浮取难寻,重按欲绝,软弱无力,多见于久病正气耗损,气血被耗,正气殆尽;亦有新病脉微,是阳气暴脱,或阳虚邪微。

8. 散脉
【脉象】 浮大无根,应指不清。
【意义】 元气离散,脏腑衰竭。
【脉理】 散脉主元气离散,脏腑之气将绝之危重证候。阴血虚衰至极,阳无所附,元气离散,浮越于外,故脉来浮散而不紧,散漫无根;阴衰阳消,心气不能维系血液运行,故脉来时快时慢,至数不齐。

9. 虚脉
【脉象】 三部脉举按皆无力,为无力脉的总称。
【意义】 主虚证。
【脉理】 气虚不足以推动血行,故脉来迟慢、无力;血虚不足以充盈脉道,故按之空虚;气虚不敛而外张,血虚气无所附而外浮,脉道松弛,故脉形大而势软。

10. 实脉
【脉象】 三部脉举按皆有力,为有力脉的总称。
【意义】 主实证。
【脉理】 实脉为火热有余、气血亦盛之象,邪气亢盛而正气不虚,邪正相搏,气血壅盛,脉道充盈,故脉来应指坚实有力,浮沉皆可得。另外需注意,实脉有顺逆之别,实证见实脉为顺,久病正虚、气血衰少者见实脉为逆。

11. 滑脉

【脉象】 往来流利,应指圆滑,如盘走珠。

【意义】 痰饮,食积,实热,平人,孕妇。

【脉理】 滑为阳脉,为气实血涌,冲击脉道而致。食积、热盛、痰热等阳邪,邪气壅盛于内,正气不衰,邪正相搏,故脉往来甚为流利,应指圆滑。若寒痰、湿、饮等阴邪为患,涌于脉道而呈滑脉,如同张志聪所说:"邪入阴则经血沸腾,故脉滑也"。另外,虚劳过损时,元气不足,不能统摄阴火,使血分有热,也见脉滑。

青壮年脉滑有力,是气血充实的表现。妇女妊娠,亦见滑脉。

12. 涩脉

【脉象】 形细行迟,往来艰涩不畅,如轻刀刮竹。

【意义】 气滞,血瘀,痰食内停,精伤,血少。

【脉理】 气滞、血瘀、痰浊、饮食等邪气内停,阻滞脉道,血脉被遏,以致脉气往来艰涩,此系实邪内盛,正气未衰,故脉涩而有力。精血亏少,津液耗伤,不能充盈脉管,久而脉管失去濡润,血行不畅,以致脉气往来艰涩而无力。总之,脉涩而有力者,为实证;脉涩而无力者,为虚证。

13. 长脉

【脉象】 首尾端直,超过寸、关、尺三部。

【意义】 气血充盛。

【脉理】 长脉是气血充盛,气机调畅的反映。正常人气血旺盛,脉气充盈有余,则脉体柔和而长,为健康之征。老年人两尺脉长而滑实多属长寿之象。即《黄帝内经·素问·脉要精微论》所云"长则气治"。

若阳热亢盛,正气不衰,使气血壅盛,则脉道充实而致脉搏搏动长,超过寸尺,如循长杆,呈现为弦长之状。

14. 短脉

【脉象】 首尾俱短,不及本位。

【意义】 气虚或气郁。

【脉理】 《黄帝内经·素问·脉要精微论》说,"短则气病"。心气亏虚,无力鼓动血行,则气血不仅难以达于四末,亦不能充盈脉道,致使寸口脉搏动短小且无力。气滞血瘀或痰凝食积,致使气机阻滞,脉气不能伸展而见短脉者,必短涩而有力。故短而有力为气郁,短而无力为气虚。

15. 弦脉

【脉象】 脉来端直以长,如按琴弦。

【意义】 肝胆病、疼痛、痰饮等,或胃气衰败,亦见于老年健康者。

【脉理】 弦脉在时应春,在脏主肝。

肝病多郁滞,肝气失于条达则脉多弦劲,故称弦脉"在脏应肝",多主肝胆病变。寒热诸邪、痰饮内停、情志不遂等,均可使肝失疏泄,气机郁滞,血气敛束不伸,脉管失去柔和之性,致脉来强硬而为弦。且随邪气性质不同而见弦紧、弦数,或弦滑等。

中气不足,肝木乘脾土;或肝病及肾,阴虚阳亢,也可见弦脉,但应为弦缓或弦细。如脉弦劲如循刀刃,为生气已败,病多难治。戴同父说:"弦而软,其病轻;弦而硬,其病重。"

春季平人脉象多稍弦,是由于初春阳气主浮而天气犹寒,脉管稍带敛束,故脉如琴弦之端直而挺然,此为春季平脉。健康人中年之后,脉多兼弦。若老年人脉象弦硬,为精血衰减,脉道失其濡养而弹性降低的征象。朱丹溪指出"脉无水而不软也",经云:"年四十而阴气自半",故随年龄增长,脉象失其柔和之性可呈弦象。

16. 紧脉

【脉象】 紧脉似弦,绷急弹指,状如牵绳转索。

【意义】 实寒证,疼痛,食积。

【脉理】 寒为阴邪,主收引凝涩,困遏阳气。寒邪侵袭机体,则脉管收缩紧束而拘急;正气未衰,正邪相争剧烈,气血抗邪冲击有力,则脉来绷急而搏指,如切绳索,故主实寒证。寒邪侵袭,阳气被困而不得宣通,气血凝滞而不通,不通则痛;宿食积于中焦,气机失和,亦可见紧脉。

17. 缓脉

【脉象】 脉来缓慢,一息四至。

【意义】 湿病,脾胃虚弱,亦可见于正常人。

【脉理】 脾胃为气血生化之源,脾胃虚弱,气血不足,则脉管不充,亦无力鼓动,其脉必见怠缓弛纵之象。湿性黏滞,阴遏脉管,气机被困,则脉来虽缓,必见脉管弛缓。若有病之人,脉转和缓,是正气回复,疾病将愈之征。

18. 革脉

【脉象】 浮而搏指,中空外坚,如按鼓皮。

【意义】 亡血、失精、半产、漏下。

【脉理】 因精血耗伤,脉管不充,正气不固,气无所恋而浮越于外,以致脉来浮大搏指,外急中空,恰似绷急的鼓皮,有刚无柔。为无胃气的真脏脉,多属危候。

19. 牢脉

【脉象】 沉取实大弦长。

【意义】 阴寒内盛,疝气癥积。

【脉理】 邪气牢固,而正气未衰者,如阴寒内积,阳气沉潜于下,或气血瘀滞,凝结成癥积而固结不移,可呈现为沉弦实大的牢脉。若失血、阴虚等患者反见牢脉,当属危重征象。

20. 弱脉

【脉象】 沉细无力而软。

【意义】 阳气虚衰、气血两虚。

【脉理】 脉为血之府,阴血亏少,不能充其脉管,故脉形细小;阳气衰少,无力推动血液运行,脉气不能外充,则脉位深沉,脉势软弱。

21. 濡脉

【脉象】 浮细无力而软。

【意义】 虚证,湿困。

【脉理】 多见于崩中漏下、失精、泄泻、自汗喘息等病症,而致精血阳气亏虚之人。脉管因气虚而不敛,无力推动血行,形成松弛软弱之势;精血虚而不荣于脉,脉管不充,则脉形细小应指乏力。湿困脾胃,阻遏阳气,脉气不振,也可出现濡脉。

22. 伏脉

【脉象】 重按推筋着骨始得,甚则暂伏不显。

【意义】 邪闭、厥病和痛极。

【脉理】 伏脉多为邪气内伏,不得宣通而致。邪气闭塞,气血凝结,致正气不能宣通,脉管潜伏而不显,但必伏而有力,多见于暴病。如实邪内伏,气血阻滞所致气闭、热闭、寒闭、痛闭、痰闭等。危重病证的伏脉,与血管病变造成的无脉症不同。无脉症往往发生在肢体的某一局部,出现相应的肢体无脉,而其他部位的脉象起搏如常。

23. 动脉

【脉象】 脉仅见于关部,滑数有力。

【意义】 惊恐、疼痛。

【脉理】 惊则气乱,痛则气结,阴阳不和,气血阻滞。故因惊、因痛致使阴阳相搏,气血运行乖违,脉行躁动不安,则脉见滑数而短。

24. 疾脉

【脉象】 脉来急疾,一息七八至。

【意义】 阳极阴竭,元气欲脱之证。

【脉理】 若疾而有力,按之愈坚,为阳亢无制,真阴垂绝之候,可见于外感热病之热极时。若脉疾而弱,按之不鼓指,多为虚阳外越,元阳欲脱使然。

3 岁以下小儿的脉搏可在一息七至以上,为平脉,不作病脉论。

25. 芤脉

【脉象】 浮大中空,如按葱管。

【意义】 失血、伤阴之证。

【脉理】 由于各种原因如呕血、外伤大出血等导致出血过多时,血量骤然减少,无以充脉,或因剧烈吐泻而致津液大伤,血失津液之充养,阴血不能维系阳气,阳气浮散所致。如若失血、伤液之后得到及时补充,则不出现芤脉。

26. 促脉

【脉象】 脉来数而时一止,止无定数。

【意义】 阳盛实热夹气血痰食壅滞,亦见于脏气衰败。

【脉理】 阳邪亢盛,热迫血行,心气亢奋,故脉来急数;有形实邪阻滞,脉气不相接续,故脉有歇止。若因真元衰惫,心气衰败,虚阳浮动,亦可致脉气不相顺接而见促脉,但必促而无力。

27. 结脉

【脉象】 脉来缓而时一止,止无定数。

【意义】 阴盛气结夹寒痰血瘀,亦可见于气血虚衰。

【脉理】 阴寒偏盛则脉气凝滞,故脉来缓慢;气结、痰凝、血瘀等积滞不散,阳气被抑,脉气阻滞而失于宣畅,故脉来缓慢而时有一止,且为结而有力。若久病气血衰弱,尤其是心气、心阳虚衰,脉气不续,故脉来缓慢而时有一止,且为结而无力。

28. 代脉

【脉象】 脉来一止,止有定数,良久方还。

【意义】 脏气衰微,疼痛,惊恐,跌打损伤等。

【脉理】 脏气衰微,元气不足,以致脉气不相接续,故脉来时有中止,止有定数,脉势软弱,常见于心脏器质性病变。疼痛、惊恐、跌打损伤等见代脉,是因暂时性的气结、血瘀、痰凝等阻抑脉道,血行涩滞,脉气不能衔接,而致脉代而应指有力。

(二) 类脉比较

在28种常见病脉中,有些脉象特征相似,故应注意鉴别。对此历代医家积累了丰富的经验,如李时珍在《濒湖脉学》中编有言简意赅的"相类诗";徐灵胎更具体地说明脉象的鉴别可用近似脉象相比的比类法和用相反脉象对比的对举法。

1. 对举法 对举法是把两种相反的脉象对比而加以鉴别的方法。

(1) 浮脉与沉脉:是脉位浅深相反的两种脉象。浮脉脉位浅表,轻取即得,重按反减,"如水漂木";沉脉脉位深在,轻取不应,重按始得,"如石投水"。

(2) 迟脉和数脉:是脉率慢快相反的两种脉象。迟脉脉率比平脉迟慢,一息不足四至;数脉脉率比平脉稍快,一息六至。

(3) 虚脉与实脉:是脉搏气势相反的两种脉象。虚脉三部脉举按均无力;实脉三部脉举按皆有力。

(4) 滑脉与涩脉:是脉搏流利度相反的两种脉象。滑脉是往来流利,应指圆滑,"如盘走珠";涩脉是往来艰涩,形细行迟,"如轻刀刮竹"。

(5) 洪脉与细脉:是脉体大小和脉势强弱相反的两种脉象。洪脉脉体宽大,充实有力,来势盛而去势衰;细脉脉体细小如线,其势软弱无力,但应指明显。

(6) 长脉与短脉:是脉位长短相反的两种脉象。长脉的脉象是脉管搏动的范围超过寸、关、尺三部;短脉的脉象是脉管的搏动短小,仅在关部明显,而在寸、尺两部不明显。

(7) 弦脉与濡脉:因脉管性质有差异而脉势脉形有别的两种脉象。弦脉主要是脉管较硬,端直以长,如按琴弦;濡脉主要是脉管细软,脉位稍浮,如水漂帛。

(8) 紧脉与缓脉:是脉搏气势相反的两种脉象。紧脉脉势紧长有力,如按绳索,脉管的紧张度较高;缓脉脉势怠缓,脉管的紧张度较低,且脉来一息仅四至。

(9) 散脉与牢脉:是脉位与脉势相反的两种脉象。散脉脉位浅表,浮取应指,脉势软弱,散而零乱,至数不清,中取、沉取均不应;牢脉脉位深沉,脉势充实有力,实大弦长,坚牢不移。

2. 比类法 一是归类,或称分纲,即将相似的脉象归为一类;二是辨异,即分析相似脉象的区别。

(1) 归类:由于脉象繁多,且有很多脉象彼此相似,不易掌握记忆,将28种脉进行归类、分纲,即可提纲挈领,执简驭繁。

脉象的分类标准并不一致,各医家亦有不同的归类法。一般而言,多以辨表里寒热虚实为纲,脉象则有浮沉迟数虚实之相应。

临床常见病脉的脉象和主病归类如表4-2。

表4-2 常见病脉归类

脉纲	共同特点	相类脉		主病
		脉名	脉象	
浮脉类	轻取可得	浮	举之有余,按之不足	表证,亦见于虚阳浮越证
		洪	脉体极大,充实有力,来盛去衰	热盛
		濡	浮细而软	虚证,湿困
沉脉类	重按始得	沉	轻取不应,重按始得	里证
		伏	重按推至筋骨始得	邪闭、厥病、痛极
		弱	沉细而软	阳气虚衰、气血俱虚
		牢	沉按实大弦长	阴寒内积、疝气、癥积
迟脉类	脉来迟慢	迟	一息不足四至	寒证,亦见于邪热结聚
		缓	一息四至,脉来怠缓	湿病,脾胃虚弱,亦见于平人
		涩	往来艰涩,迟滞不畅	精伤、血少,气滞、血瘀,痰食内阻
		结	缓而时一止,止无定数	阴盛气结,寒痰瘀血,气血虚衰
数脉类	脉来快速	数	一息六至	热证,亦主里虚证
		疾	脉来急疾,一息七八至	热证,亦主里虚证
		促	数而时一止,止无定数	阳热亢盛,气血痰食壅滞,脏气衰败
		动	脉短如豆,滑数有力	疼痛、惊恐
虚脉类	应指无力	虚	举按无力,应指松软	虚证
		细	脉细如线,应指明显	气血俱虚,湿证
		微	极细极软,似有似无	气血极虚,阳气衰微
		代	迟而中止,止有定数	脏气衰微,疼痛、惊恐,跌仆损伤
		短	首尾俱短,不及本部	有力主气郁,无力主气损
实脉类	应指有力	实	举按充实而有力	实证
		滑	往来流利,应指圆滑	痰饮、食积、实热,平人、孕妇
		弦	端直以长,如按琴弦	肝胆病、疼痛、痰饮、疟疾等、老年健康者
		紧	绷急弹指,状如转索	实寒证、疼痛、宿食
		长	首尾端直,超过本位	平人,阳热有余
		大	脉体宽大,无汹涌之势	健康人,病进

(2)辨异:在了解同类脉象相似特征的基础上,再将不同之处进行比较,加以区别,即所谓脉象辨异。这样有比较有鉴别,更易于掌握,也便于诊察。

1)浮脉、芤脉、革脉、散脉:四种脉象的脉位均表浅,轻取皆可得。不同的是,浮脉举之有余,重按稍减而不空;芤脉浮大无力,中间独空,如按葱管;革脉浮取弦大搏指,外急中空,如按鼓皮;散脉浮而无根,至数不清。

2)沉脉、伏脉、牢脉:三种脉象的脉位均在皮下深层,故轻取不应。不同的是,沉脉重按乃得;伏脉较沉脉部位更深,须推筋着骨始得,甚则暂时伏而不见;牢脉沉取实大弦长,坚牢不移。

3)迟脉、缓脉、结脉:三者均属脉来迟慢。但迟脉一息不足四至;缓脉虽然一息四至,但脉来怠缓;结脉不仅脉动迟慢,且有不规则的歇止。

4)数脉、疾脉、滑脉、促脉:四种脉象的共同点是脉率均快于常脉。不同的是,数脉一息六至,来去快速;疾脉一息七八至;滑脉仅指脉动往来流利,应指圆滑似数;促脉不仅脉来快速,且有不规则的歇止。

5)细脉、微脉、弱脉、濡脉:四种脉象都是脉形细小且脉势无力。细脉形小而应指明显;微脉极软极细,若有若无,按之欲绝;弱脉沉细而无力;濡脉浮细而无力。

6)短脉、动脉:两者在脉搏搏动范围上都较小,仅关部明显。但短脉常兼迟涩;动脉脉形如豆,常兼滑数有力之象。

7)促脉、结脉、代脉:三者均属有歇止的脉象。但促脉数而中止,结脉缓中见止,两者歇止均不规则;

代脉脉来一止,但歇止有规则,歇止时间较长。

(三) 相兼脉

凡两种或两种以上的单因素脉相兼并见,复合构成的脉象称为"相兼脉"或"复合脉"。疾病是一个复杂的过程,既可由多种致病因素相兼为患,又会因疾病过程中正邪力量的变化,导致疾病的性质和病位随之而变,脉象可呈两种或两种以上兼见。

在28种病脉中,有些脉本身就是由几种单因素脉合成的,如弱脉由沉、细、软3种因素合成;濡脉由浮、细、软3种因素复合;动脉由滑、数、短三者复合;牢脉由沉、实、大、弦、长5种脉象复合而成。

在临床上,只要不是性质完全相反的脉,一般均可相兼出现。这些相兼脉象的主病,往往就是各种因素脉象主病的综合。临床常见的相兼脉及其主病列举如下:

(1) 浮紧脉:多见于外感寒邪之表寒证,或风寒痹病疼痛。
(2) 浮缓脉:多见于风邪伤卫,营卫不和的太阳中风证。
(3) 浮数脉:多见于风热袭表的表热证。
(4) 浮滑脉:多见于表证夹痰,常见于素体多痰湿而又感受外邪者。
(5) 沉迟脉:多见于里寒证。
(6) 沉弦脉:多见于肝郁气滞,或水饮内停。
(7) 沉涩脉:多见于血瘀,尤常见于阳虚而寒凝血瘀者。
(8) 沉缓脉:多见于脾虚,水湿停留。
(9) 沉细数脉:多见于阴虚内热或血虚。
(10) 弦紧脉:多见于肝郁化火或肝胆湿热、肝阳上亢。
(11) 弦滑数脉:多见于肝火夹痰,肝胆湿热或肝阳上扰,痰火内蕴等病证。
(12) 弦细脉:多见于痰热、湿热或食积内热。
(13) 洪数脉:多见于阳明经证、气分热盛,亦多见于外感热病。

综上所述,任何脉象都包含位、数、形、势等因素,当某一因素异常表现突出时,就以此单一因素而命名,如以脉位浮为单一的突出表现,而脉率适中,脉形和脉势不大不小、和缓从容,即称为浮脉;如脉位浮而脉率速,其他因素无异常时,称为浮数脉。又如脉位沉而脉形小,脉软无力时,可采用已经定义了的脉名——弱脉,亦可将几种特征并列而命名为沉细无力脉。总之,辨脉时务必分析各种因素,并将其作为辨证诊断的依据。

(四) 真脏脉

真脏脉是在疾病危重期出现的无胃、无神、无根的脉象,是病邪深重,胃气已败的征象,故又称"败脉""绝脉""死脉""怪脉"。

《黄帝内经·素问·玉机真藏论》说:"邪气胜者,精气衰也。故病甚者,胃气不能与之俱至于手太阴,故真脏之气独见,独见者,病胜脏也,故曰死。"真脏脉的形态在该文中亦有具体描述"真肝脉至中外急,如循刀刃责责然,如按琴瑟弦……真心脉至坚而搏,如循薏苡子累累然……真肺脉至大而虚,如以毛羽中人肤……真肾脉至搏而绝,如指弹石辟辟然……真脾脉至弱而乍数乍疏……诸真脏脉见者,皆死不治也"。

1. 釜沸脉
【特征】 脉在皮表,浮数之极,至数不清。
【意义】 多为三阳热极,阴液枯竭。

2. 鱼翔脉
【特征】 脉在皮表,似有似无,如鱼在水中游动。
【意义】 多为阳亡于外之候。

3. 虾游脉
【特征】 脉在皮表,如虾游水。
【意义】 多为三阴寒极。

4. 屋漏脉
【特征】 脉在筋肉之间,脉极缓慢,且间歇不匀。

【意义】 见于胃气营卫将绝。

5. 雀啄脉

【特征】 脉在筋肉间,脉来数急,脉律不齐。

【意义】 多为主脾气已绝。

6. 解索脉

【特征】 脉在筋肉之间,脉律不齐,乍疏乍密。

【意义】 多为肾与命门之气皆亡。

7. 弹石脉

【特征】 脉在筋肉之间,脉来如指弹石,毫无柔和软缓之感。

【意义】 多为肾水枯竭,孤阳独亢,阴液亡绝之象。

8. 偃刀脉

【特征】 如脉来弦急,如循刀刃。

【意义】 多为心亢血枯,卫气独居,无所归宿之象。

9. 转豆脉

【特征】 脉动短小而坚搏,如循薏苡子。

【意义】 多为血虚内热,或毒热炽盛。

10. 麻促脉

【特征】 脉如麻子之纷乱,细微而甚。

【意义】 多为心阳欲脱,阴阳离决。

七、妇人脉与小儿脉

(一)诊妇人脉

妇人有经、孕、产、育等特殊的生理活动及其病变,因而脉诊亦有一定的特殊性。

1. 诊月经脉 妇人左关、尺脉忽洪大于右手,口不苦,身不热,腹不胀,是月经将至。寸关脉调和而尺脉弱或细涩者,月经多不利。妇人闭经,尺脉虚细而涩者,多为精血亏少的虚闭;尺脉弦涩者,多为气滞血瘀的实闭。脉象弦滑者,多为痰湿阻于胞宫。

2. 诊妊娠脉 已婚妇女,平时月经正常,突然停经,脉来滑数冲和,兼饮食偏嗜者,多为妊娠之征。《黄帝内经·素问·阴阳别论》云,"阴搏阳别,谓之有子";《黄帝内经·素问·平人气象论》又云,"妇人手少阴脉动甚者,妊子也",指出了妊娠脉象之征。

3. 诊临产脉 妇人临产时,脉象会异于平常。《诸病源候论·妇人难产病诸候》中云,"诊其尺脉,转急如切绳转珠者,即产也";《脉经》卷九中谓,"妇人怀妊离经,其脉浮,设有痛引腰脊,为今欲生也";《医宗必读·新著四言脉诀》认为,"离经者,离乎正常之脉也",由上可知,临产妇人可出现不同于平常的脉象,其脉多浮,或脉数而滑或紧。清代王燕昌《医存》云,"妇人两中指顶节之两旁,非正产时则无脉……若此处脉跳,腹连腰痛,一阵紧一阵,二目乱出金花,乃正产时也";薛己《女科撮要·保产》亦指出,"欲产之时,但觉腹内转动……试捏产母手中指中节或本节跳动,方与临盆,即产矣",说明孕妇在平时无脉的中指中节或本节的两旁出现脉搏跳动,即是临产之兆。

(二)诊小儿脉

1. 诊小儿脉的方法 小儿寸口部位短,难以布三指以分三关,故诊小儿脉的方法与诊成人不同,常采用一指总候三部诊法,简称"一指定三关"。3~5岁患儿,以高骨中线为关,向高骨的前后两侧(掌间和肘端)转寻三部;6~8岁患儿,可以向高骨的前后两侧(掌间和肘端)挪动拇指,分别依寸、关、尺三部;9~10岁患儿,可以次第下指,依寸、关、尺三部诊脉;10岁以上患儿,可按诊成人脉的方法取脉。

2. 小儿正常脉象的特点 由于小儿脏腑娇嫩、形气未充,且生机旺盛、发育迅速,故正常小儿的平和脉象,较成人脉软而速,年龄越小,脉搏越快。若按成人正常呼吸定息,2~3岁小儿,脉动6~7次为常脉,为每分钟脉跳100~120次;5~10岁小儿,脉动6次为常脉,为每分钟跳100次左右。

3. 小儿常见的病脉和主病 一般小儿脉象相对单纯,主要以脉的浮、沉、迟、数辨病证的表、里、寒、热;以脉的有力、无力定病证的虚、实。浮脉多见于表证,浮而有力为表实,浮而无力为表虚;沉脉多见于里证,沉而有力为里实,沉而无力为里虚;迟脉多见于寒证,迟而有力为实寒,迟而无力为虚寒;数脉多见于热证,浮数为表热,沉数为里热,数而有力为实热,数而无力为虚热。此外,痰热壅盛或食积内停可见滑脉;湿邪为病可见濡脉。

八、脉诊的临床运用

脉象与主病之间的关系十分复杂。临床在分析脉象所反映的不同病证,或辨别病证所出现的不同脉象时,需注意以下几点。

（一）脉气独异

疾病中所表现出的某种特殊的脉象变化,即"独异脉"。如《景岳全书·脉神章》说:"独之为义,有部位之独也,有脏气之独也,有脉体之独也。部位之独者,谓诸部无恙,惟此稍乖,乖处藏奸,此某独也。脏气之独者,不得以部位为拘也,如诸见洪者皆是心脉……五脏之中,各有五脉,五脉互见,独乖者病……脉体之独者,如经所云,独小者病,独大者病,独疾者病,独迟者病……但行其一而即见病之本矣。"

(1) 部位之异：指某种脉象仅见于某一部,例如,左尺脉独弦,右寸脉独弱之类,这些脉的主病多与该部所属脏腑有关。如左关脉弦为肝郁,右寸脉弱为肺虚、左尺脉弱多肾虚等,依此类推。

(2) 脏气之独：指某些脉常见于相应脏腑的病证,如结、代、促脉常是心病的表现,其他如肝病多见弦脉、肺病常见浮脉、脾病常见缓脉、肾病的脉象多沉等,五脏之中,各有本脉,独见者病也。

(3) 脉体之独：指疾病突出表现为某种脉象,其所主的病证据律自知,如滑脉主痰湿、湿热、食积;紧脉主伤寒、痛证;濡脉主脾虚、湿困;伏脉主邪闭、厥病、痛极;芤脉见于亡血、伤阴等。

脉象一般以浮为在表,沉为在里;数多热,迟多寒;弦大为实,细微为虚。但这些表、里、寒、热、虚、实之间又有真假疑似,须加注意。如《景岳全书·脉神章》说:"浮虽属表,而凡阴虚血少,中气亏损者,必浮而无力,是浮不可以概言表;沉虽属里,而凡外邪初感之深者,寒束皮毛,脉不能达,其必沉紧,是沉不可以概言里。数为热,而真热者未必数,凡虚损之证,阴阳俱困,气血张皇,虚甚者数必甚,是数不可以概言热;迟虽为寒,凡伤寒初退,余热未清,脉多迟滑,是迟不可以概言寒。"

（二）脉症顺逆

脉症顺逆,是指根据脉与症的相应与不相应,来判断病情的顺逆。一般而言,脉与症相应者为顺,反之为逆。反映正气充盛能够抗邪、久病脉来沉、微、细、弱者为顺,说明正虽不足而邪亦不盛。若新病脉反见沉、细、微、弱,说明正气虚衰;久病脉反见浮、洪、数、实等,则表示正气衰而邪不退,均属逆证。

脉与症有时存在不相应者,故临床时当根据疾病的本质决定从舍,或舍脉从症,或舍症从脉。如自觉烦热,而脉见微弱者,必属虚火;腹虽胀满,而脉微弱者,则是脾胃虚弱之故。胸腹不灼而见脉大者,必非火邪;本无胀满疼痛,而脉见弦强者,并非实证。脉有从舍,说明脉象只是疾病表现的一个方面,因而只有四诊合参,才能全面认识疾病的本质。

需要指出的是,所谓"不相应",是指疾病的表现与医者的思维惯式存在"不相符"的现象。不论是脉的"不相应"或症的"不相应",均为疾病本质的真实反映。

九、脉诊的临床意义

脉诊是中医临床不可或缺的诊察内容。具临床意义可归纳为以下4个方面。

1. 辨别病位　疾病部位有表里之分,外感病大多病位表浅,脉象多浮;内伤杂病多伤及气血阴阳,病变部位相对在里,故脉象大多不浮。若病在气,气虚为虚脉,气滞为短脉;病在血,则血虚为细脉,血瘀为涩脉,血寒为沉迟或弦紧脉,血热为滑数脉。病在五脏,脾虚多见濡脉,肝病多见弦脉,肺病多见虚脉,肾虚多见细弱脉,心病多见结、代、促、迟、数等脉。

2. 判断病性　病证复杂多变,但病性无外乎寒热虚实。脉象能较为客观地反映疾病的性质。寒病脉多迟、紧、弦;热病脉多数、滑、洪;虚证脉多虚弱无力,如细、弱、濡、缓、微、散等;实证脉多应指力强,如洪、弦、滑、长、紧等。

3. 推求病因病机　从脉象推测病因病机在许多古医籍中都有记载。如《金匮要略·水气病脉证并治》曰:"寸口脉沉而迟,沉则为水,迟则为寒,寒水相搏。"又如《金匮要略·胸痹心痛短气病脉证并治》曰:

"脉阳微阴弦,即胸痹而痛。"阳微阴弦是指关前(寸部)脉微弱,关后(尺部)脉弦急,阳微为胸阳不足,阴弦为阴邪内盛,两者结合,说明上焦阳虚,下焦阴邪乘虚冲逆于上,导致胸痹而痛。

4. 估测疾病预后 在疾病发生发展过程中,及时准确地辨清脉象,对预测疾病的进退,具有一定临床意义。如外感病脉象由浮转沉,病证由表入里,病情加重。若实热证热势渐退,脉象和缓,是热退将愈之候;反之,脉急数,烦躁不安,则病情加重。若久病、重病,虽精神不振,但脉渐和缓有力,是胃气渐复,疾病向愈之佳兆。

第二节 按 诊

按诊是医者用手直接触摸按压患者的某些体表部位,以了解局部的冷热、润燥、软硬、压痛、肿块或其他异常变化,来收集病情资料,诊察疾病的一种方法。

按诊可补望诊之不足,同时亦可为问诊提示重点,特别是对脘腹部疾病的诊断有着更为重要的作用。例如,肠痈、癥瘕(肿瘤、肥气、肝积、肠覃、石瘕之类)等,通过按诊可以进一步探明疾病的部位、性质和程度。

一、按诊的方法与注意事项

(一)选择体位

按诊前首先需选择好适当的体位,充分暴露按诊部位。一般患者应取坐位、仰卧位或侧卧位。患者取坐位时,医者应面对患者而坐或站立进行。用左手稍扶病体,右手触摸按压某一局部。这种体位多用于皮肤、手足、腧穴的按诊。

按胸腹时,患者须采取仰卧位,全身放松,两腿自然伸直,两手臂放在身旁,医者站在患者右侧,用右手或双手对患者胸腹某些部位进行切按。在切按腹内肿块或腹肌紧张度时,可让患者屈起双膝,使腹肌松弛或做深呼吸,以便于切按。

有些病证也可采取侧卧位。右侧位按诊时,患者右下肢伸直,左下肢屈髋、屈膝;左侧位按诊时,患者左下肢伸直,右下肢屈髋、屈膝,进行触摸推寻。此种方法,常用于仰卧位触摸不清或难以排除时,换位后再进一步确诊。

对腹部肿瘤的按诊,必要时亦可采取肘膝位,患者用两肘、两膝趴在检查床上,医者站在患者左侧,用右手稍抚患者腰背部,左手按摸推寻患者腹部。

(二)选择手法

按诊主要有触、摸、按、叩4种手法。

1. 触法 触法是医者将自然并拢的第2～5手指掌面或全手掌轻轻接触或轻柔地滑动触摸患者局部皮肤,以了解肌肤的凉热、润燥等的一种检查方法。此法用于分辨病属外感还是内伤,汗出与否,以及阳气津血的盈亏。

2. 摸法 摸法是医者用指掌稍用力寻抚局部,以探明局部的感觉、有无疼痛和肿物,以及肿胀部位的范围及肿胀程度等的一种检查方法。此法用于辨别病位及病性的虚实。

3. 按法 按法是以重手按压或推寻局部,以了解深部有无压痛或肿块,肿块的形态、大小,质地的软硬、光滑度,活动程度等的一种检查方法。此法用于分辨脏腑虚实和邪气的痼结情况。

以上三法的区别表现在指力轻重不同,所达部位浅深有别。触则用手轻诊皮肤,摸则稍用力达于肌层,按则重指力诊筋骨或腹腔深部,临床操作时可综合运用。

按诊的顺序一般是先触摸,后按压,由轻而重,由浅入深,从健康部位开始,逐渐移向病变区域,先远后近,先上后下地进行诊察。所谓"先上后下"是对患者诊察的整体部位而言,就病变的某一局部的按诊来说,有时是从下向上的逐步寻摸,如肝、脾按诊,寻按方向要根据病证的需要来确定。

4. 叩法 叩法,即叩击法,是医者用手叩击患者身体某部,使之震动产生叩击音、波动感或震动感,以此来确定病变的性质和程度的一种检查方法。叩击法有直接叩击法和间接叩击法两种。

(1)直接叩击法:是医者用中指指尖或并拢的2～5指的掌面轻轻地直接叩击或拍打按诊部位,通过听音响和叩击手指的感觉来判断病变部位的情况。例如，对臌胀患者腹部可进行直接叩诊，医者根据叩击音及手感，来辨别气臌或水臌。若叩之音如击鼓者为气臌；叩之音实而浊者为水臌。也可将手放于患者腹部两侧对称部位，用一侧手叩击，若对侧手掌感到有震动波者，是有积水的表现。

(2) 间接叩击法：有拳掌叩击法和指指叩击法。

1) 拳掌叩击法：是医者用左手掌平贴在患者的诊察部位，右手握成空拳叩击左手背，边叩边询问患者叩击部位的感觉、有无局部疼痛，医者根据患者的感觉及左手的震动感，来推测病变部位、性质和程度。

此法临床常用以诊察腹部和腰部疾病，例如，用此法诊察腰部，若患者有叩击痛时，除考虑可能与局部骨骼疾病有关外，主要与肾脏疾病有关。

2) 指指叩击法：是医者用左手中指第2指节紧贴病体需诊察的部位，其他手指稍微抬起，勿与体表接触，右手指自然弯曲，第2、4、5指微翘起，以中指指端叩击左手中指第2指节前端，叩击方向应与叩击部位垂直，叩时应用腕关节与掌指关节活动之力，指力要均匀适中，叩击动作要灵活、短促、富有弹性，叩击后右手中指应立即抬起，以免影响音响。

此法患者可采取坐位或仰卧位，常用于胸背腹及肋间的诊察，如两肋叩击音实而浊，多为悬饮之表现。

(三) 注意事项

(1) 按诊的体位及触、摸、按、叩4种手法的选择应具有针对性。临诊时，必须根据不同疾病要求的诊察目的和部位，选择适当的体位和方法。否则，将难以获得准确的诊断资料，亦即失去按诊的意义。

(2) 医者举止要稳重大方，态度要严肃认真，手法要轻巧柔和，避免突然暴力或冷手按诊，以免引起患者精神和肌肉紧张，以致不能配合，影响诊察的准确性。

(3) 注意争取患者的主动配合，使患者能准确地反映病位的感觉。如诊察患者肝、脾时，请患者做腹式呼吸运动，随着患者的深吸气，有节奏地进行按诊。同时，亦可让患者由仰卧位改为侧卧位配合诊察。

(4) 要边检查边注意观察患者的反应及表情变化，注意对侧部位及健康部位与疾病部位的比较，以了解病痛所在的准确部位及程度。

(5) 要边询问是否有压痛及疼痛程度，边通过谈话了解病情，以转移患者的注意力，减少患者因精神紧张而出现的假象反应，保证按诊检查结果的准确性。

二、按诊的内容

临床上常用的按诊内容有按胸胁、按脘腹、按肌肤、按手足、按腧穴等。

(一) 按胸胁

根据病情的需要，有目的地对前胸和胁肋部进行触摸、按压或叩击，以了解局部及内脏病变的情况。胸胁的部位：胸胁即前胸和侧胸部的统称。前胸部即缺盆（锁骨上窝）至横膈以上。侧胸部，又称胁肋部或胁部，即胸部两侧，由腋下至11、12肋骨端的区域（图4-3）。

传统上，"胸"指缺盆下，腹之上有骨之处；胸骨体下端尖突谓之"鸠尾"；肌肉部分谓之"膺"；肋骨下之软肋处谓之"季肋"；左乳下心尖搏动处为"虚里"。

胸为人体上焦的主要组成部分，包含胸廓、虚里、乳房等重要组织，胸内藏心、肺，胁内包括肝、胆。因此，胸胁按诊除可排除局部皮肤、经络、骨骼病变外，主要用以诊察心、肺、肝、胆、乳房等脏器组织的病变。

1. 按胸 胸为心、肺所居之处，按胸部可以了解心、肺、虚里及腔内（胸膜）等的病变情况。

胸部按诊，患者多采取坐位，若患者不能坐时，可先仰卧位诊察前胸，然后侧卧位诊察侧胸及背部。方法多采用触法、摸法和指指叩击法，采取指指叩击法叩击时，左手中指应沿肋间隙滑行（与肋骨平行），右手指力应适中。顺序应由上而下地按前胸、侧胸和背部进行，并应注

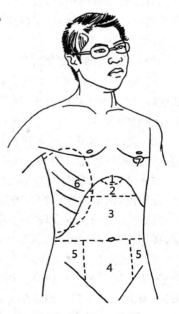

图4-3 胸腹部位划分图
1. 心下 2. 胃脘 3. 大腹 4. 小腹
5. 少腹 6. 胁肋 7. 虚里

意两侧对称部位的比较。

正常胸(肺)部叩诊呈清音,但胸肌发达者、肥胖者或乳房较大者叩诊稍浊,背部较前胸音浊,上方较下方音浊。胸部自上而下叩诊时,浊音与实音交界处即为肺下界,平静呼吸时,正常肺下界为锁骨中线第6肋(左侧可因胃脘鼓音区的影响而有变动)、腋中线第8肋、肩胛线第10肋。

肺下界下移可见于肺胀、腹腔脏器下垂等;肺下界上移可见于肺痿、悬饮、腹内肿瘤或癥瘕等。前胸高突,叩之膨膨然有如鼓音,其音清者,系肺气壅滞所致,多为肺胀,亦可见于气胸;叩之音浊或呈实音,并有胸痛,亦多为饮停胸膈,或肺痨损伤,或肺内有肿瘤,或为肺痈、痰热壅肺。胸部压痛,有局限性青紫肿胀者,多因外伤(肋骨骨折等)所致。

[附] 按虚里

虚里即心尖搏动处,位于左乳下第4、5肋间,乳头下稍内侧,当心脏收缩时,心尖向胸壁冲击而引起局部胸壁的向外搏动,可用手指指尖可触到。

诊虚里时,一般患者采取坐位和仰卧位,医者位于患者右侧,用右手全掌或指腹平抚于虚里部,并调节压力。按诊内容包括有无搏动,搏动部位、范围、强度、节律、频率、聚散等,以了解宗气之强弱、疾病之虚实、预后之吉凶,尤其当危急病证寸口脉不明显时,诊虚里更具有重要的诊断价值。

虚里为诸脉之所宗。虚里按之应手,动而不紧,缓而不怠,动气聚而不散,节律清晰一致,一息四五至,是心气充盛,宗气积于胸中的正常征象。

病理情况下,虚里搏动移位可因心痹、先天性心脏病等而使心脏增大;臌胀、癥积等而使腹部胀大,心位抬高;气胸、悬饮、肿瘤等胸腔疾病;胸部畸形,如漏斗胸、脊柱弯曲等而导致。虚里按之其动微弱者为不及,是宗气内虚之证,或为饮停心包之支饮;搏动迟弱,或久病体虚而动数者,多为心阳不足;按之弹手,洪大而搏,或绝而不应者,是心肺气绝,属于危候。孕妇临产前后,虚里动高者为恶候;虚损劳瘵之病,虚里日渐动高为病进;虚里搏动数急而时有一止,为宗气不守;虚里搏动迟弱,或久病体虚而动数者,皆为心阳不足;胸高而喘,虚里动散漫而数者,为心肺气绝之兆;虚里动高,聚而不散者,为热甚,多见于外感热邪、小儿食滞或痘疹将发之时。

因惊恐、大怒或剧烈运动后,虚里动高,片刻之后即能平复如常,不属病态;肥胖之人,因胸壁较厚,虚里搏动不明显,亦属生理现象。

2. 按胁 肝胆位居右胁,肝胆经脉分布两胁,故按胁肋主要是了解肝胆疾病。脾脏叩诊区在左侧腋中线第9～11肋间,宽为4～7厘米的部位,左胁部按诊应考虑排除脾脏病变。

按胁部常采取仰卧位或侧卧位,除在胸侧腋下至肋弓部位进行按、叩外,还应从上腹部中线向两侧肋弓方向轻循,并按至肋弓下,以了解胁内脏器状况。按诊时应注意是否有肿块及压痛,肿块的质地、大小、形态等。正常情况下,两胁部(包括肋缘下)无脏可触及,无压痛。只有腹壁松弛的瘦人,深吸气时在肋弓下缘可触到肝脏下缘,质地柔软,无压痛。

若胁痛喜按,胁下按之空虚无力,为肝虚;胁下肿块,刺痛拒按,为血瘀。若右胁下肿块,质软,表面光滑,边缘钝,有压痛,多为肝热病、肝著等;若右胁下肿块,质硬,表面平或呈小结节状,边缘锐利,压痛不明显,可能为肝积;若右胁下肿块,质地坚硬,按之表面凹凸不平,边缘不规则,常有压痛,应考虑肝癌;若右侧腹直肌外缘与肋缘交界处附近触到梨形囊状物,并有压痛,多为胆石、胆胀等胆囊病变。左胁下痞块,多为肥气等脾脏病变;疟疾后左胁下可触及痞块,按之硬者为疟母。

(二) 按脘腹

按脘腹是通过触按、叩击胃脘部及腹部,了解其凉热、软硬、胀满、肿块、压痛及脏器大小等情况,从而推断有关脏腑的病变及证候性质的诊法。

1. 脘腹分区 脘腹各部位的划分:膈以下统称腹部。大体分为心下、胃脘、大腹、小腹、少腹等部分。剑突的下方,称为心下;心下的上腹部,称胃脘部;脐以上的部位称大腹;有称脐周部位为脐腹者;脐以下至耻骨上缘称小腹;小腹的两侧称少腹。

按腹部主要是诊断肝、胆、脾、胃、肾、小肠、大肠、膀胱、胞宫及其附件组织的病证。按诊时,根据所诊脏腑的不同,首先确定诊区目标。一般肝脏诊区位于大腹右上方至右肋缘下及剑突下方;脾脏诊区位于大腹左侧上方至左肋缘下方;胆位于大腹右侧腹直肌外缘与肋缘交界处;胃位于上腹部偏左;肠位于脐周围(十二指肠在脐右上方,小肠及肠管在脐周围),乙状结肠在左髂窝部,盲肠位于右下腹;肾脏诊区位于腰部左右肋缘下方;膀胱、胞宫位于小腹部耻骨联合的上方;胞宫附件位于左右少腹部。

2. 脘腹按诊的方法 通常采用仰卧位或侧卧位。取坐位时,医者应在患者右侧,左手稍扶患者肩背部,右手第2～5指自然并拢,用指腹或示指桡侧按腹;取仰卧位时,患者两腿稍屈曲,以免局部肌肉紧张,医者应在患者右侧,右手第2～5指自然并拢,用指腹或示指桡侧按寻。无论采取何种体位,按时皆从脐水平线处开始逐渐移向上腹部剑突下方,如果有明显痞块,应从健康部位逐渐移向病变部位。按时应由浅入深,由轻而重,指力适中。边按边询问,边观察患者的表情。注意了解局部按诊情况,有无胀满、痞块、软硬程度,以及有无压痛和压痛程度等。

肝的按诊,患者宜取仰卧位,两腿屈起,医者位于患者右侧,以左手掌及四指置于患者右腰部并向上托,大拇指固定于右肋下缘,以右手平放于脐部右侧,用并拢的四指尖部或示指桡侧对着肋缘,并压向深部,在患者吸气时,右手手指稍向肋缘方向推进,但勿随腹壁抬起,如此,逐渐向肋缘按摸。

脾的按诊,患者可采取仰卧或右侧卧位,两腿稍屈曲,医者以左手掌置于患者左胸外侧第7~10肋处,固定胸廓,右手平放于腹部,与肋弓成垂直方向,以稍弯曲的手指末端轻压向腹深部,并随患者腹式呼吸运动逐渐由下向上接近左肋弓,以寻摸有无肿大的脾脏。

肾脏按诊时,一般采取仰卧位,必要时亦可采取立位。诊右肾时,医者在患者右侧,右手放在右季肋部,以微曲的指端置于肋缘下方,左手平放于右后腰部肾区,随患者呼吸将右手逐渐压向腹深部,同时以左手将后腹壁推向前方,前后两手相互配合寻按肾脏。诊左肾时,医者位于患者左侧,两手相对地更换位置,如上法进行寻按。

3. 脘腹按诊的内容 按诊脘腹部,主要应了解其凉热、软硬、胀满、肿块、压痛及脏器大小等,以推断脏腑病位和证候性质。

一般而言,凡腹部按之肌肤凉而喜温者,多属寒证;腹部按之肌肤灼热而喜凉者,多属热证;腹痛喜按者,多属虚证;腹痛拒按者,多属实证。

正常人腹壁按之柔软、张力适度。若全腹紧张度降低,触之松软无力,多见于久病重病之人,精气耗损,气血亏虚,以及体弱年老之人和经产妇等;若全腹紧张度消失,多见于痿病和脊髓受损所导致的腹肌瘫痪等;全腹高度紧张,状如硬板,常因急性胃肠穿孔或脏器破裂而引起;若右下腹紧张,多见于肠痈患者;湿热蕴结胆腑,胆汁瘀滞者,可见右上腹紧张。凡脘腹部按之手下饱满充实而有弹性、有压痛者,多为实满;若脘腹部虽然膨满,但按之手下虚软而缺乏弹性,无压痛者,多属虚满。脘部按之有形而胀痛,推之辘辘有声者,为胃中有水饮。腹部高度胀大,如鼓之状者,称为臌胀。鉴别臌胀类别时,医者两手分置于腹部两侧相对位置,一手轻轻叩拍腹壁,另一手则有波动感,按之如囊裹水者,为水臌;一手轻轻叩拍腹壁,另一手无波动感,以手叩击如击鼓之膨膨然者,为气臌。当腹腔内有过多液体潴留时,因重力的关系,可通过体位的改变,在腹腔低处叩击呈浊音;若肠内有气体存在,叩击呈鼓音,此鼓音区域多漂浮在腹水浊音区上面。另外,肥胖之人腹大如鼓,按之柔软,无脐突,无病证表现者,不属病态。若腹部有肿块,按诊时要注意肿块的部位、形态、大小、硬度、有无压痛和能否移动等情况。凡肿块推之不移,痛有定处者,为癥积,病属血分;肿块推之可移,或痛无定处,聚散不定者,为瘕聚,病属气分。肿块大者为病深;形状不规则,表面不光滑者为病重;坚硬如实者为恶候。若腹中结块,按之起伏聚散,往来不定,或按之形如条索状,久按转移不定,或按之手下如蚯蚓蠕动者,多为虫积。小腹部触及肿物,若触之有弹性,不能被推移,呈横置的椭圆或球形,按压时有压痛,有尿意,尿排空后肿物消失者,多系因积尿所致而胀大的膀胱;尿排空后小腹肿物不消,若系妇女停经后者,多为怀孕而胀大的胞宫,否则可能是石瘕等胞宫或膀胱肿瘤。

腹部压痛的出现,多表示该处腹腔内的脏器有损害。右季肋部压痛,见于肝、胆、右肾和降结肠病变;上腹部压痛,见于肝、胆、胃脘、胰和横结肠病变;左季肋部压痛,见于脾、左肾、降结肠等病变;右腰部压痛,多见于肾和升结肠病变;脐部压痛,见于小肠、横结肠、输尿管病变;左腰部压痛,见于左肾、降结肠病变;下腹部压痛,常见于膀胱疾病、肠痈或女性生殖器官病变。左少腹作痛,按之累累有硬块者,多为肠中有宿粪;右少腹作痛而拒按,或出现"反跳痛"(按之局部有压痛,若突然移去手指,腹部疼痛加剧),或按之有包块应手者,常见于肠痈等。当触及肾脏时,患者往往会有类似恶心的不适感觉。如在吸气时能触到1/2以上的肾脏,即可诊为肾下垂。当触及肾脏肿大时,多提示肾痈、肾盂积水或肾脏肿瘤。肾水、肾瘅、肾著、肾痨、肾石等肾病患者,有的可以在肾区(肋脊角处)出现不同程度的叩击痛。

妇女妊娠3个月后,一般可以在其小腹部触及胀大的胞宫;妊娠5~6个月时,胞宫底约与脐平;妊娠7个月时,胞宫底在脐上3横指;妊娠9个月至足月时,胞宫底在剑突下2横指。如妊娠后腹形明显大于正常,皮肤光亮,按之胀满者,多为胎水肿满;如腹形明显小于正常,而胎儿尚存活者,多为胎萎不长。

（三）按肌肤

按肌肤是通过触摸某些部位的肌肤,诊察其寒热、润燥、滑涩、疼痛、肿胀、皮疹疮疡等情况,以判断分

笔记栏

析病情的诊断方法。

1. 按肌肤的方法 按肌肤时,可根据病变部位的不同,选择适宜的体位,以充分暴露按诊部位为原则,医者位于患者右侧,右手手指自然并拢,掌面平贴诊部肌肤之上轻轻滑动,以诊肌肤的寒热、润燥、滑涩,有无皮疹、结节、肿胀、疼痛等。

若患者有疼痛时,医者应在局部进行轻重不同程度的按压,以找准疼痛的部位、范围、程度和性质。若发现有结节时,应对结节进一步按诊,可用右手拇指与示指寻其结节边缘及根部,以确定结节的大小、形态、软硬程度、活动情况等。若诊察有肿胀时,医者应用右手拇指或示指在肿胀部位进行按压,以掌握肿胀的范围、性质等。疮疡按诊,医者可用两手拇指和示指自然伸出,其余三指自然屈曲,用两手示指寻按疮疡根底及周围肿胀的状况,未破溃的疮疡,可用两手示指对应夹按,或用一手示指轻按疮疡顶部,另一手示指置于疮疡旁侧,诊其软坚,有无波动感,以了解成脓的程度。

2. 按肌肤的内容

(1)诊寒热:按肌肤的寒热可了解人体阴阳的盛衰、病邪的性质等。一般肌肤寒冷、体温偏低者,为阳气衰少;若肌肤冷而大汗淋漓、脉微欲绝者,为亡阳之证。肌肤灼热,体温升高者,多为实热证;若汗出如油,四肢肌肤尚温而脉躁疾无力者,为亡阴之证。身灼热而肢厥,为阳热内闭,不得外达,属真热假寒证。外感病汗出热退身凉,为表邪已解;皮肤无汗而灼热者,为热甚。身热初按热甚,久按热反转轻者,为热在表;久按其热反甚者,为热在里。肌肤初扪之不觉很热,但扪之稍久即感灼手者,称身热不扬,常兼头身困重、脘痞、苔腻等症状,主湿热蕴结证。由于湿性黏滞,湿邪遏制,阳热内伏而难以透达于外,湿郁热蒸,故身热而不扬。局部病变通过按肌肤之寒热可辨证之阴阳。皮肤不热,红肿不明显者,多为阴证;皮肤灼热而红肿疼痛者,多为阳证。

(2)诊润燥滑涩:通过触摸患者皮肤的滑润和燥涩,可以了解汗出与否及气血津液的盈亏。一般皮肤干燥者,尚未出汗;湿润者,身已出汗;干瘪者,为津液不足;肌肤滑润者,为气血充盛;肌肤枯涩者,为气血不足。新病皮肤多滑润而有光泽,为气血未伤之表现。久病肌肤枯涩者,为气血两伤;肌肤甲错者,多为血虚失荣或瘀血所致。

(3)诊疼痛:通过触摸肌肤疼痛的程度,可以分辨疾病的虚实。一般肌肤濡软,按之痛减者,为虚证;硬痛拒按者,为实证;轻按即痛者,病在表浅;重按方痛者,病在深部。

(4)诊肿胀:用重手按压肌肤肿胀程度,以辨别水肿和气肿。按之凹陷,不能即起者,为水肿;按之凹陷,举手即起者,为气肿。

(5)诊疮疡:触按疮疡局部的凉热、软硬,可判断证之阴阳寒热。一般肿硬不热者,属寒证;肿处灼手而有压痛者,属热证;根盘平塌漫肿者,属虚证;根盘收束而隆起者,属实证。患处坚硬多无脓;边硬顶软的已成脓。正常肌肤温润而有光泽,富有弹性,无皮疹、肿胀、疼痛、疮疡、结节等。

(6)诊尺肤:即通过触摸患者肘部内侧至掌后横纹处之间的肌肤,以了解疾病虚实寒热性质的诊察方法。诊尺肤可采取坐位或仰卧位。诊左尺肤时,左手握住患者手掌,同时向桡侧转辗前臂,使前臂内侧面向上平放,尺肤部充分暴露,医者用右手指腹或手掌平贴尺肤处并上下滑动来感觉尺肤的寒热、滑涩缓急(紧张度);诊右尺肤时,医者的操作手法同上,左、右手置换位置、方向相反。诊尺肤应注意左、右尺肤的对比。

根据尺肤部缓急、滑涩、寒热的情况,来判断疾病的性质。诊尺肤早在《黄帝内经·灵枢·论疾诊尺》就有记载,"余欲无视色持脉,独调其尺,以言其病,从外知内。审其尺之缓急、小大、滑涩,肉之坚脆,而病形定矣"。健康人尺肤温润滑爽而有弹性。若尺肤部热甚,多为热证;尺肤部凉,多为泄泻、少气;按尺肤窅而不起者,多为风水;尺肤粗糙如枯鱼之鳞者,多为精血不足,或有瘀血内阻。

(四)按手足

按手足是通过触摸患者手足部位的冷热程度,以判断病情的寒热虚实及表里内外顺逆。

按诊时患者可取坐位或卧位(仰、侧皆可),充分暴露手足。医者可单手抚摸,亦可用双手分别抚握患者双手足,并做左右比较。按诊的重点在手足心寒热的程度。

正常情况下手足是温润的。诊手足寒温,对判断阳气存亡,推测疾病预后,具有重要意义。若阳虚证,四肢犹温,为阳气尚存;若四肢厥冷,多病情深重。手足俱冷者,为阳虚寒盛,属寒证;手足俱热者,多为阳盛热炽,属热证。热证见手足热者,属顺候;热证反见手足逆冷者,属逆候,多因热盛而阳气闭结于内,不得外达,即热深厥亦深的表现,应注意鉴别。

诊手足时,还可做比较诊法。如手足心与手足背比较,若手足背热甚者,多为外感发热;手足心热甚者,多为内伤发热。即《东垣十书·辨手心手背》所说,"内伤及劳役饮食不节病,手心热,手背不热;外伤风寒,则手背热,手心不热";手心热与额上热比较,若额上热甚于手心者,为表热;手心热甚于额上者,为里热。

(五) 按腧穴

按腧穴是通过按压身体某些特定穴位的变化和反应来判断内脏某些疾病的方法。

腧穴是脏腑经络之气转输之处,是内脏病变反映于体表的反应点。因此,早在《黄帝内经·灵枢·背腧》就有记载,"欲得而验之,按其处,应在中而痛解,乃其输也"。

按腧穴可据按诊需要,取坐位或卧(仰卧、俯卧、侧卧)位,关键在于找准腧穴。医者用单手或双手示指或拇指按压腧穴,若有结节或条索状物时,手指应在穴位处滑动按寻,以进一步了解指下物的形态、大小、软硬程度、活动情况等。按腧穴要注意发现穴位上是否有结节或条索状物,有无压痛或其他敏感反应,然后结合望、闻、问诊所得资料综合分析判断疾病。

正常腧穴按压时有酸胀感、无压痛、无结节或条索状物、无异常感觉和反应。腧穴的病理反应,或有明显压痛,或有结节,或有条索状物,或有其他敏感反应等。如肺俞穴摸到结节,或按中府穴有明显压痛者,为肺病的反应;按上巨虚穴下1~2寸处有显著压痛者,为肠痈的表现;肝病患者在肝俞或期门穴常有压痛等。这种具有诊断意义的特定腧穴,在《黄帝内经·灵枢·九针十二原》记载有十二原穴,曾说:"五脏有疾也,应出十二原,而原各有所出,明知其原,睹其应,而知五脏之害矣。"临床观察发现,背部腧穴亦同样具有重要的诊断价值。

诊断脏腑病变的常用腧穴如下。

(1) 肺病:中府、肺俞、太渊。

(2) 心病:巨阙、膻中、大陵。

(3) 肝病:期门、肝俞、太冲。

(4) 脾病:章门、太白、脾俞。

(5) 肾病:气海、太溪。

(6) 大肠病:天枢、大肠俞。

(7) 小肠病:关元。

(8) 胆病:日月、胆俞。

(9) 胃病:胃俞、足三里。

(10) 膀胱病:中极。

(赵　敏　张亚军　孙　立)

第五章 八纲辨证

导 学

本章主要介绍八纲与八纲辨证的基本概念，八纲的基本证候，以及八纲证候之间的关系、八纲辨证的意义。在掌握基本概念和八纲基本证候特征表现和鉴别点的基础上，重点掌握八纲证候之间的4种关系。其中，里邪出表和因虚致实为本章的2个难点。

目的要求

1. 掌握八纲辨证的概念和八纲基本证候之间的鉴别；八纲证候之间的关系，重点掌握表实寒证、表实热证和表虚证，以及寒热真假、虚实真假的鉴别。
2. 熟悉八纲辨证的意义。
3. 了解八纲辨证的源流。

八纲，即表、里、寒、热、虚、实、阴、阳8个辨证纲领，阴阳为总纲。医生运用八纲，对诊法所获得的病情资料进行分析综合，从而辨别疾病的部位、性质、正邪斗争的盛衰，以及归纳疾病类别属性的方法，称为八纲辨证。

疾病的表现尽管复杂，但基本上都可以八纲来归纳。如根据病位的浅深，可区分为表证与里证；而疾病的性质，可判定为寒证与热证；正邪斗争的盛衰，可辨别为实证与虚证；病证的类别，无非阳证与阴证。运用八纲辨证，将错综复杂的病情资料，归纳为表与里、寒与热、虚与实、阴与阳四对纲领性证候，以此掌握病证的要领，确定大致类型，预测病情的发展趋势，为治疗提供依据。其中，阴阳作为总纲，可以概括其他六纲，即里、寒、虚属阴，表、热、实属阳。

八纲证候，并非8个截然分开的独立证候，八纲之间互相联系，不可分割。八纲证候之间存在相兼、错杂、转化、真假等复杂关系。

八纲的内容，《黄帝内经》即有提及，汉代张仲景将八纲具体地运用于伤寒及杂病的诊疗之中。明代张景岳在《景岳全书·传忠录》中专设"阴阳篇"和"六变篇"，明确提出"二纲六变"说，"二纲"即阴阳两纲，"六变"即表与里、寒与热、虚与实，并以"二纲"统"六变"，明确提出了将此作为辨证纲领。近代祝味菊《伤寒质难》指出："所谓'八纲'者，阴、阳、表、里、寒、热、虚、实是也"，标志着"八纲"名称的正式提出。第二版《中医诊断学》（上海科学技术出版社，1964年）教材中，正式将八纲纳入辨证体系。

第一节 八纲基本证候

一、表里辨证

表里是辨别病位浅深和病势轻重的纲领。

表与里是相对的部位概念。如皮肤与筋骨相对、躯壳与脏腑相对、脏与腑相对、经络与脏腑相对等。一般而言，躯体的皮毛、肌腠、经络相对在外，而脏腑、气血、骨髓相对在内。病在外属表，在内属里。

表里辨证主要适用于外感病。一般来说，表证邪浅病轻，里证邪深病重。表邪入里则病进，里邪出表则病退。

（一）表证

【概念】 表证指六淫邪气从皮毛、口鼻侵犯人体肌表、经络所形成的证候。多见于外感病初期，具有起病急、病程短、病位浅、病势轻、治疗易的特点。

【临床表现】 新起恶（风）寒，发热，头身疼痛，喷嚏，鼻塞流涕，咽喉痒痛，或咳嗽，苔薄，脉浮。

笔记栏

【证候分析】 六淫邪气客于皮毛肌腠,首犯卫阳。卫阳被遏,卫阳温煦失职,可见恶风、恶寒;遏阳与邪气相争,则致发热。外邪郁滞经络,气血运行不畅,"不通则痛",故见头身疼痛。外邪侵犯肺系,肺气失宣,则见喷嚏、鼻塞流涕、咽喉痒痛、咳嗽等肺系症状。邪气在表,尚未入里,苔薄而无明显变化;外邪袭表,正气趋表抗邪,脉气鼓动于外,故脉浮。

（二）里证

【概念】 里证指病变部位深在于内（脏腑、气血、骨髓）的一类证候。多见于外感病的中、后期,或内伤病中,具有病位较深、病情较重、病程较长的特点。

【临床表现】 里证病因复杂,病位广泛。临床表现难以一一描述,详见脏腑、气血津液等病变证候。

【证候分析】 里证的成因有三:一是外邪不解,内传入里;二是外邪直中脏腑;三是情志内伤、饮食劳倦等扰乱气血,损伤脏腑。

由于里证形成的原因不同,所在部位各异,因此,其证候表现繁多。凡不属表证及半表半里证的证候,都属于里证的范畴,即所谓"非表即里"。

（三）半表半里证

【概念】 半表半里证指病变既未完全在表,又未完全入里,正邪相搏于表里之间所形成的证候。

【临床表现】 寒热往来,胸胁苦满,心烦喜呕,不欲饮食,口苦,咽干,目眩,苔薄,脉弦。

【证候分析】 半表半里证多是外邪由表入里的过程,邪气不太盛,正气也未衰,正邪相争,互有胜负,两者交争于表里之间而成。在六经辨证中称为少阳病证,详见后述。

（四）表里证的鉴别要点

鉴别表证和里证,主要审察寒热表现、脏腑症状是否突出、舌象、脉象等变化。一般而言,外感病恶寒发热并见者,属表证;但热不寒或但寒不热或无寒热者,属里证。表证可见鼻塞流涕、喷嚏及咽喉不适等肺系症状,脏腑症状不突出;而里证可见咳喘、心悸、腹痛、呕泻、烦躁等明显的脏腑症状。表证舌苔变化不明显;里证舌象可有多种变化。表证多见浮脉;里证一般可见除外浮脉的多种脉象。半表半里证则见寒热往来、脉弦等特征表现。

二、寒热辨证

寒热是辨别疾病性质的纲领。

寒证与热证反映着机体阴阳的偏盛与偏衰。"阳盛则热,阴胜则寒"（《黄帝内经·素问·阴阳应象大论》）,"阳虚则外寒,阴虚则内热"（《黄帝内经·素问·调经论》）,即阳盛或阴虚表现为热证,阴盛或阳虚则表现为寒证。所谓"寒热乃阴阳之化也"（《景岳全书·传忠录》）。因此,寒热辨证亦即辨别阴阳盛衰的纲领。

（一）寒证

【概念】 寒证指感受寒邪,或机体阳虚阴盛所表现的证候,即疾病性质属寒的一类证候。

【临床表现】 恶寒或畏寒喜暖,冷痛,面色淡（㿠）白,肢冷蜷卧,口淡不渴,或痰、涎、涕清稀,小便清长,大便稀溏,舌淡苔白而润,脉迟或紧。

【证候分析】 寒证多因外感阴寒邪气,或因内伤久病而阳气耗伤,或过服生冷寒凉,阴寒内盛所致。体质壮实,病程较短者,多为实寒证;内伤久病,阳气耗损,而阴寒偏盛者,多为虚寒证。风寒邪气袭于肌表,起病急,病程短,多为表寒证;寒邪客于脏腑,或阳虚阴盛所致者,多为里寒证。

寒邪侵犯或阳气不足,形体失于温煦,故见恶寒或畏寒喜暖,肢冷蜷卧,面色淡白或㿠白;阴寒内盛,津液未伤,故口淡不渴;阴盛或阳虚不能温化津液,以致痰、涎、涕、尿等分泌物、排泄物皆清冷。寒邪伤脾,或脾阳久虚,则运化失司而见大便稀溏。阳虚不化,寒湿内生,则舌淡苔白而润。阳弱则鼓动血行之力不足,故脉迟;寒主收引,脉道受寒则收缩而拘急,故见紧脉。

（二）热证

【概念】 热证指感受热邪,或机体阴虚阳盛所表现的证候,即疾病性质属寒的一类证候。

【临床表现】 发热,恶热喜冷,口渴喜冷饮,面红目赤,烦躁不宁,痰、涕黄稠,小便短赤,大便干结,舌红苔黄而干燥,脉数。

笔记栏

【证候分析】 热证多因外感阳热之邪,或寒湿等邪郁而化热;七情所伤,郁而化热;或饮食不节,食积化热;或内伤久病,房事劳伤,阴虚阳亢所致。身体壮实者,多为实热证;内伤久病而阴虚阳亢者,多为虚热证。外感风热袭表,多为表热证;体内热邪偏亢,或阴液不足,而阳气偏亢者,多为里热证。

外感热邪或机体阴虚阳盛,阳热偏盛,则发热、恶热而喜冷;津伤必引水自救,故口渴喜冷饮;火性上炎,气血上壅,则见面红目赤;热扰心神,则烦躁不宁,甚者神昏谵语;热盛伤阴,津液被耗,则见痰、涕等分泌物黄稠,小便短赤,大便干结;舌红苔黄而干燥为热盛阴伤之象;阳热亢盛,迫血妄行,脉气鼓动,故脉数。

(三)寒热证的鉴别要点

寒证与热证,是疾病性质的体现,故应对疾病的全部表现进行综合判断,尤其应从寒热的喜恶、渴饮、面色的赤白、四肢的凉温、二便、舌象、脉象等方面加以鉴别(表5-1)。

表5-1 寒证与热证鉴别

证型	寒热喜恶	渴饮	面色	四肢	二便	舌象	脉象
寒证	恶寒喜暖	不渴	白/青/黑	冷	尿清便溏	舌淡苔白润	迟或紧
热证	恶热喜冷	渴喜冷饮	赤	热	尿赤便干	舌红苔黄干	数

三、虚实辨证

虚实是辨别正邪盛衰的纲领。《黄帝内经·素问·通评虚实论》说:"邪气盛则实,精气夺则虚。"实主要指邪气盛,虚主要指正气不足。

正邪斗争是贯穿于疾病过程中的根本矛盾,"百病之生,皆有虚实"(《黄帝内经·素问·调经论》),所以万病皆可以虚实概括。

(一)虚证

【概念】 虚证指人体正气不足所形成的虚弱证候。气、血、精、津液及各脏腑的虚损,均属于虚证的范畴。

【临床表现】 各种虚证的表现极不一致,很难用具体的症状集中概括。一般可据病证特点判断,如久病、势缓者多虚;耗损过多者多虚;临床症状、体征表现不足者多虚;体质素弱者多虚。

【证候分析】 虚证的形成原因,不外有三:一是先天禀赋不足;二由后天失调,如饮食失调,气血化源不足;三是疾病耗损,久病失治、误治,正气虚衰,或大吐、大泻、大汗、出血、失精等阴液气血丢失等。

【类型】 虚,具体包括气虚证、血虚证、津液亏虚证、阳虚证、阴虚证、亡阳证、亡阴证和各脏腑虚损证等。在此,仅介绍阳虚、阴虚、亡阳、亡阴四证,其余参见"气血津液辨证"与"脏腑辨证"章节。

阳虚证:由于阳气亏虚所表现的证候。阳虚失于温运和固摄功能,主要表现为畏寒肢冷,神疲乏力,面色淡白或㿠白,自汗,小便失禁,大便滑脱,舌淡胖嫩,苔白润,脉沉迟无力。

阴虚证:由于阴液不足所表现的证候。阴虚失其濡养滋润及阴虚不能制阳,虚热内生,主要表现为五心烦热,潮热,颧红盗汗,形体消瘦,舌红少津(苔),脉细数。

亡阳证:由于阳气衰竭,以致欲将亡脱所形成的证候。阳虚日久渐至亡阳,或阴寒极盛,暴伤阳气,或阴液枯竭,阳随阴泄。主要表现为冷汗淋漓、质稀味淡,四肢厥冷,神志模糊,面色苍白,气息微弱,舌淡苔润,脉微欲绝。

亡阴证:由于阴液严重耗损而衰竭所表现的证候。阴亏日久渐至阴液枯竭,或高热、汗、吐、下重亡阴液。主要表现为汗出如油、质黏味咸,手足温和,虚烦躁扰,面赤颧红,呼吸气粗,舌红而干,脉躁疾无力。

亡阳证与亡阴证均出现于疾病的危重阶段。如病情危重,突然见出汗,则很可能为亡阴、亡阳之症状,临床需准确辨识。一般从汗出的特点,并结合四肢、面色、气息、舌象、脉象等情况,足资鉴别(表5-2)。

表5-2 亡阳证与亡阴证的鉴别

证型	汗	四肢	面色	气息	舌象	脉象
亡阳证	冷汗淋漓 质稀味淡	厥冷	苍白	微弱	舌淡苔润	微细欲绝
亡阴证	汗出如油 质黏味咸	温和	面赤颧红	气粗	舌红而干	躁疾无力

（二）实证

【概念】 实证指感受外邪，或体内病理产物蓄积而形成的证候。

【临床表现】 由于邪气或体内病理产物的性质不同，侵袭、停留的部位各异，实证的临床表现不一。一般可根据病证的特点来判断，如新病、暴病者多实；病情急剧者多实；临床症状、体征表现剧烈有余者多实；体质壮实者多实。

【证候分析】 实证的形成原因有二：一是风寒暑湿燥火、疫疠及虫毒等邪气从外侵入人体，正气奋起抗邪，正邪交争，以寒热显著、疼痛剧烈、呕吐咳喘明显、二便不通、脉实等表现为特点；二是情志、饮食、劳倦等病因导致脏腑功能失调，产生痰、饮、水、湿、气滞、瘀血、宿食等病理产物，这些内生病邪停积体内则逐渐形成实证。

（三）虚实证的鉴别要点

鉴别虚、实证，主要从发病、病程、病势、临床表现、体质等病证特点进行。实证患者体质多壮实，发病多属新病、暴病，病程较短，病势多急，寒热、疼痛、声音气息等临床症状多表现剧烈"有余"，舌多苍老，脉实有力；而虚证患者体质多虚羸，多为久病耗损，病程较长，病势多缓，寒热、疼痛、声音气息等临床症状多表现不足，舌多淡嫩，脉虚无力。

四、阴阳辨证

阴阳是八纲中的总纲，是归纳病证类别属性的纲领。

由于阴、阳可代表事物或现象相互对立而统一的两个方面，所以，根据阴与阳的基本属性和临床证候所反映的病理本质，可以将一切病证归纳为阴阳两大类。表证、热证、实证，可归属于阳证；里证、寒证、虚证，可归属于阴证。

（一）阴证

【概念】 凡符合属"阴"事物一般属性的证候，称为"阴证"。

【范畴】 阴证包括里证、寒证、虚证。

（二）阳证

【概念】 凡符合属"阳"事物一般属性的证候，称为"阳证"。

【范畴】 阳证包括表证、热证、实证。

需要指出的是，上述归纳阴阳证候，仅仅是就疾病的属性特征而论，并不是说这些病证是由阴阳自身的变化所引起的。

第二节　八纲证候之间的关系

八纲证候之间的相互关系，可归纳为证候相兼、证候错杂、证候转化、证候真假四种类型。

一、证候相兼

证候相兼有广义与狭义之分。广义是指各种八纲证候的相兼并容。狭义的证候相兼是指在疾病的某一阶段，病位无论是在表还是在里，病情没有寒与热、虚与实等相反的证候存在。本处所述的是狭义的证候相兼。临床上常见的八纲相兼证有表实寒证、表实热证、表虚证、里实寒证、里实热证、里虚寒证、里虚热证等，其临床表现一般为有关纲领证候的叠加。下面重点介绍表实寒证、表实热证、表虚证。

1. 表实寒证 表实寒证，即表寒证，又称表实证、风寒表证，为寒邪侵犯肌表所形成的证候。临床表现为恶寒重发热轻，头身疼痛，无汗，苔薄白，脉浮紧。由于寒邪袭表，卫阳被遏，肌表失煦则恶寒，遏阳与邪争则发热；寒为阴邪，遏阳较重，故恶寒重。寒邪凝滞经脉，气血运行不畅，故头身疼痛。寒性收引，腠理闭塞，则无汗。苔薄白脉浮紧，为寒邪袭表之象。

2. 表实热证 表实热证，即表热证，又称风热表证，为热邪侵犯肌表所形成的证候。临床表现为发热重微恶风寒，头痛，汗出，口干微渴，舌尖红，苔薄黄，脉浮数。由于热邪袭表，卫阳被遏，肌表失煦则恶寒；卫阳与邪争则发热；热为阳邪，其性燔灼，故发热重而恶寒轻。热性上炎，郁滞头部经络，故头痛。热性升散津液外泄,故见汗出。热邪在表,伤津不甚,则口干微渴。舌尖红,苔薄黄,脉浮数,均为风热客表之证。

3. 表虚证 表虚证,又称太阳中风证,为风邪侵犯肌表所形成的证候。临床表现为发热,恶风,汗出,脉浮缓。风邪外袭,卫阳被遏,则发寒热;风性开泄,可致腠理疏松,津液外泄而汗出;汗出则营阴不足,故脉浮而缓。此表虚证与表实证相对而言。外感风邪为主,腠理疏松而汗出者为虚;外感寒邪为主,腠理密闭而无汗者为实。此外,肺脾气虚,卫表不固,常自汗出、畏风而易感,也称"表虚",属内伤病范畴,与本证有别。

二、证候错杂

证候错杂指在疾病过程中,所出现的相互对立的八纲证候之间交错杂见的病理现象。不仅可表现为病位表里的同病,且可呈现寒、热、虚、实性质相反的证候。八纲中表里寒热虚实的错杂关系,主要表现为表里同病、寒热错杂、虚实夹杂,临床辨证应对其进行综合分析。

(一) 表里同病

表证和里证在疾病同一阶段出现,称表里同病。其原因有二:一是外感病表邪入里而表证未解;或外感病表证未愈,复伤于饮食劳倦等;二是内伤病里证未愈又兼外邪犯表。

表里同病时,根据其寒热虚实病性的特点,大致分为两类:一类为表里俱寒、表里俱热、表里俱虚、表里俱实证;另一类为表寒里热、表热里寒、表虚里实、表实里虚证。

1. 表里俱寒证 脏腑里寒而复感表寒,或外感寒邪而内伤饮食生冷等,均可引起此证。症见头痛身痛、恶寒发热、肢冷蜷卧、腹痛吐泻、舌淡苔白等。

2. 表里俱热证 素有内热,又感风热之邪可见此证。症见为发热头痛、咳喘汗出、咽干引饮、烦躁、谵语、便秘、尿涩、舌红苔黄燥、脉滑数有力等。

3. 表寒里热证 表寒未解而里热内生,或脏腑有热再感表寒可见此证。症见为恶寒发热、头痛身痛、口渴引饮、心烦、尿黄、咳喘痰黄、舌红苔薄等。

4. 表热里寒证 素体阳虚或伤于饮食生冷,同时外感热邪;或表热证未解,过用寒凉药以致损伤脾阳可见此证。症见发热头痛、咽干汗出、食少腹胀、便溏溲清、舌体胖、苔略黄等。

5. 表里俱实证 外感寒邪未解,内有痰瘀食积可见此证。症见恶寒发热、无汗身痛、咽喉不适、脘腹胀满或疼痛拒按、二便不畅、脉滑实有力等。

6. 表里俱虚证 脏腑虚弱兼卫虚伤风可见此证。症见自汗恶风、鼻塞喷嚏、眩晕心悸、食少便溏、神疲乏力、脉虚浮等。

7. 表虚里实证 脏腑有痰瘀食积等邪,兼卫虚伤风可见此证。症见自汗恶风、鼻塞喷嚏、脘腹胀痛拒按、喘急痰涌、尿少便秘、舌暗苔厚等。

8. 表实里虚证 素体虚弱,复感外邪,或表实证误用攻下可见此证。症见恶寒发热、无汗身痛、食少便溏、气短懒言、神疲乏力、舌淡脉弱等。

(二) 寒热错杂

寒热错杂多结合病位的表里或上下构成复合证候,如上热下寒、上寒下热、表热里寒、表寒里热。

1. 上热下寒证 在疾病同一阶段,机体出现上部有热、下部有寒的证候。如既见口臭、渴喜冷饮、牙龈肿痛的上热证,又见腹痛喜暖、大便溏泻的下寒证。此为上有胃热下有肠寒的错杂证候。

2. 上寒下热证 在疾病同一阶段,机体出现上部有寒、下部有热的证候。如既见胃脘冷痛、呕吐清涎的上寒证,又见尿频、尿痛、小便短赤的下热证。此为寒在胃而湿热在膀胱的错杂证候。

3. 表热里寒证 表热里寒证多见于素有里寒复感风热,或表热未解误下伤阳的病证。如患者平素脾胃虚寒,又感风热,表现为既有发热、恶风、头痛、咽红肿痛等表热证,又同时出现大便溏泻、小便清长、肢冷等里寒证。

4. 表寒里热证 表寒里热证多见于素有内热复感风寒,或外邪化热入里而表邪未解的病证。如表现为恶寒发热、无汗、头痛身痛、气喘、烦躁、口渴、脉浮紧等。

(三) 虚实夹杂

除前面介绍的单纯、典型的虚证与实证外,临床尚可出现虚实夹杂证,如表虚里实、表实里虚、上虚下实、上实下虚等。尚有虚人病实(虚人患伤寒、食积等)、强人病虚(强壮人患失血、劳伤等)者。下面举例说明3种基本的虚实夹杂证。

1. 实中夹虚证 实中夹虚证常发生于实证患者而正气受损,亦可见于体虚之人而新感外邪。此证的特点是邪实为主,正虚为次。例如,外感伤寒,经发汗或经吐、下之后,心下痞硬,噫气不除,这是胃有痰湿、浊邪等实性病邪兼胃气受损的实中夹虚证。

2. 虚中夹实证 虚中夹实证往往见于实证迁延日久,正气大伤,余邪未尽的患者;亦可见于素体大虚,复感邪气的患者。其特点是正虚为主,邪实为次。例如,妇女干血痨,形体憔悴羸瘦,肌肤甲错,五心烦热,不思饮食,但舌质紫暗、边见瘀斑瘀点,月经久停不来,脉涩而有力,属病本为虚而兼夹瘀血实邪。

3. 虚实并重证 虚实并重证多见于以下2种情况:一是原为重病实证,迁延时日,正气大伤,而实邪未减者;二是原本正气甚弱,又感受较重邪气的患者。其特点是正虚与邪实均较明显,病情较重。例如,素体肺肾俱虚,内停饮邪。感受外邪后,引动内饮,见咳嗽胸满、痰涎壅盛、形寒肢冷、动则喘甚或小便失禁。病源于肺肾虚损而水饮内生,今又感邪,虚实并重。

三、证候转化

证候转化指在疾病发展过程中,相互对立的八纲证候之间,在一定条件下所发生的相互转化。转化的原因多为疾病过程中正邪双方斗争力量发生了变化。另外,失治、误治及护理不当也是证候转化的主要原因。证候转化是证候的本质与现象均已变换,在证候转化的过程中,可出现证候的相兼或错杂。证候转化主要包括表里出入、寒热转化、虚实转化3种类型。

(一)表里出入

表里出入是指在表证或里证发展过程中,所发生的表证入里或里邪出表的转化过程。

1. 表证入里 表证不解,邪气内传于里,形成里证,而表证消失。如外感风寒之邪,初见恶寒发热、无汗之表寒证,若失治、误治,邪气内传入里,出现壮热、口渴、汗出、脉洪大等里热证。表证入里是正邪相争,邪盛正退,病情加重的反映。

2. 里邪出表 某些里证,邪气从里透达于外,但未形成表证。如麻疹患儿,热毒内闭,疹毒不出而见发热、喘咳、烦躁,经积极治疗或调养,麻毒外透,疹出而烦热喘咳亦除;外感温热病高热烦渴,汗出后则热退身凉;热入营血而身热、谵语、烦躁,随斑疹出现而诸症悉平。以上均为病邪由里达表,邪有出路的表现。里邪出表是正邪相争,正盛邪退,病情向愈的反映。

(二)寒热转化

寒热转化是指在寒证或热证发展过程中,所发生的寒证化热或热证转寒的转化过程。

1. 寒证化热 先见寒证,后出现热证,热证出现后,寒证随之消失。如表寒证失治、误治转化为里热证,患者先见恶寒发热、无汗、苔薄白、脉浮紧,继而表现为壮热、不恶寒反恶热、口渴、汗出、舌红苔薄、脉浮等。寒证化热,多因机体正气充实,阳气旺盛,邪气从阳化热。

2. 热证转寒 先见热证,后出现寒证,寒证出现后,热证随之消失。如痢疾患者,始见高热、面赤、烦躁、腹痛下利、里急后重、脉数有力之里热证,由于治疗失当,湿热毒邪闭阻气机,耗伤正气,突然出现大汗淋漓、体温骤降、四肢厥冷、面色苍白、脉微欲绝之虚寒证,为热证转化为寒证。热证转寒,多由于机体阳气耗伤,正不胜邪,邪气从阴化寒,病情加重。

(三)虚实转化

虚实转化是指在虚证或实证发展过程中,所发生的实证转虚或因虚致实的转化过程。

疾病的发展过程是正邪斗争的过程。正邪斗争的盛衰,往往反映在证候虚实的变化中。实证转虚临床较为常见,是病情变化的一般规律;而虚证转实常常是因虚而致实,形成虚实夹杂证。

1. 实证转虚 病本实证,因失治、误治,病程迁延,虽邪气渐去,而正气受伤,逐渐转为虚证。

2. 因虚致实 真正由虚证转化为实证者临床很难见到,一般常见2种情况:一是病本为虚,因感受外邪或伤食、外伤等,以至于当前病情主要表现为高热、无汗、疼痛剧烈、咳唾痰涎等实证,虚证暂时表现不明显;二是病本为虚,因脏腑功能减退,运化失职,以致病理产物等停积体内,表现为实证。如阳虚水停、脾虚生湿、阴虚便秘等。以上2种情况均可概括为因虚致实,实属虚中夹实、本虚标实之证。

四、证候真假

某些疾病在病情危重阶段,可出现一些与疾病本质相反的"假象"。所谓"假象",实为与"惯性思维"

不符,除表明疾病的错综复杂性外,与"真象"意义相同,均可反映疾病的本质属性,包括寒热真假与虚实真假两种。

（一）寒热真假

寒热真假是指当寒证或热证发展至极时,所出现的与疾病本质不符的"假象"。

1. 真寒假热证 真寒假热证指内有真寒而外见假热的证候,多因阳气虚衰,阴寒内盛,逼迫虚阳浮越于外而成,又称"寒极似热证""阴盛格阳证""虚阳浮越证""戴阳证"。

患者既有四肢厥冷、胸腹欠温、下利清谷、小便清长、舌淡苔白等一派寒象,又有或面赤、身热,或口渴、烦躁,或脉象浮大等"热象"。但仔细诊察,其面虽赤,仅颧红如妆,时隐时现,与热证之满面通红不同;身虽有热,而反欲近衣被;口虽干渴,但不欲饮,或不多饮或喜热饮,与热证之渴喜冷饮不同;或自感烦热,而胸腹欠温,四肢厥冷;脉虽浮大,但按之必无力,与热证之脉洪大有力不同。由此可以判定其面赤、身热、口渴、脉大均为假象。

2. 真热假寒证 真热假寒证指内有真热而外见假寒的证候,多因阳热内盛,郁闭于内而不得外达所致。外症之四肢厥冷,是有内热越盛肢厥越重的特点,即所谓"热深厥亦深",故本证又称热极肢厥证、热极似寒证、阳盛格阴证。

患者既有高热恶热、烦渴饮冷、口鼻气热、咽干口臭,甚则神昏谵语、小便短赤、大便燥结或热痢下重、舌红苔黄而干、脉数有力等一派热象,又出现四肢厥冷、脉沉伏等"寒象"。辨证时,抓住四肢虽冷却不恶寒、反恶热,且胸腹必灼热;脉虽沉伏但重按必数而有力,便可断定四肢厥冷、脉沉伏为假寒之象,而内热才是疾病的本质特征。

3. 寒热真假的辨别要点

(1) 了解疾病发展的全过程。先见者为真,后现者为假。一般假象多出现在疾病的极期,而真象多贯穿于疾病始终。

(2) 假象多表现于外部、肢末,而内部、胸腹的症状多能如实反映疾病的本质,因此,辨证时应以胸腹的冷热、舌象、脉象作为辨别寒热真假的主要依据。

(3) 假象表现多局限,与真象有别。如假热之面赤,仅见颧颊浅红娇嫩,且时隐时现,而真热的面红却是满面通红;假寒常表现为四肢末端,而胸腹部却灼热而按之烫手,或四肢寒冷而反不欲近衣被,真寒必身冷蜷卧,欲得衣被。

（二）虚实真假

虚实真假是指在虚证或实证发展过程中,所出现的真假疑似现象,即所谓"至虚有盛候""大实有羸状"。

1. 真虚假实证 真虚假实证指病本为虚,反见某些邪盛表现的复杂证候。由于脏腑虚衰,气血不足,推动、运化无力,以致气血阻滞、经络不通,而见某些邪实的"假象",即"至虚有盛候"。

患者既有胸腹部柔软而喜按、神疲乏力、气短懒言、舌淡脉弱、病久体衰等虚证表现,又见腹部胀痛、气喘、二便闭涩等"实象"。但细审之,此腹胀不似实证之腹胀不减,而是时胀时减;此腹痛必喜按,并且按之胀痛可减,或按之柔软,与实胀之硬满拒按不同;虽气喘息促,必气短息弱,为气不接续的虚喘;二便虽欠通利,但腹部不硬满,粪便解出并不结硬;且脉必无力,舌体淡胖而苔不厚腻。故此胀、喘、便闭非邪阻气滞的实证,而是正气虚甚所致的假象。

2. 真实假虚 真实假虚指病本为实,反见某些虚羸现象的复杂证候。由于大积大聚,实邪内阻,经脉阻滞,气血不畅,以致机体局部失于温煦、濡养,而出现某些正虚的假象,即"大实有羸状"。

患者既有声高气粗、胸腹硬满或疼痛拒按、二便不利、脉象有力等实证表现,又见神情默默、倦怠懒言、泄泻、体瘦、脉沉细等"虚象"。但细审之,虽默默不语,但语声高应有力,不同于虚证之语声低微、少气懒言;虽不欲动,但动则有力,且动后觉舒,不似虚证之动则加剧;虽有泄泻,但排便不畅,且泻后反觉腹部爽快,不似虚证之泻后更觉神倦无力;体瘦多因癥积渐大,夺耗精微所致;脉虽沉细,而按之有力。故此神默、倦怠、懒言、泄泻、体瘦、脉沉细并非正虚不足之虚证,而是邪实内闭之假象。

3. 虚实真假的辨别要点

(1) 脉象:察脉之有神无神、有根无根。

(2) 舌质:视舌形的老嫩。

(3) 言语气息：听闻言语气息的高亮与低怯。

(4) 综合因素：综合患者体质的强弱、发病的原因、病之新久及治疗经过等。

第三节　八纲辨证的意义

　　八纲辨证，是各种辨证方法的纲领。临床在四诊合参，对病情资料进行分析时，必须运用八纲辨证，以掌握疾病部位之浅深、性质之寒热、正邪盛衰之虚实等挈要。

　　八纲辨证是辨证的基础，是分析疾病共性的辨证方法。在八纲辨证的基础上，结合脏腑病变的特点，则可演绎为脏腑辨证；结合气血津液病变的特点，则为气血津液辨证；结合外感病的病证特点，则又可分支为六经、卫气营血及三焦辨证等。其他辨证均是在八纲辨证基础上的具体化。

　　八纲的运用，并非仅仅是将各种临床证候划分为界限清晰的8个不同区域，它们之间相互联系而不可分割，并且在一定条件下，尚可相互转化，以及出现一些与疾病性质相反的假象。因此，学习八纲辨证，不仅应明确八类不同的证候特点，更重要的是，运用八纲，去分析它们之间的兼夹错杂、转化真假的疾病现象，从而更全面、更准确地认识病证本质。

（方朝义）

第六章 气血津液辨证

导学

本章在简要回顾气血津液基本概念和基本理论的基础上,主要介绍了气病、血病、气血同病及津液病的常见证候。认识这些证候的基础是气、血、津液的物质属性和运动属性。

目的要求
1. 掌握气病、血病和气血同病常见证候的辨证要点。
2. 熟悉气、血、津液病变的病机特点。
3. 了解津液病辨证。

气血津液辨证,就是运用气、血、津液的理论,分析气、血、津液的病变,辨认其所反映的不同证候。学习时,应从物质属性、运动属性两方面理解气、血、津液病变常见的病机特点及证候类型,重点掌握气虚证、气滞证、血虚证、血瘀证及气血同病五种证候类型,了解其他有关证候。

气、血、津液均是构成人体和维持人体生命活动的基本物质,对人体有推动、温煦、营养、滋润等作用。气血津液是脏腑功能活动的物质基础,而它们的生成及运行又有赖于脏腑的功能活动。因此,当脏腑发生病变时,可以影响到气血津液的变化;而气血津液的病变,也必然要影响到脏腑的功能。由此可见,气血津液的病变是与脏腑密切相关的,气血津液辨证应与脏腑辨证互相参照。

第一节 气病辨证

气是构成人体和维持人体生命活动的最基本物质。因此,气病病证广泛、常见,正如"百病生于气也"(《黄帝内经·素问·举痛论》)。临床一般可概括为气虚、气陷、气脱、气滞、气逆、气闭证等。

一、气虚证

气虚证指元气不足,推动、固摄、防御、气化等功能减弱,或脏腑组织功能减退,以气短、乏力、神疲、脉虚等为主要表现的虚弱证候。

【临床表现】 气短声低,少气懒言,神疲乏力,或头晕目眩,自汗,动则益甚,舌淡嫩,脉虚。

【证候分析】 本证多因先天不足,后天失养,元气生成不足,或久病体虚,劳累过度,年老体弱等耗伤元气,脏腑功能减弱所致。

人体脏腑组织功能活动的强弱与气的盛衰有密切关系,气盛则功能旺盛,气衰则功能活动减退。元气亏虚,推动无力则气短声低、气少懒言、神疲乏力;气虚清阳不升,不能荣养头目,则头晕目眩;气虚卫外不固则自汗;劳则耗气,故活动时诸症加剧;气虚无力鼓动血脉,而见舌淡脉虚。

本证以神疲乏力,少气懒言,气短声低,动则益甚为辨证要点。

二、气陷证

气陷证指气虚清阳之气不升反而下陷,内脏位置不能维系而下垂所表现的虚弱证候。由于气的升举乃脾脏的生理功能之一,故本证即"脾虚气陷证"。临床表现参见"脾与胃病辨证"章节。

笔记栏

三、气脱证

气脱证指元气亏虚已极,急骤外泄所出现的以气息微弱、汗出不止等为主要表现的危重证候,与"亡阳证"实则一也。

【临床表现】 呼吸微弱不规则,汗出不止,或神识蒙眬,面色苍白,口开目合,手撒身软,二便失禁,口唇青紫,舌淡,苔白润,脉微欲绝。

【证候分析】 本证多是气虚证的进一步发展,也可由汗、吐、下太过致"气随津脱""气随血脱"而成。

元气欲脱,则脏腑之气皆衰。肺气衰竭,则呼吸微弱不规则;心气外泄,则神识蒙眬、汗出不止、面色苍白、脉微欲绝;脾气外泄,则口开目合、手撒身软;肾气衰竭,则二便失禁。

本证以呼吸微弱不规则,汗出不止,二便失禁,脉微欲绝为辨证要点。

四、气滞证

气滞证指人体某一脏腑或经络气机阻滞,运行不畅所致的以胀闷疼痛为主要表现的证候。

【临床表现】 局部或全身胀痛、窜痛、攻痛,症状时轻时重,常随情绪而变化,苔薄,脉弦。

【证候分析】 引起气滞的因素很多,如病邪内阻、七情郁结及阳虚不足、温运无力等,均可导致气机郁滞,不通则痛。临床虽有"初病在气"之说,但气滞证未必均属实证。

人体气机以通为顺,一有郁滞,气机不通,轻则胀闷,重则疼痛,无论脏腑经络肌肉关节,皆能反映这一特征。气机郁滞,是机体内部的病理变化,而引起气滞的原因很多,因而在辨证时,必须根据辨证求因的原则,首先辨别病因,如食积胃脘,可致胃气郁滞;瘀阻经脉,可使脉道之气阻滞等。其次要联系病位,如胸痛以心肺病变居多;胁痛以肝胆病变常见;四肢关节痛,多见于骨节经筋病变等。因此,对气滞患者的诊断,还须辨明病因,确定病位,才有实际意义。

本证以胸胁脘腹或损伤部位胀闷、疼痛为辨证要点。

五、气逆证

气逆证指体内气机失调,气上冲逆所出现的以咳嗽喘息、呃逆、呕吐等为主要表现的证候。

【临床表现】 咳嗽喘息,呃逆、嗳气、恶心、呕吐,头痛、眩晕、昏厥、呕血等。

【证候分析】 因感受外邪或痰浊壅滞,使肺气不得宣发肃降,上逆而发喘咳。寒饮、痰浊、食积等停留于胃,阻滞气机,或外邪犯胃,使胃失和降,上逆而为呃逆、嗳气、恶心、呕吐。郁怒伤肝,肝气升发太过,气火上逆而见头痛、眩晕、昏厥;血随气逆而上涌,可致呕血。

本证以咳嗽喘息,呃逆呕吐,头痛眩晕为辨证要点。

六、气闭证

气闭证指邪气阻闭神机脏腑、经络官窍所出现的以突发昏厥或绞痛为主要表现的实性急重证候。

【临床表现】 突发昏厥,或绞痛,或二便闭塞,息粗声高,脉实或沉弦有力。

【证候分析】 本证多因强烈的精神刺激、溺水等意外事故,使心、肺气闭;或砂石、虫、痰等阻塞脉络官窍,导致气机闭塞而成。

极度精神刺激,神机闭塞,则见突发昏厥;砂石、蛔虫、痰浊、瘀血等阻塞脉络官窍,导致气机闭塞,则突发绞痛,或见二便不通;本证因实邪所致,故呼吸气粗、声高,脉实或沉弦有力。

本证以突发昏厥或绞痛,二便闭塞,息粗,脉实为辨证要点。

第二节 血 病 辨 证

血行脉中,在各脏腑的共同作用下循行周身,如环无端,发挥营养滋润功能。若外邪侵扰,脏腑失调,使血的生理功能失常,即可出现寒热虚实的证候。

笔记栏

一、血虚证

血虚证指血液亏虚,不能濡养脏腑、经络所出现的以面、睑、唇、舌色淡等为表现特征的虚弱证候。

【临床表现】 面白无华或萎黄,唇色淡白,爪甲苍白,头晕眼花,心悸失眠,手足发麻,妇女月经后期,经血量少色淡,甚或闭经,舌淡苔白,脉细无力。

【证候分析】 正常情况下,机体内血液的化生与消耗处于动态平衡。若因各种原因,导致血液化生减少,或血液耗损过多,均可出现血虚证。禀赋不足,脾胃虚弱,生化乏源,或瘀血阻络,新血不生,可致生血不足;各种急、慢性出血,思虑过度,暗耗阴血,或肠道寄生虫等,又是导致血液耗噬的常见原因。

人体脏腑组织赖血液之濡养,血盛则肌肤红润,体壮身强,血虚则肌肤失养,面唇爪甲舌体皆呈淡白色。血虚脑髓失养,睛目失滋,故见头晕眼花。心主血脉而藏神,血虚心失所养则心悸,神失所养则失眠,经络失滋致手足发麻,脉道失充则脉细无力。女子以血为用,血液充盈,月经按期而至。血液不足,经血乏源,故经量减少、经色变淡、经期迁延,甚至闭经。

本证以面、睑、唇、舌、爪甲色白,脉细为辨证要点。

二、血瘀证

血瘀证指由瘀血内阻,血行不畅所出现的以固定刺痛、肿块、出血、脉涩等为主要表现的证候。

【临床表现】 痛如针刺,痛有定处,拒按,夜间痛甚;体表有青紫色肿块,或腹内有坚硬不移之肿块;出血反复不止,色泽紫暗,或夹血块,或大便色黑如柏油;面色黧黑,肌肤甲错,口唇爪甲紫暗,或皮下紫斑,或肤表丝状如缕,或腹部青筋外露,或下肢筋青胀痛等;妇女常见经闭;舌质紫暗,或见瘀斑瘀点,脉细涩。

【证候分析】 本证常由寒凝、气滞、气虚、外伤等引起瘀血内停,络脉不通所致。

瘀血为有形之邪,阻碍气机运行,故疼痛剧烈,如针刺刀割,部位固定不移;按压则气机更窒,故疼痛益甚而拒按;夜间阳气入里,阴气当令,阴血凝滞更甚,因此疼痛更剧。瘀血凝聚局部,日久不散,便成肿块,又青紫色主瘀,故在肌表者可见青紫色肿块;肿块在腹内者,可触及坚硬有形的肿物,推之不移,按之疼痛,称为癥积。瘀血阻塞络脉,血行不畅,致络破血溢。其离经之血,排出体外者,则见出血,停聚体内者,凝结为瘀,转而堵塞脉络,成为再次出血的原因。因而,瘀血引起的出血,其特点是出出停停,反复不已,血色多见紫暗,且有血块夹杂其中。瘀血内阻,气血运行不利,肌肤失养,则面色黧黑,皮肤粗糙如鳞甲,甚则口唇爪甲紫暗。由于瘀阻部位不同,症状表现亦不一致,如瘀阻皮下,则皮下紫斑;瘀阻肤表络脉,则皮肤出现丝状如缕;瘀阻肝脉,则腹部青筋暴露;瘀阻下肢,常见小腿青筋胀痛。瘀血内阻,新血不生,则妇女可见经闭。舌紫暗、脉涩为瘀血之证。

本证以痛如针刺,痛有定处,拒按,肿块,出血唇舌爪甲紫暗、脉涩等为辨证要点。

三、血热证

血热证指火热炽盛,内迫血分所出现的以各种出血、舌绛、脉数等为主要表现的实热证候。

【临床表现】 身热夜甚,口渴面赤,心烦失眠,躁扰不宁,甚或谵语,或斑疹显露、色紫黑,或各种出血,色深红,或为疮痈,舌红绛,脉数。

【证候分析】 本证既可见于外感温热病热入血分中,亦可见于内伤杂病,烦劳、嗜酒、恼怒伤肝等致血热妄行,还可见于外科疮痈病中。

血之运行,有其常道。外感温热邪热入血,耗伤津液,夜间阳入于阴,故口渴、身热夜甚;血热内扰心神,故心烦失眠、躁扰不宁,甚或谵语。邪热迫血妄行,故斑疹紫黑。脏腑火热,内迫血分,致血不循经而外逸。由于所伤脏腑不同,故出血部位有异,如肺络伤则多咯血;胃络伤则多见吐血;膀胱络伤则多见尿血。邪热入血,肉腐血败,可成为疮痈。血热为实证,气血充盈脉络,故面赤、舌质红绛、脉数有力。

本证以各种出血,或疮痈,或斑疹和热象并见为辨证要点。

四、血寒证

血寒证指寒邪客于血脉,凝滞气机,血行不畅所出现的以患处冷痛拘急、喜暖恶寒、舌淡紫等为主要表现的实寒证候。

【临床表现】 手足或少腹等患处冷痛拘急,得温痛减,肤色紫暗发凉,喜暖恶寒,妇女月经后期,经色紫暗,夹有血块,舌淡紫苔白,脉沉迟涩。

【证候分析】 本证常由感受寒邪引起。寒为阴邪,其性凝敛,寒邪侵袭血脉,脉道收引,血行不畅,致手足络脉瘀滞,气血不得畅达,而见局部冷痛,肤色紫暗;血得温则行,得寒则凝,故喜暖恶寒,得温痛减;妇女经产期贪凉饮冷,致寒客血脉,瘀滞胞宫,经血受阻,可见少腹冷痛,月经后期,经色紫暗,夹有血块;寒凝经脉,气血不能上荣于舌,故舌质淡紫苔白;沉脉主里,迟脉主寒,涩脉主瘀,脉沉迟涩,为寒凝血瘀之象。

本证以手足或少腹等局部冷痛,肤色紫暗,妇女月经后期,经色紫暗等为辨证要点。

第三节 气血同病辨证

气血在生理上具有相互依存、相互滋生、相互为用的密切关系,在发生病变时,常可相互影响,相互为病,即为气血同病。

临床上气血同病常见的证候有气血两虚证、气虚血瘀证、气不摄血证、气随血脱证、气滞血瘀证等。

一、气血两虚证

气血两虚证指气虚与血虚同时存在的证候。多由久病不愈,气虚不能生血,或血虚无以载气所致。临床以头晕目眩,少气懒言,乏力自汗,心悸失眠,面、睑、唇、舌、爪甲色白,脉弱等为辨证要点。

二、气虚血瘀证

气虚血瘀证指气虚和血瘀同时存在的证候。常由病久气虚,运血无力,渐致瘀血内停而引起。临床以面色淡白或晦滞,神疲乏力,少气懒言,痛如针刺,痛有定处,拒按,肿块,唇舌爪甲紫暗,脉沉涩等为辨证要点。

三、气不摄血证

气不摄血证指气虚同时有出血的证候,多由久病气虚不能统摄血液而见失血,或慢性失血,气随血耗,转而气虚不能摄血所致。临床以神疲乏力,少气懒言,吐血,便血,皮下瘀斑,崩漏,面白无华,舌淡,脉细弱为辨证要点。

四、气随血脱证

气随血脱证指大出血时引起气脱的证候,多由肝、胃、肺等脏器本有宿疾而脉道突然破裂,或外伤,或妇女崩中、分娩等引起。临床以大出血时突然面色苍白,四肢厥冷,大汗淋漓,甚至晕厥,舌淡,脉微细欲绝,或浮大而散为辨证要点。

五、气滞血瘀证

气滞血瘀证指气滞与血瘀同时存在的证候,多由情志不遂,或外邪侵袭,致气机郁滞而致血行瘀阻所引起。临床以胸胁胀痛、窜痛,急躁易怒,胁下痞块,刺痛拒按,妇女经闭或痛经,经色紫暗,夹有血块等,舌紫暗或见紫斑,脉涩为辨证要点。

第四节 津液病辨证

津液是人体正常水液的总称,有滋养脏腑、润滑关节、濡养肌肤等作用。其生成与输布主要与脾的运化、肺的通调、肾的气化有密切关系。若三脏功能失调,则影响津液的代谢平衡,从而导致津液生成不足,或循环流动障碍、水液停聚等。

临床常见的津液病证包括津液亏虚和水液停聚而形成的痰证、饮证、水停证和津液亏虚证。

一、痰证

痰证指痰浊内阻或流窜所出现的以咳喘痰多、胸闷、呕恶、眩晕、体胖等为主要表现的证候。

【临床表现】 咳喘胸闷,痰多质黏;或脘痞不舒,纳呆恶心,呕吐痰涎,头晕目眩;或神昏癫狂,喉中痰鸣;或形体肥胖,肢体麻木,半身不遂,瘰疬气瘿,痰核乳癖,喉中异物感,舌苔腻,脉滑。

【证候分析】 本证常由外感六淫或内伤七情,导致脏腑功能失调而产生。痰为水液凝结,质地稠厚的物质,易停聚于脏腑、经络、组织之间而引起病证。

痰证的临床表现多端,因此古人有"诸般怪证皆属于痰"之说。痰阻于肺,宣降失常,肺气上逆,则咳嗽、气喘、咳痰;气为痰阻,肺气不利则胸闷不舒。痰滞于胃,胃失和降则脘痞纳呆;胃气上逆则恶心呕吐,痰涎随之升越。由于胃气为痰所遏,清阳不得上升,所以头晕目眩。痰迷于心,心神受蒙,可见神志昏糊、癫证、狂证,痰随气逆则喉有痰声。痰停经络,气血运行不利,可见肢体麻木、半身不遂。痰结皮下、肌肉,局部气血不畅,凝聚成块,在颈多见瘰疬、气瘿;在肢体多见痰核;在乳房多见乳癖;在咽喉多见梅核气,即喉中有异物梗阻感,吞之不下,吐之不出。苔腻脉滑为有痰之证。

在辨证上除掌握不同病变部位反映的特有症状外,一般可结合下列表现作为判断依据:吐痰或呕吐痰涎,或神昏时喉中痰鸣,或肢体麻木,或见痰核,苔腻,脉滑等。

二、饮证

饮证指水饮停聚于胃肠、心肺、胸胁等处所出现的以脘痞腹胀、呕吐清水、胸胁胀痛、咳喘引痛、咳吐清稀痰涎、倚息不得平卧等为主要表现的证候。

【临床表现】 脘痞腹胀,水声辘辘,泛吐清水;或胸胁胀闷作痛,咳喘引痛;或身重、肢节重痛;或咳吐清稀痰涎、喉中痰鸣、胸闷气短、倚息不得平卧,甚则心悸,舌苔白滑,脉弦或滑。

【证候分析】 本证多由脏腑功能衰退或障碍等原因引起。饮为水液凝滞,质地清稀的物质,易停滞于脏腑组织之间而引起病证。

饮留胃肠,中焦痞塞,气机阻滞,升降失常则见脘腹痞胀、水声辘辘、呕吐清水,此为狭义的"痰饮"。饮停胸胁,肝络不和,疏泄失职,气机升降被阻,故见胸胁胀痛、咳唾引痛,此为"悬饮"。饮邪流行,归于四肢则见身重、肢节重痛,此为"溢饮"。饮停心下,上迫于肺,肺失宣降则见胸闷咳喘、痰多稀白、或喉中痰鸣、倚息不得平卧;若阻遏心阳,气血运行不利,心失所养则心悸,此为"支饮"。舌苔白滑,脉滑或弦为水饮内停之证。

本证以脘痞腹胀,呕吐清水,咳吐清稀痰涎,苔白滑等为辨证要点。

三、水停证

水停证指体内水液停聚所出现的以浮肿,小便不利,或腹大痞胀,舌淡胖等为主要表现的证候。

【临床表现】 头面、四肢甚至全身浮肿,按之没指,或腹部胀大,叩之音浊,肢体困重,小便不利,舌淡胖,苔白滑,脉沉迟。

【证候分析】 本证多因外感六淫,内伤七情,影响肺、脾、肾输布排泄水液的功能,致使水液停聚而成。正气亏虚,运化无力,或瘀血内阻,经脉不利,亦可使水液停聚为患。

肺主宣发肃降,通调水道,外合皮毛,感受风邪,肺卫受病,宣降失常,通调失职,水津失布,泛溢肌肤。肺位上焦,宣发受阻,水液停滞,故见眼睑头面浮肿;肃降失常,决渎不利,水津不能输布,溢于肌肤,"水"质地清稀,流动性大,迅即波及全身;脾主四肢、肌肉,若水湿浸淫,脾土受困,运化失职,或脾虚不能运化水湿,水泛肌肤,而致四肢浮肿,按之没指,肢体困重;水停腹部则腹部胀大,叩之音浊。肾主水,肾虚不能升清降浊,均能导致水液代谢障碍,肾与膀胱相表里,肾阳不足,膀胱气化失司,故小便不利。水液内停,气血不能上荣舌体则舌淡,苔白滑亦为水湿内盛之证。病本在里,故见沉脉。若脾肾阳虚,水寒之气内盛,气血失温运之力可见脉迟。

本证以浮肿,小便不利,舌淡胖苔白滑为辨证要点。

四、津液亏虚证

津液亏虚证指由于津液亏少,机体失于濡养出现的以口干唇燥、皮肤干枯、小便短少、大便干结等为主要表现的证候。

【临床表现】 口燥咽干,唇燥而裂,皮肤干枯无泽,小便短少,大便干结,舌红少津,脉细数。

【证候分析】 本证产生的原因有津液生成不足与损耗过多两方面。脾胃虚弱,运化无权,致津液生化减少,或因过分限制饮食及某些疾病(如噎膈、反胃等),引起长期进食减少,使津液化生之源匮乏,均可导致津液生成减少;热盛伤津耗液、大汗、吐泻、泄利太过等导致津液大量损耗,则均能造成津液亏虚的证候,属于内燥证。外界燥邪耗伤津液所见的证候为燥淫证,属于外燥。

  机体内而脏腑,外至肌肤,均有赖于津液的濡养。津液亏虚,上不能滋润口咽,则口燥咽干、唇燥而裂;外不能濡养肌肤,则皮肤干燥枯槁;下不能化生小便,濡润大肠,则溲少便干。津液不足,血液化生亦减少,津血亏虚致生内热,故见舌红少津、脉细数。

  本证以肌肤、口唇、舌咽干燥及尿少、便干为辨证要点。

(周俊琴)

第七章 脏腑辨证

导学

本章为中医辨证的核心内容。学习时应在理解和掌握藏象学说特点和脏腑病机规律的基础上，从脏与腑的表里关系出发，认识和掌握脏腑病变的证候类型。在掌握每类脏腑证候时，首先应理解其生理功能和生理特性。基于此，结合中医的发病观来揭示每类脏腑病变的病理特点及所对应的证候特征。从定位和定性角度，把握每个证型的表现特征和辨证要点。

目的要求
1. 掌握脏腑辨证的概念；常见脏病证候与脏腑兼病的证候。
2. 熟悉脏腑病变的病机特点与常见症状；常见腑病的证候。

脏腑辨证是在认识脏腑的生理功能和病理特点的基础上，将四诊所收集的病情资料，进行综合分析，从而判断疾病所在的脏腑部位、疾病的性质以及正邪斗争盛衰的一种辨证方法。该辨证方法，是临床各科辨证的基础，为辨证体系中的重要组成部分。主要适用于内伤杂病的辨证。

藏象学说和脏腑病机是认识脏腑病证的基础。藏象学说"以五脏为中心的整体观""详脏略腑"和"详功能略形态"的特点，决定了腑病（包括奇恒之腑病变）与脏病的密切关系。因此，脏腑病证的理解和掌握一定要结合脏与脏之间的关系、脏腑之间的表里关系以及腑与腑之间的关系来进行。

脏腑辨证的意义主要在于辨别病位和确定病性。临床上应根据脏腑病变的常见症状来判断疾病所在的脏腑部位，结合八纲辨证以权定病证的寒热虚实。

第一节 心与小肠病辨证

心居胸中，心包络护于外，为心主之宫城。心开窍于舌，在体合脉，其华在面。其经脉起于心中，出属心系，下膈，络小肠。心与小肠互为表里。心主血脉、主神志。小肠分清泌浊，具有化物的功能。

心的病理变化主要表现在心脏及主血脉功能的失常、意识思维等精神活动的异常。常见心悸、心痛、失眠、多梦、健忘、心烦、神识错乱、脉结代或促等症，其中，以心悸、心烦、失眠或神识异常为特征表现。

心病证候有虚实之分。虚证多因思虑劳神太过，或先天不足，脏气虚弱，久病伤心，而致心血虚、心阴虚、心气虚、心阳虚、心阳虚脱等证；实证多因痰阻、火扰、寒凝、气郁、瘀血等，导致心火亢盛、心脉痹阻、痰蒙心神及痰火扰神等证。此外，由于脑为"元神之府"，与心所主神志密切相关，故将瘀阻脑络证也一并于此节讨论。小肠病变以心火下移小肠所致的小肠实热证多见。

一、心气虚证

心气虚证指心气不足，鼓动无力，功能减退，以心悸、胸闷、气短等为主要表现的虚弱证候。

【临床表现】 心悸，胸闷，气短，活动后加重，精神疲惫，面色淡白，或有自汗，舌淡，脉虚。

【证候分析】 本证多因素体久虚，或久病失养，或先天不足，或年高脏气衰弱等所致。

心气不足，鼓动无力则心悸；胸中宗气转运无力则胸闷；气虚卫外不固则自汗；机体功能活动衰减则气短、神疲。动则气耗，活动劳累后诸症加剧。气虚运血无力，气血不能上行充养头面则面色淡白、舌淡；脉体失充则脉虚。

本证以心悸及气虚证为辨证要点。

二、心阳虚证

心阳虚证指心阳虚衰，鼓动无力，温运失司，虚寒内生，以心悸怔忡、心胸憋闷等为主要表现的证候。

【临床表现】 心悸，心胸憋闷或痛，气短，自汗，畏寒肢冷，神疲乏力，面色㿠白，或面唇青紫，舌淡胖或紫暗，苔白滑，脉弱或结代。

【证候分析】 本证常由心气虚证进一步发展而来。

心阳虚衰，鼓动无力，温运不灭，心动失常，轻则心悸，重则怔忡；胸阳不展，故心胸憋闷、气短；阳虚温运血行无力，心脉痹阻不通，则可见心痛；阳虚温煦失职则畏寒肢冷；卫外不固则自汗；阳虚运血无力则脉弱；头面失充则面色㿠白；虚寒内生，凝滞经脉，血行不畅则见面唇青紫、脉或结或代；舌质淡胖或紫暗，苔白滑，为阳虚寒盛之象。

本证以心悸怔忡、心胸憋闷或痛及阳虚证为辨证要点。

三、心阳虚脱证

心阳虚脱证指心阳衰极，阳气欲脱，以心悸胸痛、冷汗、肢厥、脉微等为主要表现的危重证候。

【临床表现】 在心阳虚证的基础上，更见突然冷汗淋漓、四肢厥冷、呼吸微弱、面色苍白，或心痛剧烈、口唇青紫、脉微欲绝，甚或神志模糊，昏迷不醒。

【证候分析】 本证常是心阳虚证进一步发展的结果，亦有因寒邪暴伤心阳或痰瘀阻塞心窍所致。

心阳虚衰而欲脱，阳气衰亡不能卫外则冷汗淋漓；不能温煦肢体则四肢厥冷；心阳衰，宗气泄，不能助肺以行呼吸，故呼吸微弱；阳气外亡，温运血行无力，脉道失充，则面色苍白、脉微欲绝；若血行无力而失畅，瘀阻心脉，则见心痛剧烈、口唇青紫；阳衰，心失温养，神散不收，则神志昏糊。

本证以心阳虚及亡阳之象为辨证要点。

四、心血虚证

心血虚证指心血亏虚，心及心神失养，以心悸、失眠、多梦、健忘等为主要表现的虚弱证候。

【临床表现】 心悸，眩晕，失眠多梦，健忘，面色淡白或萎黄，口唇色淡，舌淡白，脉细弱。

【证候分析】 本证多因久病耗血，劳神伤血，或失血过多，或脾虚生血乏源，肾虚精血亏损所致。

心血不足，心失所养，心动失常，则见心悸；心神失养，则见失眠、多梦、健忘；血虚上不能充养脑髓则眩晕，外不能荣养头面则面色淡白或萎黄、唇舌色淡；血少脉道失充，故脉细弱。

本证以心悸、失眠、多梦、健忘及血虚证为辨证要点。

五、心阴虚证

心阴虚证指心阴亏损，虚热内扰，以心烦、心悸、失眠、多梦等为主要表现的证候。

【临床表现】 心烦，心悸，失眠，多梦，或五心烦热，潮热，盗汗，颧红，咽干，形体消瘦，舌红少津，脉细数。

【证候分析】 本证多因思虑劳神太过，暗耗心阴，或因热病后期，耗伤阴液，或肝肾等脏阴亏累及于心所致。

阴液不足，心失濡养，心动失常，故见心悸；心神失养，则见失眠、多梦。阴虚则阳亢，虚热内生，既可见热扰心神之心烦，又可见五心烦热、潮热、盗汗、颧红、咽干、形体消瘦、舌红少津、脉细数等阴虚内热之象。

本证以心悸、心烦、失眠多梦及阴虚证为辨证要点。

六、心火亢盛证

心火亢盛证指心火内炽，以身热、心烦，或口舌生疮，或吐衄，或狂躁，或尿赤涩等为主要表现的实热证候。

【临床表现】 心烦失眠，面赤口渴，身热，便秘尿黄，舌尖红绛，苔黄，脉数有力；或口舌赤烂疼痛，或小便短赤，灼热涩痛，或吐血、衄血，或肌肤疮疡，红肿热痛，甚或狂躁谵语等。

【证候分析】 本证多因七情郁结，气郁化火，或火热之邪内侵，或过食辛热、温补、肥甘厚味及素嗜烟酒之品,久蕴化热生火,内炽于心所致。

心火内炽,扰乱心神,故见心烦失眠,甚则狂躁谵语;面赤口渴、身热、便秘、尿黄、苔黄、脉数有力均为里实热之象。心开窍于舌,心火亢盛,火热循经上炎故舌尖红绛,或口舌赤烂疼痛;心与小肠互为表里,心火下移小肠,故见小便短赤,灼热涩痛;心主血脉,心火炽盛致血热妄行,则见吐血、衄血;肌肤疮疡红肿热痛,常为火毒壅滞脉络,局部气血不畅的表现。

本证以心烦失眠,或舌赤生疮、尿赤涩灼痛、吐衄及火热炽盛之象为辨证要点。

七、心脉痹阻证

心脉痹阻证指瘀血、痰浊、阴寒、气滞等因素痹阻心脉,以心悸怔忡、胸闷心痛等为主要表现的证候。

【临床表现】 心悸怔忡,心胸憋闷作痛,痛引肩背内臂,时作时止。或痛如针刺,舌暗或有青紫斑点,脉细涩或结代;或心胸闷痛,体胖痰多,身重困倦,舌苔白腻,脉沉滑或沉涩;或突发剧痛,遇寒痛剧,得温痛减,形寒肢冷,舌淡苔白,脉沉迟或沉紧;或胀痛,发作常与情志因素有关,喜太息,舌淡红,脉弦。

【证候分析】 本证多因久病或年高体弱,正气既虚,有形之邪阻滞心脉所致。据其成因不同,又有瘀阻心脉证、痰阻心脉证、寒凝心脉证、气滞心脉证之分。

正气既虚,心阳不振,心失温养,心动失常,故见心悸怔忡;阳气不宣,血行无力,心脉痹阻,故心胸憋闷疼痛;手少阴心经直行上肺出腋下,循肩背、内臂后缘,故痛引肩背内臂。

瘀阻心脉的疼痛以刺痛为特点,伴见舌暗,或有青紫色瘀斑、瘀点,脉细涩或结代等瘀血内阻的症状;痰阻心脉的疼痛以闷痛为特点,患者多见体胖痰多、身重困倦、苔白腻、脉沉滑或沉涩等痰浊内盛的症状;寒凝心脉的疼痛以痛势剧烈、突然发作、得温痛减为特点,伴见畏寒喜温、肢冷、舌淡苔白、脉沉迟或沉紧等寒邪内盛的症状;气滞心脉的疼痛以胀痛为特点,其发作往往与精神因素有关,常伴见胁胀、善太息、脉弦等气机郁滞的症状。

本证以心悸怔忡、心胸憋闷疼痛、痛引肩背内臂、时作时止为辨证要点。但因致痛因素有瘀、痰、寒、气滞之别,故应分辨疼痛特点及兼证以审证求因。

八、痰蒙心神证

痰蒙心神证指痰浊蒙蔽心神,以神志异常为主要表现的证候,又称痰迷心窍证。

【临床表现】 意识模糊,甚则昏不知人,或精神抑郁,表情淡漠,神志痴呆,喃喃独语,举止失常;或突然昏仆,不省人事,口吐涎沫,喉有痰声;并见面色晦滞,胸闷呕恶,舌苔白腻,脉滑。

【证候分析】 本证多因感受湿浊之邪,阻遏气机,或因情志不遂,气机郁滞,气不行津,津聚为痰,肝风夹痰浊上扰,蒙蔽心神所致。

痰浊蒙蔽心窍,神明失司,故见意识模糊,甚则昏不知人;情志不遂,肝失疏泄,气郁痰阻,痰气搏结,阻蔽神明,则见神志痴呆、精神抑郁、表情淡漠、独语、举止失常。若脏腑功能失调,痰浊内生伏于心经,一遇肝风内动,痰随风升,上蒙清窍,闭阻心神,则见突然昏仆,不省人事,口吐涎沫,喉中痰鸣。痰浊内阻,清阳不升,浊气上泛,故面色晦暗;胃失和降,胃气上逆,则胸闷作呕;舌苔白腻、脉滑均为痰浊内盛之证。

本证以神志异常和痰浊内盛表现为辨证要点。

九、痰火扰神证

痰火扰神证指痰浊与火热互结,侵扰心神,以神志异常为主要表现的证候。

【临床表现】 发热烦躁,面赤口渴,气粗,吐痰色黄,或喉间痰鸣,胸闷,心烦不寐,甚则狂越妄动,打人毁物,胡言乱语,哭笑无常,或见神昏谵语,舌质红,苔黄腻,脉滑数。

【证候分析】 本证多因情志刺激,气机郁滞化火,煎熬津液为痰,或外感湿热之邪,蕴成痰火,或外感热邪,灼津为痰,致痰火内扰所致。

痰火扰神有外感和内伤之分。外感热病,邪热亢盛,燔灼于里,炼液为痰,上扰心神。里热炽盛,蒸腾上炎,则发热面赤、呼吸气粗;火热灼津为痰,热迫痰阻气道,则吐痰黄稠,或喉间痰鸣、胸闷;痰火扰乱心神,则见烦躁发狂,或神昏谵语。内伤杂病中,多由于精神刺激,痰火内盛,扰乱心神,轻则心烦失眠,重则发狂、胡言乱语、哭笑无常、狂越妄动、打人毁物;舌红、苔黄腻、脉滑数均为痰火内盛之象。

本证以神志异常和痰火内盛的表现为辨证要点。

痰蒙心神证与痰火扰神证的鉴别：两证均有神志异常的表现。但痰蒙心神证为痰浊侵扰神窍,其症以抑郁、痴呆、错乱为主,无火热表现;痰火扰神证则为既有痰象,又有火象,痰火互结,以神乱、躁狂及火热表现为特点。

十、瘀阻脑络证

瘀阻脑络证指瘀血犯头,阻滞脑络,以头痛、头晕等为主要表现的证候。

【临床表现】 头痛、头晕经久不愈,痛如锥刺,痛处固定不移;或健忘、失眠、心悸,或头部外伤后昏不知人,面晦不泽,舌质紫暗,或有瘀点瘀斑,脉细涩。

【证候分析】 本证多因头部外伤后,或久病入络,瘀血内停,阻塞脑络所致。

瘀血阻滞脑络,不通则痛,故头痛,痛如锥刺,痛处固定不移;脑络不通,气血不得正常流布,脑失所养,则头晕经久不愈。瘀血不去,新血不生,心神失养,故见健忘、失眠、心悸等症;外伤严重,以致脑神受损,则昏不知人;面晦不泽,舌质紫暗,或有瘀点瘀斑,脉细涩均为瘀血内阻之证。

本证以头痛、头晕及血瘀证为辨证要点。

十一、小肠实热证

小肠实热证指小肠里热炽盛,以心烦、小便赤涩灼痛为主要表现的证候。

【临床表现】 心烦口渴,口舌生疮,或脐腹胀痛,小便赤涩,尿道灼痛,尿血,舌红苔黄,脉数。

【证候分析】 本证多因心热下移小肠或脾胃积热注肠所致。

心与小肠互为表里,小肠分清泌浊,使水液入于膀胱,形成小便排出体外。心经移热小肠或脾胃注热小肠,则见小便赤涩、尿道灼痛;热甚灼伤阴络则可见尿血;心火内炽,热扰心神则心烦;津为热灼则口渴;心火上炎则口舌生疮;脾胃积热,气机壅滞则见脐腹胀痛。舌红苔黄、脉数为里热之证。

本证以小便赤涩灼痛及心火炽盛的表现为辨证要点。

第二节 肺与大肠病辨证

肺居胸中,上通喉咙,开窍于鼻,外合皮毛。其经脉起于中焦,下络大肠,与大肠相表里。肺的主要生理功能有主气,司呼吸,主宣发,肃降,通调水道,朝百脉,主治节等,其交叉重合点在于人体内的三大基本物质——气、血、津液。肺脏具有"肺用(气)主降(升已而降),肺体喜润"的生理特性。大肠主传化糟粕,为传导之官。

肺的病理变化主要表现为宣发、肃降功能失职。肺病常见的症状主要有咳嗽、气喘、咳痰、胸闷胸痛、咽喉疼痛、声音嘶哑、鼻塞流涕等,其中,以咳、喘、痰为特征表现。大肠病变表现为传导功能失常,常见便秘或便溏、泄泻。

肺病证候有虚实之分。肺病虚证多因久病咳喘,或他脏久病累及于肺,常致肺气虚和肺阴虚;实证多因风、寒、热、燥等邪气侵犯,或由痰饮聚肺而成,而见风寒犯肺、风热犯肺、燥邪犯肺、肺热炽盛、痰热壅肺、寒痰阻肺等证。大肠病证候亦有虚实之分。虚证多因阴血津亏,肠道失濡,或阳虚寒凝,肠道虚寒;实证多因感受湿热邪气,或误食不洁之物而成。常见有肠燥津亏、大肠虚寒、大肠湿热、肠热腑实证。

一、肺气虚证

肺气虚证指肺脏功能减退所形成的以咳嗽气喘或自汗易感等为主要表现的虚弱证候。

【临床表现】 咳喘无力,咳痰清稀,少气懒言,语声低怯,动则尤甚;神疲体倦,面色淡白;自汗,畏风,易于感冒,舌淡苔白,脉弱。

【证候分析】 本证多因久患咳喘,耗损肺气,或脾虚肺气化源不足所致。

肺气亏虚,宣肃功能失职,气逆于上,故见咳喘;肺气既虚,津液不布,聚为痰浊,故咳痰清稀;肺气亏

笔记栏

虚,宗气生成减少,进而影响其"走息道司呼吸"之职,故见少气懒言、语声低怯;劳则耗气,略微活动,肺气益虚,故上述诸症加重。神疲体倦、面色淡白、舌淡苔白、脉弱均为气虚之象。肺气亏虚,宣发卫气无力,腠理不密,卫表不固,而见自汗畏风、易于感冒。

本证以咳喘无力、咳痰清稀及气虚证,或以自汗、易感为辨证要点。

二、肺阴虚证

肺阴虚证指肺脏阴液亏虚,宣肃失司,虚热内扰,以干咳无痰或痰少而黏等为主要表现的虚弱证候。

【临床表现】　干咳无痰,或痰少而黏;口干咽燥,形体消瘦,五心烦热,潮热颧红盗汗;甚或声音嘶哑,痰中带血,舌红少津,脉细数。

【证候分析】　本证多因燥热伤肺,久咳久咯,耗阴伤肺;或痨虫蚀肺,消烁肺阴;或热病后期伤津,损伤肺阴;或年老体弱,或素嗜烟酒和辛辣之品,肺阴渐耗所致。

肺体喜润。肺阴不足,宣肃失司,气逆于上,故见干咳;虚热内生,炼津为痰,则痰少质黏。肺为声之门。肺阴不足,虚火上蒸,喉失濡润,肺络受灼,则见声音嘶哑、痰中带血;阴液亏虚,咽喉失润,肌肉失濡,则口干咽燥、形体消瘦;五心烦热、潮热颧红盗汗,则为阴虚内热之典型见症;舌红少津脉细数,亦属阴虚内热,舌脉失充之象。

本证以干咳无痰或痰少而黏及阴虚见症为辨证要点。

三、风寒犯肺证

风寒犯肺证指风寒袭肺,肺卫失宣,以咳痰稀白、恶寒无汗等为主要表现的证候。

【临床表现】　咳嗽,痰稀色白;恶寒发热,鼻塞流清涕,头身疼痛,无汗,苔薄白,脉浮紧。

【证候分析】　本证多因外感风寒,侵犯肺卫所致。

肺外合皮毛,风寒外袭,最易犯肺。肺气被束,失于宣发,逆而为咳;宣肃失职,津液不布,聚而生痰,寒为阴邪,其性类水,故见痰稀色白。风寒袭表,卫阳被遏,肌表失于温煦,故见恶寒;遏阳与邪相争则发热;鼻为肺窍,风寒侵犯肺卫,寒束肺气,宣发不利,故见鼻塞流清涕;寒邪凝滞经脉,气血运行不畅,故感头身疼痛;寒性收引,腠理闭塞,则见无汗;苔薄白、脉浮紧,乃风寒在表之象。

本证多有外感风寒病史,以咳嗽、痰液清稀与风寒表证并见为辨证要点。

本证当与风寒表证相鉴别:风寒表证是风寒邪气从皮毛、口鼻侵犯人体肌表经络所引起的证候,进一步发展可转为风寒犯肺证。风寒表证,病位在表,以恶寒发热为主,若影响肺之宣发则生咳嗽,一般咳嗽较轻或无;而风寒犯肺证,病在肺卫,表里同病,但重心在肺,以咳嗽为主,兼见表证(较轻或无)。

四、风热犯肺证

风热犯肺证指风热犯肺,肺卫失宣,以咳痰稠黄、发热微恶风寒等为主要表现的证候。

【临床表现】　咳嗽,痰稠色黄;发热微恶风寒,鼻塞流浊涕,口干微渴,咽喉肿痛,舌尖红苔薄黄,脉浮数。

【证候分析】　本证多因外感风热,侵犯肺卫所致。

风热犯肺,肺失清肃,则见咳嗽;肺气失宣,津液不布,热邪灼津,故生黄稠痰。风热袭肺,卫阳被遏,肌表失于温煦,故见恶寒;遏阳与邪相争则发热;热为阳邪,郁遏卫阳较轻,故热重寒轻。风热外袭,肺窍不利,故见鼻塞涕浊。风热上扰,伤津不甚,故口干微渴;客于肺系,咽喉不利,则见咽喉肿痛。舌尖红苔薄黄,脉浮数,乃风热犯表之征。

本证多有感受风热的病史,以咳嗽、痰稠色黄及风热表证为辨证要点,亦需与风热表证相鉴别。

五、燥邪犯肺证

燥邪犯肺证指燥邪侵犯肺卫,肺失清润,肺卫失宣,以干咳无痰或痰少而黏及肺系干燥少津等为主要表现的证候。

【临床表现】　干咳无痰,或痰少而黏,难以咯出;唇、舌、鼻、咽干燥;发热,微恶风寒,少汗或无汗,苔薄干,脉浮数或浮紧。

【证候分析】 本证多因秋季外感燥邪,侵犯肺卫所致。

燥为秋季主气,燥邪伤人,多从口鼻而入,首先犯肺。燥性干涩,易伤肺津,肺失滋润,宣肃失职,故见干咳无痰,或痰少而黏,难以咯出。"燥胜则干",津伤不润,故见唇、舌、鼻、咽干燥。燥邪犯肺,卫表失宣,故见发热微恶风寒。燥分温、凉。温燥,有夏热之余气,燥与热合,腠理开泄,故汗出、脉浮数;凉燥,有近冬之寒气,燥与寒合,腠理密闭,故无汗、脉浮紧。

本证发作有明显的季节性,以干咳无痰或痰少而黏及唇、舌、鼻、咽干燥欠润等燥象为辨证要点。

本证与肺阴虚证的主症基本相似,需加以鉴别(表7-1)。另外,风寒犯肺证、风热犯肺证和燥邪犯肺证均为兼表证之肺病证候,亦需鉴别(表7-2)。

表7-1 燥邪犯肺证与肺阴虚证的鉴别

证候	相同症	不同症	舌脉
燥邪犯肺证	干咳无痰或痰少而黏	唇、舌、鼻、咽干燥欠润,兼发热,微恶风寒,少汗或无汗等。有明显的季节性	苔薄干,脉浮数或浮紧
肺阴虚证		除见口干咽燥、形体消瘦等阴虚失于濡润之燥象外,更有五心烦热,潮热颧红盗汗等虚火内炽之候	舌红少津,脉细数

表7-2 风寒犯肺证、风热犯肺证和燥邪犯肺证的鉴别

证候	主症	兼症	舌象	脉象
风寒犯肺证	咳嗽痰稀色白	恶寒发热,鼻塞涕清,身痛无汗	苔薄白	浮紧
风热犯肺证	咳嗽痰稠色黄	发热微恶风寒,鼻塞流浊涕,口干微渴,咽喉肿痛	舌尖红苔薄黄	浮数
燥邪犯肺证	干咳无痰,或痰少而黏,难咯	唇、舌、鼻、咽干燥;发热,微恶风寒,少汗或无汗	苔薄干	浮数或浮紧

六、肺热炽盛证

肺热炽盛证指热邪壅肺,肺失清肃,以急性咳喘等为主要表现的证候,又称"热邪壅肺证"。

【临床表现】 咳嗽,气喘,气息灼热;咽喉红肿疼痛,胸痛;发热,口渴,大便秘结,小便短赤,舌红苔黄,脉数。

【证候分析】 本证多因外感风热入里,或外感风寒之邪入里化热,蕴结于肺所致。

热邪壅肺,肺失清肃,气逆于上,故见咳喘。热盛气壅,则胸痛;肺热上熏咽喉,气滞血壅,则见咽喉肿痛。热邪炽盛,故见发热;热盛伤津,则见口渴、大便秘结、小便短赤。舌红苔黄,脉数,乃里实热盛之象。

本证以咳喘急性发作及里实热证为辨证要点。

本证与风热犯肺证的鉴别:肺热炽盛证与风热犯肺证均属肺病热证,表现以咳嗽为主,伴见热象。但前者属里实热证,表现为咳喘并重,内热之象明显;后者病在肺卫,以里证为主,兼有表证,一般无呼吸困难之气息喘促。

七、痰热壅肺证

痰热壅肺证指痰热胶结,壅滞于肺,肺失清肃,以咳喘、痰黄稠等为主要表现的实热性证候。

【临床表现】 咳嗽,气喘息粗,咳痰黄稠量多,或咳吐脓血腥臭痰;胸闷胸痛,咽喉红肿疼痛,或喉中痰鸣;壮热,口渴,小便短赤,大便秘结,舌红苔黄腻,脉滑数。

【证候分析】 本证多因外邪犯肺,郁而化热,热伤肺津,炼液成痰,或素有宿痰,内蕴日久化热,痰与热结,壅阻于肺所致。

痰热壅肺,肺失清肃,气逆上冲,故见咳嗽、喘促;痰热胶结,随肺气上逆,故见痰黄稠量多,或喉中痰鸣;若痰热壅滞肺络,火炽血败,肉腐成痈,则见咳吐脓血腥臭痰。肺热蕴郁,胸中气机不利,故见胸闷胸痛;里热熏蒸肺系,气滞血壅,故见咽喉肿痛。里热蒸腾,熏炽内外,故见壮热;内热伤津,则见口渴、大便秘结、小便短赤。舌红苔黄腻,脉滑数,乃痰热内蕴之象。

本证以咳嗽、痰稠色黄量多、气喘息粗及里实热证为辨证要点。

八、寒痰阻肺证

寒痰阻肺证指寒痰交阻于肺,肺失宣降,以咳嗽气喘、痰多色白等为主要表现的证候。

【临床表现】 咳嗽气喘,痰多色白,或喉中痰鸣;胸闷,形寒肢冷;舌淡苔白腻或白滑,脉濡缓或滑。

【证候分析】 本证多因素有痰疾,复感寒邪,内客于肺,或因寒湿外邪侵袭于肺,或因中阳受困,寒从内生,聚湿成痰,上干于肺所致。

寒痰阻肺,宣降失司,肺气上逆,故见咳嗽、气喘;肺不布津,津聚为痰,则见痰多色白;痰气搏结,上涌气道,故见喉中痰鸣。寒痰凝滞于肺,肺气不利,故见胸闷;阴寒凝滞,阳气郁而不达,肌肤失于温煦,故见形寒肢冷。舌淡,苔白腻或白滑,脉濡缓或滑,均为寒痰内盛之象。

本证以咳喘痰白量多及阴寒内盛的表现为辨证要点。

九、大肠湿热证

大肠湿热证指湿热壅阻肠道气机,大肠传导失常,以腹痛、泄泻为主要表现的证候,又称"肠道湿热证"。

【临床表现】 腹痛,泄泻,或暴注性泄泻,色黄味臭,或下痢赤白脓血,里急后重,肛门灼热;口渴,尿短赤;或伴恶寒发热,或但热不寒,舌红苔黄腻,脉滑数或濡数。

【证候分析】 本证多因时令暑湿侵袭,或饮食不洁,蕴生湿热,积于大肠,伤及肠道气血所致。

湿热留滞大肠,壅阻气机,故见腹痛;邪阻肠道,传导失常,则见泄泻;湿热蕴积大肠,津为热迫而下注,可见泻下急迫,色黄味臭;湿热熏炽肠道,脉络损伤,血腐成脓,则见痢下脓血;热蒸肠道,腹中急迫,时欲排便,而湿阻大肠,气机壅滞,泄下不畅,则肛门滞重、灼热。热盛伤津,则见口渴;肠道传导失职,水液偏渗大肠,则小便短少黄赤。表邪未解,则见恶寒发热;热盛于里,则但热不寒。舌红苔黄腻,脉滑数或濡数,皆为湿热内蕴之象。

本证以腹痛、泄泻及湿热内蕴之象为辨证要点。

十、肠热腑实证

肠热腑实证指邪热入里,与肠中糟粕相搏,燥屎内结,以发热、便秘、腹满硬痛为主要表现的里实热证,即六经辨证中的"阳明腑实证"。

【临床表现】 高热,或日晡潮热,腹部硬满疼痛,拒按,大便秘结,或热结旁流,气味恶臭;汗出口渴,甚则神昏谵语、狂乱,小便短黄,舌质红,苔黄厚而燥,或焦黑起刺,脉沉数有力,或沉迟有力。

【证候分析】 本证多因邪热炽盛,汗出过多,或误用汗剂,津液外泄,致使肠中干燥,里热更甚,燥屎内结而成。

里热伤津,同时邪热与肠中燥屎互结,腑气不通,气机壅滞,故腹部硬满疼痛拒按,大便秘结;阳明属大肠,其气旺于日晡之时,故为潮热;或燥屎内结,而邪热又迫津下泄,则见泻下稀水,气味恶臭,即所谓"热结旁流"。邪热与燥屎互结,热与浊气上熏,扰乱心神,故见神昏谵语、狂乱;里热充斥,迫津外泄,故见高热、汗出、口渴、小便短黄。舌红,苔黄厚而干燥,或焦黑起刺,脉沉数有力,或沉迟有力,均为里热炽盛之象。

本证以腹满硬痛、便秘及里热炽盛见症为辨证要点。

十一、肠燥津亏证

肠燥津亏证指津液亏损,肠失濡润,传导失职,以大便燥结难下为主要表现的证候,又名"大肠津亏证"。

【临床表现】 大便干燥,状如羊屎,数日一行,腹胀作痛,或见左少腹包块;口干,或口臭,或头晕,舌红少津,苔黄燥,脉细涩。

【证候分析】 本证多因素体阴津不足,或年老阴液亏损,或嗜食辛辣之物,或汗、吐、下太过,或温热病后期,耗伤阴液所致。

阴津损伤,肠道失濡,传导不行,则大便干结难解,数日一行;燥屎结聚,气机阻滞,则腹胀作痛,或左下腹触及包块。腑气不通,秽浊之气上逆,则口气秽臭,甚至上扰清阳而见头晕;阴津亏损,濡润失职,则口干。舌红少津,脉细涩,乃为阴津亏损之象。

本证以大便燥结与津液亏虚症状共见为辨证要点。

十二、大肠虚寒证

大肠虚寒证指大肠阳气虚衰不能固摄,以大便滑脱不禁为主要表现的证候。

【临床表现】 利下无度,或大便失禁,甚则脱肛;腹痛隐隐,喜温喜按,畏寒神疲,舌淡苔白滑,脉弱。

【证候分析】 本证多因泻、痢久延不愈所致。

下利伤阳。久泻久痢,阳气虚衰,大肠固摄无权,泄下无度,甚则大便失禁或脱肛。阳气虚衰,温养失职,阳虚则阴盛,寒从内生,寒凝气滞,故可见腹痛隐隐,喜温喜按,畏寒神疲。舌淡苔白滑脉弱,均为阳虚阴盛之象。

本证以大便失禁为辨证要点。

第三节　脾与胃病辨证

脾胃同属中焦,经脉相互络属,互为表里。脾的主要生理功能是主运化、升清、统摄血液;胃为水谷之海,主受纳腐熟水谷。脾脏喜燥而恶湿,胃腑喜润而恶燥。脾升胃降,燥湿相济,共同完成饮食物的消化吸收与输布,为气血生化之源,后天之本。脾开窍于口,其华在唇,主肌肉与四肢。

脾的病理变化主要表现为运化功能失常,水谷、水液失运,气血化源不足,水湿痰饮内生,以及统血、升清功能失职。脾病常见的症状有腹胀腹痛、食少纳呆、便溏、浮肿、慢性出血、内脏下垂等。胃病以受纳腐熟功能障碍,胃失和降,胃气上逆为主要病变,多见脘痛、呕吐、嗳气、呃逆等症状。

脾病证候有虚实之分。虚证多因饮食失节、劳倦伤中、思虑过度或病后失调等,损伤脾气,而致脾(胃)气虚、脾(胃)阳虚、脾虚气陷、脾不统血等证;实证多因外感湿邪,或饮食不慎,导致湿邪内蕴,而湿邪又因从化,出现湿热蕴脾、寒湿困脾等证。胃病证候亦分虚实。虚证包括胃气虚、胃阳虚和胃阴虚等证;实证常见有食滞胃脘、胃热炽盛、寒滞胃脘等证。而脾气虚与胃气虚、脾阳虚与胃阳虚临床常互为存在,所以本节合并论述脾(胃)气和阳虚。

一、脾(胃)气虚证

脾(胃)气虚证指脾(胃)气不足,运化、受纳、腐熟功能失职,以腹胀、胃脘隐痛、纳呆、便溏等为主要表现的证候。

【临床表现】 腹胀纳呆,食后尤甚,大便溏薄,胃脘隐痛喜按,呕恶嗳气,肢倦乏力,少气懒言,面色萎黄或淡白,或浮肿,或消瘦,舌淡苔白,脉缓弱。

【证候分析】 本证多因饮食不节,或劳倦过度,或忧思日久,损伤脾土;或禀赋不足,素体虚弱,或年老体衰,病后失养,损伤脾气所致。

脾胃为后天之本。脾胃虚弱,首先脾之运化水谷精微功能减退,水湿内生,气为湿困,故腹胀;食后脾气益困,故腹胀更甚。脾气不足,胃气亦弱,受纳、腐熟失职,则纳呆食少;脾失健运,水湿不化,流注肠中,则大便溏薄;脾胃气虚,胃络失养,则胃脘隐痛喜按;胃失和降,胃气上逆,则呕恶嗳气;内生水湿,泛溢肌肤则浮肿;后天之本一虚,气血生化乏源,肢体失养,则肢倦乏力、少气懒言、日久消瘦。面色萎黄或淡白、舌淡苔白、脉缓弱,均为气虚之证。

本证以腹胀、纳呆、便溏及气虚证为辨证要点。

二、脾(胃)阳虚证

脾(胃)阳虚证指脾胃阳气虚衰,失于温运,阴寒内生,以脘腹冷痛,喜温喜按,纳呆,便溏等为主要表现的证候。

【临床表现】 脘腹冷痛,喜温喜按,腹胀纳呆,形寒肢冷,大便溏薄清稀或完谷不化,小便不利,或浮肿,或带下清稀色白量多,舌淡胖边有齿痕,苔白滑,脉沉迟无力。

【证候分析】 本证多由脾胃气虚发展而来,或过食生冷,误用寒凉,或肾阳虚,火不生土所致。

脾胃阳气不足,虚寒内生,寒凝气滞,故脘腹冷痛,喜温喜按;脾胃阳虚,运化失健,故腹胀纳呆;不能

笔记栏

温煦肌肤,故形寒肢冷;水寒之气内盛,水湿不化,流注肠中,故大便质地溏薄清稀,甚则完谷不化。中阳不振,水湿内停,影响膀胱气化失司则小便不利,泛溢肌肤则浮肿。妇女带脉不固,水湿下渗,可见带下清稀色白量多。舌淡胖边有齿痕,苔白滑,脉沉迟无力,皆为阳虚内寒之象。

本证以脘腹冷痛,喜温喜按及脾(胃)阳虚证为辨证要点。

三、脾虚气陷证

脾虚气陷证指脾气亏虚,升举无力而反下陷,以内脏下垂等为主要表现的证候,又称"中气下陷证"。

【临床表现】 脘腹重坠作胀,食后益甚,或便意频数,肛门重坠,或久泻久痢,甚则脱肛,或小便混浊如米泔,或阴挺;神疲乏力,气短懒言,食少便溏,头晕目眩,舌淡苔白,脉弱。

【证候分析】 本证多由脾(胃)气虚进一步发展,或因久泻久痢,或劳伤过度,或孕产过多,产后失于调护所致。

脾气主升,能升发清阳,脾气不足,升举无力,则见内脏下垂。胃脘下垂,可见脘腹坠胀,食后益甚,脘腹更觉不舒;中气下陷,时有便意,肛门重坠,或久泄久痢不止,甚则脱肛。脾气散精,脾虚气陷,则精微不能正常转输,反下注膀胱,故小便浑浊如米泔;脾气升举无力,妇女可见阴挺。神疲乏力,气短懒言,头晕目眩,食少便溏,舌淡苔白,脉弱,为脾(胃)气虚之证。

本证以内脏下垂及脾(胃)气虚证为辨证要点。

四、脾不统血证

脾不统血证指脾气亏虚不能统摄血液,以慢性出血等为主要表现的证候。

【临床表现】 便血,尿血,肌衄,齿衄,或妇女月经过多,崩漏;食少,便溏,神疲乏力,少气懒言,面色无华,舌淡苔白,脉细弱。

【证候分析】 本证多由久病脾虚,或劳倦过度,损伤脾气,而统摄无权所致。

脾有统摄血液在脉中循行的功能。脾气亏虚,统血无权,则血溢脉外,而见出血诸症:溢于胃肠则便血;溢于膀胱则尿血;溢于肌肤则肌衄;溢于齿龈则齿衄;冲任不固则妇女月经过多,甚或崩漏。食少,便溏,神疲乏力,少气懒言,面色无华,舌淡苔白,脉细弱,均为脾(胃)气虚之证。

本证以慢性出血及脾(胃)气虚证为辨证要点。

本证应与脾(胃)气虚证、脾(胃)阳虚证和脾虚气陷证相鉴别(表7-3)。

表7-3 脾(胃)气虚证、脾(胃)阳虚证、脾虚气陷证、脾不统血证的鉴别

证型	相同症	不同症	舌象	脉象
脾(胃)气虚证	纳呆腹胀,食后胀甚,便溏肢倦,少气懒言,面色萎黄或面白无华	或浮肿,或消瘦	舌淡苔白	缓弱
脾(胃)阳虚证		脘腹冷痛,喜温喜按,形寒肢冷,小便不利,或浮肿,或带下清稀	舌淡胖边有齿痕,苔白滑	沉迟无力
脾虚气陷证		脘腹坠胀,或便意频数,肛门重坠,或久泻久痢,脱肛,或小便混浊如米泔,或子宫下垂	舌淡苔白	弱
脾不统血证		便血,尿血,肌衄,齿衄,或妇女月经过多,崩漏	舌淡苔白	细弱

五、湿热蕴脾证

湿热蕴脾证指湿热内蕴中焦,脾胃运化功能障碍,以纳呆、腹胀、便溏不爽、身重、发热等为主要表现的证候。

【临床表现】 脘腹痞闷,纳呆呕恶,便溏不爽,小便黄赤,肢体困重,或面目肌肤发黄,色泽鲜明如橘皮,或身热不扬,汗出热不解,舌红,苔黄腻,脉濡数。

【证候分析】 本证多因外感湿热之邪,或过食肥甘酒醇,酿湿生热所致。

湿热之邪蕴结脾胃,受纳运化失职,升降失常,故脘腹痞闷,纳呆呕恶;脾主肌肉四肢,湿性重着,脾为

湿困,则肢体困重;湿滞中阻,水湿下趋,故便溏不爽;湿热下注,膀胱气化失常,故小便短赤;湿热内蕴脾胃,熏蒸肝胆,致胆汁不循常道,外溢肌肤,故面目肌肤发黄,色泽鲜明如橘皮;湿遏热伏,热处湿中,故身热不扬,汗出热不解。舌红苔黄腻,脉濡数,为湿热内蕴之证。

本证以脘腹痞闷、纳呆呕恶、便溏不爽及湿热内蕴之象为辨证要点。

六、寒湿困脾证

寒湿困脾证指寒湿内盛,中阳受困,运化失职,以纳呆、腹胀、便溏、身重等为主要表现的证候。

【临床表现】 脘腹痞闷胀痛,食少便溏,泛恶欲呕,口淡不渴,头身困重,或肌肤面目发黄,黄色晦暗如烟熏,或肢体浮肿,小便短少,或妇女白带量多,舌淡胖苔白腻,脉濡缓。

【证候分析】 本证多因淋雨涉水,居处潮湿,或因饮食不节,过食生冷,以致寒湿停滞中焦;或过食肥甘,内湿素盛所致。

脾性喜燥恶湿,寒湿内侵,中阳受困,脾气被遏,运化失司,故脘腹痞闷胀痛、食少;湿注肠中,则大便溏薄;胃失和降,故泛恶欲呕;寒湿性属阴,阴不耗液,故口淡不渴;湿性重浊,滞于经脉,遏郁清阳,则头身困重。脾为寒湿所困,阳气不宣,肝胆疏泄失职,胆汁随之外泄,故肌肤面目发黄,黄色晦暗如烟熏;阳气被寒湿所遏,不得温化水湿,泛溢肌表,可见肢体浮肿;膀胱气化失司,则小便短少。寒湿困脾,温化失职,水湿下注,带脉不固,则妇女白带量多。舌淡胖苔白腻,脉濡缓,为寒湿内盛之象。

本证以纳呆、腹胀、便溏、身重及寒湿内盛之象为辨证要点。

七、胃阴虚证

胃阴虚证指胃阴亏虚,胃失濡润、和降,以胃脘隐痛、饥不欲食等为主要表现的证候。

【临床表现】 胃脘隐隐灼痛,饥不欲食,或胃脘嘈杂,或脘痞不舒,或干呕呃逆,口燥咽干,大便干结,舌红少津,脉细数。

【证候分析】 本证多因平素嗜食辛辣,或过服温燥药物,或情志不遂,气郁化火,或温热病后期,阴液未复,或吐泻太过,耗伤胃津所致。

胃阴不足,则阳气偏亢,虚热内生,热郁胃中,胃气不和,致胃脘隐隐灼痛、饥不欲食;胃失阴液滋润,可见胃脘嘈杂、脘痞不舒;阴虚热扰,胃气上逆,可见干呕呃逆;胃阴亏虚,上不能滋润咽喉则口燥咽干,下不能濡润大肠则大便干结。舌红少津,脉细数,为阴虚内热之证。

本证以胃脘隐痛、饥不欲食及阴虚证为辨证要点。

八、食滞胃脘证

食滞胃脘证指饮食停滞胃肠,胃失和降,以胃脘胀闷疼痛、呕泻酸馊腐臭等为主要表现的证候。

【临床表现】 胃脘胀闷疼痛,嗳腐吞酸或呕吐酸腐食物,吐后胀痛得减,或矢气便溏,泻下物酸腐臭秽,舌苔厚腻,脉滑。

【证候分析】 本证多因饮食不节,暴饮暴食,或脾胃素弱,饮食不慎,停滞难化而成。

胃气以降为顺,食停胃脘,胃气郁滞,则胃脘胀闷,甚则疼痛;胃失和降,胃气夹积食、浊气上逆,则嗳腐吞酸或呕吐酸腐食物;吐后实邪得消,胃气通畅,故胀痛得减;积食下移肠道,肠腑气滞,大肠传导失常,则矢气便溏,泻下物酸腐臭秽。舌苔厚腻,脉滑,为食滞之象。

本证以胃脘胀闷疼痛,嗳腐吞酸为辨证要点。

九、胃热炽盛证

胃热炽盛证指胃中火热炽盛,胃失和降,以胃脘灼痛、消谷善饥等为主要表现的证候。

【临床表现】 胃脘灼痛,拒按,吞酸嘈杂,渴喜热饮,或消谷善饥,或牙龈肿痛溃烂,齿衄,口臭,大便秘结,小便短赤,舌红苔黄,脉滑数。

笔记栏

【证候分析】 本证多因平素嗜食辛辣肥腻,化热生火,或情志不遂,气郁化火,或邪热内侵,胃火炽盛所致。

胃火炽盛,胃腑气血壅滞,则胃脘灼痛拒按;肝火犯胃,肝胃气火上逆,则吞酸嘈杂;胃热炽盛,耗津灼液,则渴喜冷饮。胃中有热,腐熟功能亢进,则消谷善饥;胃络于龈,胃火循经上熏,气血壅滞,可见牙龈肿痛,甚则溃烂;血热妄行,可见齿衄;胃中浊气上逆,故口臭。热盛伤津,大肠失润,则大便秘结;小便化源不足,则量少色赤。舌红苔黄,脉滑数,为火热内盛之象。

本证以胃脘灼痛、消谷善饥及实热证为辨证要点。

十、寒滞胃脘证

寒滞胃脘证指阴寒之邪凝滞胃脘,胃失和降,以胃脘冷痛为主要表现的证候。

【临床表现】 胃脘冷痛,甚则剧痛,得温痛减,遇寒加剧,恶心呕吐,吐后痛缓,或呃逆嗳气;口淡不渴或口泛清水,形寒肢冷,舌淡苔白滑,脉沉紧或弦。

【证候分析】 本证多因饮食失宜,过食生冷,或脘腹受凉,寒邪犯胃,胃气滞逆所致。

寒邪在胃,气机凝滞不通,则胃脘冷痛,甚则剧痛,得温痛减,遇寒加剧;吐后气机得缓,则痛缓。胃失和降,气逆于上,则恶心呕吐,或呃逆嗳气;寒凝津停,则口淡不渴或口泛清水;寒邪伤阳,机体失煦,则形寒肢冷。舌淡苔白滑,脉沉紧或弦,为阴寒内盛之象。

本证以胃脘冷痛及实寒证为辨证要点。

第四节 肝与胆病辨证

肝位于右胁,开窍于目,在体合筋,其华在爪。其经脉绕阴器,循少腹,布胁肋,系目,上额,交巅顶。胆附于肝,肝与胆互为表里。肝的主要生理功能是主疏泄和主藏血。胆储藏和排泄胆汁,以助消化;胆又主决断,与情志活动有关。

肝的病理变化主要表现为疏泄失常,气机逆乱,精神情志异常,消化功能障碍;肝不藏血,全身失养,筋膜失濡;以及肝经循行部位经气受阻等多方面异常。肝病常见的症状有情志抑郁或烦躁易怒、胸胁少腹胀痛、眩晕、肢体震颤、手足抽搐,以及目疾、月经不调、睾丸疼痛等。胆病表现为胆汁贮藏和排泄障碍,影响消化和情志活动异常,常见症状有口苦、黄疸、胆怯、易惊等。

肝病证型有虚实之分,以实证多见。实证多因情志所伤,使肝失疏泄,气机郁结;气郁化火,气火上逆;用阳太过,阴不制阳;阳亢失制,肝阳化风;或寒邪、火邪、湿热之邪侵犯肝及肝经所致,而有肝郁气滞、肝火炽盛、肝阳上亢、肝风内动、肝经湿热、寒滞肝脉等证。虚证多因久病失养,或他脏病变所累,或失血,致使肝阴、肝血不足,而有肝血虚、肝阴虚等证。胆的病变常因湿热侵袭、肝病影响等所致,常见肝胆湿热、胆郁痰扰证。

一、肝血虚证

肝血虚证指血液亏损,肝失濡养,以眩晕、视力减退、经少、肢麻手颤等为主要表现的虚弱证候。

【临床表现】 头晕眼花,视力减退或夜盲;或肢体麻木,关节拘急,手足震颤,肌肉瞤动;或妇女月经量少、色淡,甚则闭经;爪甲不荣,面白无华,舌淡,脉细。

【证候分析】 本证多因脾胃虚弱,化源不足;或因失血过多,或因久病重病,失治误治伤及营血所致。

肝开窍于目,肝血不足,目失所养,故目眩、视力减退或夜盲;肝在体为筋,爪甲为筋之余,筋失血养,则肢体麻木、关节拘急、手足震颤、肌肉瞤动、爪甲不荣;女子以肝为先天,肝血不足,冲任失养,血海空虚,故月经量少、色淡,甚则闭经。血虚不能上荣头面,故面白无华、头晕。舌淡,脉细,为血虚之象。

本证多有体弱、失血等病史,以眩晕、视力减退、经少、肢麻手颤及血虚证为辨证要点。

二、肝阴虚证

肝阴虚证指阴液亏损,肝失濡润,阴不制阳,虚热内扰,以头晕、目涩、胁痛、烦热为主要表现的虚热证候,又名肝虚热证。

【临床表现】 头晕眼花,两目干涩,视力减退;或胁肋隐隐灼痛,面部烘热或两颧潮红,或手足蠕动;口咽干燥,五心烦热,潮热盗汗,舌红少苔乏津,脉弦细数。

【证候分析】 本证多由情志不遂,气郁化火,耗伤肝阴;或热病后期,灼伤阴液;或肾阴不足,水不涵木,累及肝阴所致。

肝阴不足,头目失濡,故头晕眼花、两目干涩、视力减退;肝络失养,虚火内灼,疏泄失职,故胁肋隐隐灼痛;筋脉失滋,筋膜挛急,则见手足蠕动;阴虚不能制阳,虚热内蒸,故五心烦热、午后潮热;阴虚内热,迫津外泄,则为盗汗;虚火上炎,故面部阵阵烘热、两颧潮红;阴液不能上承,则口干咽燥。舌红少津,脉弦细数,为肝阴不足,虚热内炽之证。

本证以头晕、目涩、胁痛及虚热证为辨证要点。

肝血虚与肝阴虚均属肝病虚证,均有头晕等表现,但前者为血虚,无热象,常见眩晕、视物模糊、经少、肢麻手颤等症状;后者为阴虚,虚热表现明显,常见眼干涩、潮热、颧红、手足蠕动等症状。

三、肝郁气滞证

肝郁气滞证指肝失疏泄,气机郁滞,以情志抑郁、胸胁或少腹胀痛等为主要表现的证候,又名肝气郁结证,简称肝郁证。

【临床表现】 情志抑郁,善太息,胸胁、少腹胀满疼痛,走窜不定;或咽部异物感,或颈部瘿瘤、瘰疬,或胁下肿块;妇女可见乳房作胀疼痛,月经不调,痛经,舌苔薄白,脉弦。病情轻重与情绪变化的关系密切。

【证候分析】 本证多因精神刺激,情志不遂;或病邪侵扰,阻遏肝脉;或其他脏腑病变影响及肝所致。

肝性喜条达而恶抑郁,肝失疏泄,气机郁滞,经气不利,故胸胁或少腹胀满窜痛、情志抑郁寡欢、善太息。若肝气郁结,气不行津,津聚为痰,或气郁化火,灼津为痰,肝气挟痰循经上行,搏结于咽喉,可见咽部有异物感,吞之不下,吐之不出;痰气搏结于颈部,则为瘿瘤、瘰疬;若气滞日久,血行瘀滞,肝络瘀阻,日久可形成肿块结于胁下。女子以血为本,冲任隶属于肝,肝郁气滞,血行不畅,气血失和,冲任失调,故见乳房作胀或痛、痛经、月经不调。苔白,脉弦,为肝气郁滞之象。

本证多与情志因素有关,以情志抑郁、胸胁或少腹胀痛为辨证要点。

四、肝火炽盛证

肝火炽盛证指火热炽盛,内扰于肝,气火上逆,以头痛、烦躁、耳鸣、胁痛等为主要表现的实热证候,又名肝火上炎证。

【临床表现】 头晕胀痛,痛如刀劈,面红目赤,口苦口干,急躁易怒,耳鸣如潮,甚或突发耳聋,失眠,噩梦纷纭,或胁肋灼痛,吐血、衄血,小便短黄,大便秘结,舌红苔黄,脉弦数。

【证候分析】 本证多因情志不遂,肝郁化火,或因火热之邪内侵,或他脏火热累及于肝,以致肝经气火上逆所致。

肝火炽盛,循经上攻头目,气血壅滞脉络,故头晕胀痛,或痛如刀劈,面红目赤;肝火挟胆气上溢,则口苦;肝藏魂,心藏神,热扰神魂,则心神不宁,魂不守舍,而见急躁易怒、失眠、噩梦纷纭;肝热移胆,循胆经上冲于耳,故见耳鸣如潮,甚则突发耳聋;肝气郁结,气郁化火,肝火内炽,热灼气阻,则胁肋灼痛;热盛迫血妄行,则见吐血、衄血;火邪灼津,故口渴、大便秘结、小便短黄。舌红苔黄,脉弦数,均为肝经实火内炽之象。

本证以头痛、烦躁、耳鸣、胁痛及实火炽盛症为辨证要点。

五、肝阳上亢证

肝阳上亢证指肝肾阴亏于下,肝阳亢于上,以眩晕耳鸣、头目胀痛、面红、烦躁、腰膝酸软等为主要表现的证候。

【临床表现】 眩晕耳鸣,头目胀痛,面红目赤,急躁易怒,失眠多梦,头重脚轻,腰膝酸软,舌红少津,脉弦有力或弦细数。

【证候分析】 本证多因素体阳盛,性急多怒,肝阳偏旺;或长期恼怒焦虑,气郁化火,阳气偏亢而暗耗阴液;或平素肾阴亏虚,或房劳太过,年老阴亏,水不涵木,阴不制阳,肝阳偏亢所致。

肝为刚脏,体阴用阳。肝阳升发太过,血随气逆,冲扰于头,则头目胀痛、眩晕耳鸣;气血上冲于面、目,血络充盈,则面红目赤;肝性失和,亢阳扰动,则急躁易怒;肝肾阴亏,脑髓失充,故见失眠多梦;下虚上盛,则头重脚轻,步履不稳;肝肾阴亏,筋骨失养,则腰膝酸软无力。舌红少津,脉弦有力或弦细数,乃肝肾阴亏,肝阳亢扰之证。

本证以眩晕耳鸣、头目胀痛、面红、烦躁、腰膝酸软为辨证要点。

肝火炽盛证与肝阳上亢证的鉴别：前者纯属火热过盛的实证，多因火热之邪侵扰，或气郁化火所致，以发热口渴、便干尿黄、舌红脉数等热证为主要表现；后者为用阳太过，阳亢耗阴，下虚上盛的虚实夹杂证，以眩晕、面赤、烦躁、头重脚轻、腰膝酸软等为主要表现。

六、肝风内动证

肝风内动证指患者出现肢体抽搐、震颤、眩晕等具有"风动摇曳"特点的证候。临床常见肝阳化风证、热极生风证、阴虚动风证和血虚生风证等。

（一）肝阳化风证

肝阳化风证指肝阳上亢，肝风内动，以眩晕、肢麻震颤、头胀痛、面赤，甚至突然昏仆、口眼㖞斜、半身不遂等为主要表现的证候。

【临床表现】 眩晕欲仆，步履不稳，头胀头痛，急躁易怒，耳鸣，项强，头摇，肢体震颤，手足麻木，语言謇涩，面赤，舌红，或有苔腻，脉弦细有力；甚则突然昏仆，口眼㖞斜，半身不遂。

【证候分析】 本证多因肝阳素亢，耗伤阴液，或肝肾阴亏，阴不制阳而化风所致。

肝阳上亢，阴不制阳，阳亢化风，则经常头晕欲仆、头摇；阳亢而气血上壅，下虚上实，则行走飘浮、步履不稳；气血壅滞络脉，则头胀头痛、面赤；风动筋脉挛急，阴亏筋脉失养，则项强、肢体震颤、手足麻木；风阳窜扰，夹痰阻碍舌络，则语言謇涩。舌红，脉弦细有力，为阴虚阳亢化风之证。若风阳暴升，气血逆乱，肝风夹痰，蒙蔽心神，则见突然昏仆；风痰窜扰经络，经气不利，则见口眼㖞斜、半身不遂。

本证有肝阳上亢病史，以突发动风症状或突然昏仆、口眼㖞斜、半身不遂等为辨证要点。

（二）热极生风证

热极生风证指邪热炽盛，热极动风，以高热、神昏、抽搐为主要表现的证候。

【临床表现】 高热口渴，烦躁谵语或神昏，颈项强直，两目上视，手足抽搐，角弓反张，牙关紧闭，舌质红绛，苔黄燥，脉弦数。

【证候分析】 本证多因外感温热病邪，热极动风所致。

邪热内盛，则热势较高；热扰心神，则烦躁不安、谵语；热闭心神，则神志昏迷；邪热炽盛，燔灼肝经，伤津耗液，筋脉失养而拘挛，则四肢抽搐、颈项强直、两目上视、角弓反张、牙关紧闭。舌红绛，苔黄燥，脉弦数，为肝经热盛之证。

本证以高热及动风症状为辨证要点。

（三）阴虚动风证

阴虚动风证指肝阴亏虚，虚风内动，以眩晕，手足震颤、蠕动，或肢体抽搐等为主要表现的证候。

【临床表现】 手足震颤、蠕动，或肢体抽搐，眩晕耳鸣；口燥咽干，形体消瘦，五心烦热，潮热颧红，舌红少津，脉弦细数。

【证候分析】 本证多见于外感热病后期，阴液耗损；或内伤久病，阴液亏虚，筋脉失养所致。

肝阴不足，筋脉失养，则见手足震颤、蠕动，或肢体抽搐；阴虚不能上滋，故眩晕、耳鸣。阴虚不能制阳，虚热内蒸，故五心烦热、潮热颧红；阴液不能上承，则口干咽燥。舌红少津，脉弦细数，为肝阴不足、虚热内炽之证。

本证以动风症状及阴虚证为辨证要点。

（四）血虚生风证

血虚生风证指肝血亏虚，虚风内动，以眩晕，肢体震颤、麻木、拘急，肌肉瞤动等为主要表现的证候。

【临床表现】 眩晕，肢体震颤、麻木，手足拘急，肌肉瞤动，皮肤瘙痒，爪甲不荣，面白无华，舌质淡白，脉细或弱。

【证候分析】 本证多见于内伤杂病，因久病血虚，或急、慢性失血，而致营血亏虚，筋脉肌肤失养。

肝血不足，不能上荣头面，故眩晕；肝在体为筋，爪甲为筋之余，筋失血养，则肢体震颤、手足拘急、肌肉瞤动、爪甲不荣；肢体、皮肤失养，则见肢体麻木、皮肤瘙痒。面白、舌淡，脉细或弱，均为血虚之象。

本证以动风症状及血虚证为辨证要点。

肝风内动四证的成因与证候有别。肝阳化风证为阳亢阴虚，上盛下虚，表现为眩晕欲仆、头胀痛、头摇、肢麻震颤、步履不稳等；热极生风证为火热炽盛所致，病势急而重，表现为高热、神昏、抽搐；阴虚动风

笔记栏

证多见于热病后期,阴液亏损,表现为眩晕、手足震颤、蠕动及虚热证候;血虚生风证多见于慢性久病,血虚失养,表现为眩晕、肢麻、震颤、拘急、面白、舌淡等。

七、寒滞肝脉证

寒滞肝脉证指寒邪侵袭,凝滞肝经,以少腹、前阴、巅顶等肝经经脉循行部位冷痛为主要表现的实寒证候,又名寒凝肝经证、肝寒证、肝经实寒证。

【临床表现】 少腹冷痛,阴部坠胀作痛,或阴器收缩引痛,或巅顶冷痛,得温则减,遇寒痛增,恶寒肢冷,舌淡,苔白润,脉沉紧或弦紧。

【证候分析】 本证多因感受外寒所致。

足厥阴肝经绕阴器,循少腹,上巅顶。寒性收引、凝滞,寒袭肝经,阳气被遏,失于温煦,气血运行不畅,经脉收引挛急,故见少腹冷痛,牵引阴器收缩或阴部坠胀冷痛,或见巅顶冷痛;寒则气血凝滞,温则气血得行,故疼痛遇寒加剧,得热痛减。恶寒肢冷,舌淡,苔白润,脉沉紧或弦紧,均为寒盛之象。

本证以少腹、前阴、巅顶冷痛及实寒证为辨证的主要依据。

八、肝胆湿热证

肝胆湿热证指湿热内蕴,肝胆疏泄失常,以身目发黄、胁肋胀痛等为主要表现的证候。

【临床表现】 胁肋胀痛灼热,或胁下有痞块,纳呆,厌食油腻,泛恶欲呕,腹胀,大便不调,小便短赤,或身目发黄;发热或寒热往来,口苦口干,舌红苔黄腻,脉弦滑数;或阴部潮湿、瘙痒、湿疹,或阴器肿痛,或带下黄稠臭秽等。

【证候分析】 本证多因外感湿热之邪,侵犯肝胆或肝经;或嗜食肥甘,酿生湿热;或脾胃纳运失常,湿邪内生,郁结化热,湿热壅滞肝胆所致。

湿热蕴阻,肝胆疏泄失职,气机不畅则胁肋胀痛灼热,气滞血瘀则胁下有痞块;湿热内阻,脾胃升降、纳运失司,胃气上逆,则纳呆、厌食油腻、泛恶欲呕、腹胀;湿热内阻,胆汁不循常道,泛溢肌肤,则身目发黄。邪居少阳胆经,枢机不利,邪正相争,则寒热往来;胆气上溢,则口苦;发热,口渴,小便短赤,大便不调,舌红苔黄腻,脉弦滑数,均为湿热内蕴之象。肝脉绕阴器,湿热循经下注,可见阴部潮湿、瘙痒、湿疹,或阴器肿痛,或带下黄稠臭秽。

本证以胁肋胀痛、纳呆、身目发黄,或阴部瘙痒、带下黄臭及湿热见症为辨证要点。

九、胆郁痰扰证

胆郁痰扰证指胆失疏泄,痰热内扰,以胆怯、惊悸、失眠等为主要表现的证候。

【临床表现】 胆怯易惊,惊悸不宁,失眠多梦,烦躁不安,眩晕耳鸣,胸胁闷胀,口苦,呕恶,舌红苔黄腻,脉弦数。

【证候分析】 本证多因情志不遂,气郁化火,灼津为痰,痰热互结,胆气不宁,心神不安所致。

胆为清净之府,主决断,痰热内扰,胆气不宁,失于决断,则胆怯易惊、惊悸不宁;痰热内扰,心神不安,则失眠多梦、烦躁不安;胆居胁内,失于疏泄,经气不畅,则胸胁闷胀;胆脉上络头目,痰热循经上扰,则眩晕耳鸣;热迫胆气上溢,则口苦;胆热犯胃,胃失和降,则泛恶欲呕。舌淡红苔黄腻,脉弦数,为痰热内蕴之证。

本证以胆怯、惊悸、失眠、眩晕、呕恶等为辨证要点。

第五节 肾与膀胱病辨证

肾居腰部,左右各一,在体为骨,生髓充脑,其华在发,开窍于耳及二阴。其经脉与膀胱经相互络属,互为表里。肾的主要生理功能是主藏精和人体生长、发育和生殖,为先天之本。肾又主水、主纳气,内寄元阴、元阳,为脏腑阴阳之根本。肾为"封藏之本",肾中精气宜潜藏不宜妄泄。膀胱为"州都之官",具有储藏及排泄尿液的功能。

肾脏病理变化主要表现为机体生长、发育、生殖功能异常,水液代谢功能障碍,呼吸功能减退。常见

笔记栏

症状有腰膝酸软或疼痛、耳鸣耳聋、齿摇发脱、阳痿遗精、精少不育、经闭不孕、水肿、呼吸气短而喘、二便异常等。膀胱病变主要表现为储尿和排尿功能异常，常见尿频、尿急、尿痛、癃或闭等症状。

肾病多虚，多因禀赋不足，幼年精气未充，老年精气亏损，房事不节，或他脏病久及肾等导致肾的阴、阳、精、气亏损。常见证型有肾阳虚、肾虚水泛、肾阴虚、肾精不足、肾气不固、肾不纳气等证。膀胱病的常见证型为膀胱湿热证。

一、肾阳虚证

肾阳虚证指肾阳亏虚，机体失于温煦，以腰膝酸冷、性欲减退、夜尿频多等为主要表现的虚寒证候，又称命门火衰证。

【临床表现】 精神萎靡，面色㿠白或黧黑，头目眩晕，腰膝酸冷疼痛，畏冷肢凉，下肢尤甚；性欲减退，男子阳痿早泄、滑精精冷，女子宫寒不孕，或久泄不止、完谷不化、五更泄泻，或小便频数清长，夜尿频多，舌淡苔白，脉沉细无力，尺部尤甚。

【证候分析】 本证多因素体阳虚，年老体衰，久病不愈，房事太过等所致。

阳气不足，不能振奋神气，则精神萎靡；阳虚不能温运气血上荣于面，故面色㿠白，清窍失养，则头目眩晕；阳虚生内寒，阴寒内盛，浊阴弥漫，则面色黧黑。肾主骨，腰为肾之府。肾阳亏虚，温煦失职，故见腰膝酸冷疼痛，畏冷肢凉，下肢尤甚。命门火衰，生殖功能减退，则性欲低下，男子可见阳痿早泄、滑精精冷，女子可见宫寒不孕。肾阳亏虚，火不暖土，脾失健运，故久泄不止、完谷不化、五更泄泻。肾阳亏虚，气化不行，故小便频数清长、夜尿频多。舌淡苔白，脉沉细无力，尺部尤甚，为肾阳不足之象。

本证以腰膝酸冷、生殖功能减退及虚寒证为辨证要点。

二、肾虚水泛证

肾虚水泛证指肾阳亏虚，气化无权，水液泛溢，以水肿下肢为甚、尿少、畏冷肢凉等为主要表现的证候。

【临床表现】 腰膝酸软，耳鸣，身体浮肿，腰以下尤甚，按之没指，小便短少，畏冷肢凉，腹部胀满，或见心悸，气短，咳喘痰鸣，舌质淡胖，苔白滑，脉沉迟无力。

【证候分析】 本证多因久病不愈，素体阳虚，或房劳伤肾，肾阳亏耗所致。

肾阳亏虚，温煦失职，故腰膝酸冷、畏冷肢凉。阳虚气化不行，水湿内停，泛溢肌肤，故身体浮肿；之又因水湿趋下，故腰以下尤甚。阳虚失于蒸腾气化，则小便短少。水气犯脾，中焦气机阻滞，故腹部胀满。水气凌心，心阳被遏，推动无力，则心悸、气短。水寒射肺，肺失宣降，咳喘痰鸣。舌质淡胖，苔白滑，脉沉迟无力，为肾阳亏虚，水湿内停之象。

本证以腰以下水肿尤甚、腰膝酸冷、畏寒肢冷为辨证要点。

三、肾阴虚证

肾阴虚证指肾阴亏损，失于滋养，虚热内扰，以腰酸而痛、遗精、经少、头晕耳鸣等为主要表现的虚热证候。

【临床表现】 腰膝酸软而痛，头晕，耳鸣，齿摇发脱，男子阳强易举、遗精、早泄，女子经少或经闭、崩漏，失眠，健忘；口咽干燥，形体消瘦，五心烦热，潮热盗汗，骨蒸发热，午后颧红，小便短黄，舌红少津或少苔，脉细数。

【证候分析】 本证多因禀赋不足，肾阴素亏；或虚劳久病，耗伤肾阴；或年老体弱，阴液自亏；或情欲妄动，房事不节，阴精内耗；或温病后期，消灼肾阴；或过服温燥药物，劫夺肾阴所致。

肾阴亏虚，腰膝失养，则腰膝酸软而痛；阴虚精亏髓减，清窍失充，则头晕耳鸣、健忘；肾其华在发，齿为骨之余，故肾阴失滋，则牙齿松动、头发脱落；肾阴亏损，虚热内生，相火扰动，性功能亢进，则男子阳强易举，精关不固，而见遗精、早泄；肾阴亏虚，女子冲任亏虚，故月经量少，色淡，甚至经闭。阴不制阳，虚火扰动，迫血妄行，则见崩漏下血；虚火上扰心神，故心烦少寐。肾阴不足，失于滋润，则口燥咽干、形体消瘦。虚火内扰，则五心烦热、潮热盗汗、骨蒸发热、午后颧红、小便短黄。舌红少津或少苔，脉细数，为阴虚内热之象。

本证以腰膝酸软、眩晕耳鸣、男子遗精、女子月经失调及虚热证为辨证要点。

四、肾精不足证

肾精不足证指肾精亏损,脑与骨、髓失充,以生长发育迟缓、早衰、生殖功能低下等为主要表现的虚弱证候。

【临床表现】 小儿生长发育迟缓,身体矮小,囟门迟闭,智力低下,骨骼痿软;男子精少不育,女子经闭不孕,性欲减退;成人早衰,腰膝酸软,耳鸣耳聋,发脱齿松,健忘恍惚,神情呆钝,两足痿软,动作迟缓,舌淡,脉弱。

【证候分析】 先天禀赋不足,或后天失养,或久病劳损,或房事不节,导致肾精不充,或耗伤肾精所致。

小儿先天不足,肾精不充,不能主骨生髓充脑,不能化气生血,生长肌肉,则发育迟缓、身体矮小、囟门迟闭、智力低下、骨骼痿软。肾精不足,生殖无源,故性欲减退、生育功能低下、男子表现为精少不育、女子表现为经闭不孕。肾精亏损,无以生髓充脑,则健忘恍惚、神情呆钝。肾其华在发,齿为骨之余,精亏不足,则发枯易脱、齿松早落;肾开窍于耳,脑为髓海,精少髓亏,则耳鸣耳聋;肾精不养腰府,则腰膝酸软;精亏骨失充养,则两足痿软、行动迟缓。舌淡,脉弱,为虚弱之象。

本证以小儿生长发育迟缓,成人生殖功能减退、早衰为辨证要点。

五、肾气不固证

肾气不固证指肾气亏虚,失于封藏、固摄,以腰膝酸软,小便、精液、经带、胎孕不固等为主要表现的虚弱证候。

【临床表现】 腰膝酸软,神疲乏力,耳鸣失聪;小便频数而清,或尿后余沥不尽,或遗尿,或夜尿频多,或小便失禁;男子滑精、早泄,女子月经淋沥不尽,或带下清稀量多,或胎动易滑,舌淡,苔白,脉弱。

【证候分析】 本证多因先天禀赋不足,年幼肾气未充;或老年体弱,肾气衰退;或早婚、房劳过度,生育过多,损伤肾气;或久病劳损,耗伤肾气所致。

肾虚,腰膝、脑髓、耳窍失养,则腰膝酸软、耳鸣失聪、神疲乏力。肾气亏虚,固摄无权,膀胱失约,则小便频数清长、尿后余沥不尽、夜尿频多、遗尿、小便失禁;肾虚失于封藏,精关不固,精液外泄,则滑精早泄;带脉失约,则带下清稀量多;冲任不固,则月经淋漓不尽;胎元不固,则胎动不安、滑胎。舌淡苔白,脉弱,为肾气亏虚,失于充养所致。

本证以腰膝酸软,小便、精液、经带、胎孕不固及气虚证为辨证要点。

六、肾不纳气证

肾不纳气证指肺肾气虚,摄纳无权,以久病咳喘,呼多吸少,动则尤甚等为主要表现的虚弱证候,又称肺肾气虚证。

【临床表现】 咳嗽无力,呼多吸少,气短而喘,动则尤甚,吐痰清稀,声低,神疲乏力,自汗,耳鸣,腰膝酸软,或尿随咳出,舌淡紫,脉弱。

【证候分析】 本证多因久病咳喘,耗伤肺气,病久及肾,或劳伤太过,先天不足,老年体弱,肾气亏虚,纳气无权所致。

肺为气之主,肾为气之根,肺主气司呼吸,肾主纳气。肺气虚,宣肃失职,气机上逆则咳嗽无力、气短而喘;津液不布则痰多清稀;宗气不足,则语声低怯;表卫不固,则自汗。肾气虚,纳气无权,气不归元则呼多吸少;耳窍失养,则耳鸣;腰膝失养,则腰膝酸软。肾气虚而不固,则尿随咳出。劳则气耗,肺肾益虚,故活动后诸症加剧。神疲乏力,舌淡紫,脉弱,为气虚之证。

本证以久病咳喘,呼多吸少,动则尤甚及气虚证为辨证要点。

七、膀胱湿热证

膀胱湿热证指湿热侵袭,蕴结膀胱,以小便频急、灼热涩痛等为主要表现的证候。

【临床表现】 小便频数,排尿灼热涩痛,小便短赤,尿血或有砂石,小腹胀痛,腰痛,发热口渴,舌红苔黄腻,脉濡数。

【证候分析】 本证多因外感湿热之邪,侵袭膀胱,或饮食不节,嗜食辛辣、醇酒、肥甘厚味,内生湿热,下注膀胱,致膀胱气机不畅所致。

笔记栏

湿热郁蒸膀胱,气化不通,下迫尿道,故尿频、尿急、排尿灼热涩痛;湿热煎熬津液,则尿短少而色黄;湿热伤及血络,迫血妄行,则尿血;湿热久恋,煎熬尿浊结成砂石,则尿中可见砂石;湿热阻滞气机,则腰部、小腹胀痛。发热,口渴,舌红苔黄腻,脉滑数,为湿热内蕴之象。

本证以新病势急,尿频、尿急、尿痛及湿热证为辨证要点。

第六节　脏腑兼病辨证

人体是一个有机整体,各脏腑之间,在生理上具有相互资生、相互制约的关系。在病理上常相互影响,当某一脏或某一腑发生病变时,不仅表现本脏腑的证候,当疾病发展到一定阶段时,还可影响其他脏腑发生病变而出现相应证候。凡两个或两个以上脏腑的病证同时出现者,称为脏腑兼病。

脏腑兼病并非脏腑单一证候的简单相加。彼此之间往往存在着密切的联系。如具有表里关系的脏与腑;或有生克乘侮关系及阴阳水火平衡协调关系的脏与腑;或在气血津液运行代谢方面相关的脏与腑,易于发生兼病。因此,临证时应当注意辨析其发病的先后、主次、因果、生克等关系,从而明确病理机制,以做出准确的判断。

脏腑兼病证候,包括脏与脏相兼、腑与腑相兼及脏与腑相兼等,其中,具有表里关系的兼病证候,如肝胆湿热证等,已如前述。在此,主要讨论前未涉及的临床常见的脏腑兼病证候。

一、心肺气虚证

心肺气虚证指心肺两脏气虚,其功能活动减退,以心悸、咳喘、胸闷等为主要表现的虚弱证候。

【临床表现】　胸闷心悸,咳喘气短,动则尤甚,痰液清稀;头晕,神疲乏力,面色淡白,语声低怯,自汗,易感冒,舌淡苔白,或唇舌淡紫,脉弱或结、代。

【证候分析】　本证多因久病咳喘,耗伤肺气,累及于心;或心气不足,导致肺气虚衰;或因年高体弱,劳倦过度等耗损心肺之气所致。

心主行血,肺主呼吸,皆赖宗气的推动作用,以协调两脏的功能。肺气虚弱,宗气生成不足,可影响心的行血功能,致心气亦虚;反之,心气亏虚,宗气耗散,亦可影响肺的宣发、肃降,而致肺气不足。

心气不足,鼓动无力,故心悸;肺气虚弱,宣降功能失职,气机上逆,故咳喘、气短;不能输布津液,水液停聚为痰,故痰液清稀;宗气亏虚,气滞胸中,故胸闷不舒;动则耗气,故活动后诸症加剧。肺气虚,卫表不固,防御功能减退,故自汗、易于感冒;气虚全身功能活动减弱,运血无力,故头晕、神疲乏力、面色淡白;宗气不足,故语声低怯。舌淡苔白,脉弱,为气虚之证。若气虚运血无力,血行瘀滞可见唇舌淡紫;心脉之气不续,则脉见结、代。

本证以心悸咳喘、胸闷气短及气虚证为辨证要点。

二、脾肺气虚证

脾肺气虚证指脾肺两脏气虚,脾失健运,肺失宣降,以咳喘气短和食少、腹胀便溏等为主要表现的虚弱证候。

【临床表现】　食欲不振,腹胀便溏,久咳不止,气短而喘,痰多稀白,声低懒言,疲倦乏力,面白无华,甚则面浮足肿,舌淡苔白,脉缓弱。

【证候分析】　本证多因久病咳喘,肺气虚弱,子病及母,损伤脾气;或饮食不节,劳倦伤脾,运化无力,土不生金,累及于肺所致。

脾主运化,为气血生化之源,脾气不足,不能输精于肺,致肺气日衰,此即"土不生金";脾失健运,聚湿生痰成饮,上渍于肺,故有"脾为生痰之源,肺为贮痰之器"之说。肺主一身之气,肺气不足,宣降失常,脾气受困,终致脾气亦虚。两脏气虚相互影响而成脾肺气虚。

脾气虚,运化失健,故食欲不振、腹胀便溏;久病咳喘,肺气受损,宣降失职,故咳嗽不已、气短而喘;气虚水津不布,聚湿成痰,故痰多稀白;气虚全身功能活动减退,故声低懒言、疲倦乏力;气虚运血无力,面失所荣,见面白无华;若脾虚水湿不运,泛溢肌肤,则面浮足肿。舌淡苔白,脉缓弱为肺脾气虚之证。

本证以食少、腹胀便溏、咳喘气短及气虚证为辨证要点。

本证与心肺气虚证,均有肺气虚弱,呼吸功能减退等气虚证,而见咳喘、气短、咳痰、倦怠乏力、少气懒言等症状,故需鉴别(表7-4)。

表7-4 心肺气虚证与脾肺气虚证的鉴别

证候	相同点		不同点	
	病机	临床表现	病机	临床表现
心肺气虚证	肺气虚弱 宣肃失职	咳喘气短,咳痰清稀 神疲乏力,声低懒言,面白 无华,舌淡脉弱	心气不足 鼓动无力	心悸,胸闷,唇舌淡紫,脉结代
脾肺气虚证			脾气亏虚 运化失健	食欲不振,腹胀,便溏,面浮肢肿,苔白

三、心肝血虚证

心肝血虚证指心肝两脏血液亏虚,以心神及肝脏所主组织官窍失养为主要表现的虚弱证候。

【临床表现】 心悸健忘,失眠多梦,头晕目眩,面白无华,视物模糊,爪甲不荣,肢体麻木、震颤、拘挛;妇女月经量少,色淡,甚则经闭,舌淡苔白,脉细。

【证候分析】 本证多因思虑过度,暗耗心血;或失血过多、久病亏损,血液亏少;或脾虚气血化源不足等所致。

心主血,肝藏血,主疏泄调节血量。若心血不足,则肝无所藏,肝血不足,则无以调节血量进入脉道,则心无所主,终致心肝血虚。

心血亏虚,心失所养,故心悸怔忡;心神不宁,故失眠多梦、健忘;肝开窍于目,目得血而能视,肝血不足,目失所养,故目眩、视物模糊;肝主筋,其华在爪,肝血亏虚,爪甲、筋脉失于濡养,故爪甲色淡、干枯脆薄,肢体感觉迟钝,麻木不仁;筋脉发生挛急,则见手足震颤或关节拘急,屈伸不利。女子以血为本,心肝血虚,冲任失养,血海空虚,经血乏源,故月经量少色淡,甚则经闭。血虚不能上荣头面,故头晕、面白无华。舌淡苔白,脉细,为血虚之证。

本证以心悸、多梦、眩晕、视力减退、肢麻震颤与血虚证为辨证要点。

四、肺肾阴虚证

肺肾阴虚证指肺肾两脏阴液亏损,虚热内扰,肺失清肃,肾失滋养,以咳嗽痰少、腰膝酸软、遗精等为主要表现的虚热证候。

【临床表现】 干咳少痰,或痰中带血,或声音嘶哑,腰膝酸软;形体消瘦,口燥咽干,骨蒸潮热,颧红盗汗;男子遗精,女子月经不调,舌红少苔,脉细数。

【证候分析】 本证多因久病咳喘,肺阴受损,进而损及肾阴,或痨虫、燥热耗伤肺阴,病久及肾;或房劳过度,肾阴耗伤,不能滋养肺阴所致。

肺肾两脏阴液互相滋养,肺津敷布以滋肾,肾精上滋以养肺,称为"金水相生"。病理上,金水相互影响,金不生水,水不润金,而成肺肾阴虚证。

肺阴不足,虚热内生,清肃失职,故咳嗽痰少;阴虚火旺,热灼肺络,络损血溢,故痰中带血;虚火熏灼会厌,则声音嘶哑;肾阴亏虚,腰膝失其滋养,故腰膝酸软;虚火内炽,相火妄动,扰动精室,精关不固,故遗精;阴精不足,精不化血,冲任空虚,可见月经量少;若虚火迫血妄行,也可见女子崩漏。肺肾阴亏,机体失于濡养,故口燥咽干、形体消瘦;阴虚内热,虚火内蒸,故骨蒸潮热;虚火上炎,故两颧发红;内迫营阴,故盗汗。舌红少苔,脉细数,为阴虚内热之证。

本证以干咳少痰,或痰中带血、腰膝酸软、遗精及阴虚证为辨证要点。

五、肝肾阴虚证

肝肾阴虚证指肝肾两脏阴液亏虚,阴不制阳,虚热内扰,以眩晕耳鸣、胁肋隐隐灼痛、腰膝酸软、遗精等为主要表现的虚热证候。

【临床表现】 头晕目眩,耳鸣健忘,失眠多梦,两目干涩,视物模糊,胁肋隐隐灼痛,腰膝酸软;口燥咽

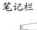
笔记栏

干,五心烦热,颧红盗汗;男子遗精,女子月经量少,舌红少苔,脉(弦)细数。

【证候分析】 本证多因久病失调,阴液亏虚;或房事不节,肾阴耗损;或情志内郁,化火伤阴;或温热病后期,阴液被劫等所致。

肝藏血,肾藏精,两者阴阳息息相通,相互制约,协调平衡,故肝肾同源,两者盛则同盛,衰则同衰。因此,在病理上,肝阴不足可涉汲肾阴,使肾阴亏虚;肾阴不足,不能上滋肝木,致肝阴亦虚,从而形成肝肾阴虚证。

肝肾阴亏,水不涵木,肝阳上亢,则头晕目眩;肝肾阴亏,虚火内灼,肝脉失养,故胁部隐隐灼痛;目失所养,则两目干涩、视物模糊;肾精不足,髓海不充,耳窍失养,故健忘耳鸣;腰膝失养,故见腰膝酸软无力;虚火上扰,心神不宁,故失眠多梦;相火妄动,扰动精室,精关不固,故遗精;肝肾阴亏,冲任不充,则月经量少;阴虚失润,故口燥咽干;阴虚内热,虚火内炽,故五心烦热;火炎于上,故两颧发红;内迫营阴,故盗汗;舌红少苔,脉弦细数,均为阴虚内热之证。

本证以眩晕耳鸣、胁痛、腰膝酸软、遗精及阴虚证为辨证要点。

本证与肺肾阴虚证,均有肾阴虚的证候,见腰膝酸软、耳鸣、遗精及阴虚内热之潮热盗汗等症状,故需鉴别(表7-5)。

表7-5 肺肾阴虚证与肝肾阴虚证的鉴别

证 候	相 同 点		不 同 点	
	病 机	临床表现	病 机	临床表现
肺肾阴虚证	肾阴亏虚 虚火内扰	腰膝酸软,耳鸣健忘 男子遗精,女子经少 颧红盗汗,五心烦热 形体消瘦,口燥咽干 舌红少苔,脉细数	肺阴亏虚 肺失清肃	干咳,痰少难咳, 甚则痰中带血,声 音嘶哑
肝肾阴虚证			肝阴亏虚 肝失所养	胁肋隐隐灼痛,眩 晕,耳鸣,失眠多 梦,两目干涩等

六、心肾阳虚证

心肾阳虚证指心肾两脏阳气虚衰,温煦失职,血运无力,水湿内停,以心悸怔忡、水肿等为主要表现的虚寒证候。

【临床表现】 心悸怔忡,畏寒肢冷,神疲乏力,或蒙眬欲睡,腰膝酸软冷痛,小便不利,肢体浮肿,下肢为甚,或唇甲青紫,舌淡暗或青紫,苔白滑,脉沉微细。

【证候分析】 本证多因久病不愈,暴病伤正等致心阳虚衰,病久及肾;或房劳过度,禀赋不足,年高脏气亏虚,久病伤肾等致肾阳亏虚,气化失权,水气上泛凌心所致。

心为君火,为气血运行、津液流注的动力;肾藏命火,肾阳为一身阳气之根本,能气化水液。故心肾阳虚常表现为阴寒内盛,全身功能极度减退,血行瘀滞,水气内停等病变。

心肾阳气衰微,心失温养,鼓动失常,故心悸怔忡;心神无以振奋,故神疲乏力,或精神萎靡、蒙眬欲睡;阳虚运血无力,血行瘀滞,故口唇、爪甲青紫,舌质淡暗或青紫;肾阳虚衰,蒸腾气化无权,膀胱气化失司,水液停聚,泛滥肌肤,故小便不利、肢体浮肿,由于水性趋下,故水肿以下肢为甚;腰膝失于温养,故腰膝酸软冷痛;心肾阳虚,不能温煦肌肤,则畏寒肢冷。舌质淡暗或青紫,苔白滑,脉沉微细,皆为阳虚阴盛,血瘀水停之证。

本证以心悸怔忡、水肿尿少及虚寒证为辨证要点。

七、脾肾阳虚证

脾肾阳虚证指脾肾两脏阳气亏虚,温化无权,虚寒内生,以泄泻、水肿、腰腹冷痛等为主要表现的虚寒证候。

【临床表现】 面色㿠白,畏寒肢冷,腰膝、下腹冷痛,久泄久痢,或五更泄泻,或下利清谷,或小便不利,面浮肢肿,甚则腹胀如鼓,舌质淡胖,苔白滑,脉沉迟无力。

【证候分析】 本证多因久病,脾肾失于温养,或久泄久痢,脾阳受损,不能化生精微充养肾阳,或水邪久踞,肾阳虚衰,不能温养脾阳,终致脾肾两脏阳气俱伤。

脾为后天之本,主运化,布精微,化水湿,有赖于肾阳的推动;肾为先天之本,温养脏腑组织,气化水液,须靠脾精的培育和补养。若脾阳虚衰,久延不愈,运化无力,不能化生精微以养肾;或水湿内阻,影响肾阳蒸化水液的功能,皆能导致肾阳不足,成为脾虚及肾的病证。反之,肾阳先虚,火不燠土,不能温煦脾阳,或肾虚水泛,土不制水而反为所克,均能使脾阳受伤,而为肾病及脾的病变。故脾肾阳气在生理上具有相互资生、相互促进的作用,在病理上相互影响,无论脾阳虚衰或肾阳不足,在一定条件下,均能发展为脾肾阳虚证。

脾肾阳气虚衰,运化、吸收水谷精微及排泄二便的功能失职,故久泄久痢不止;寅卯之交,阴气极盛,阳气未复,命门火衰,阴寒凝滞,故黎明前泄泻,称为五更泄;脾肾阳气虚衰,不能温化腐熟水谷,故泻下清冷夹未消化谷物;脾肾阳虚,无以温化水湿,膀胱气化失司,则小便不利;水去无路,泛溢肌肤,故面浮肢肿;土不制水,反受其克,则腹部水肿胀满如鼓;腰膝失于温养,故腰膝冷痛;阳虚阴寒内盛,气机凝滞,故下腹亦能出现冷痛;机体失于温煦,故面色㿠白、畏寒肢冷。舌淡胖苔白滑,脉沉迟无力,均为阳虚阴盛,水寒之邪内盛之证。

本证以水肿、泄泻、腰腹冷痛及虚寒证为辨证要点。

本证与心肾阳虚证,均有浮肿、小便不利、腰膝酸冷等肾阳亏虚、水湿内停证,以及畏寒肢冷、舌淡胖、苔白滑等虚寒证候,故需鉴别(表7-6)。

表7-6 心肾阳虚证与脾肾阳虚证的鉴别

证候	相同点		不同点	
	病机	临床表现	病机	临床表现
心肾阳虚证	肾阳亏虚 失于温煦 气化失权	浮肿尿少,腰膝冷痛,面色㿠白,畏寒肢冷,神疲乏力,舌淡胖嫩,苔白滑,脉沉无力	心阳虚弱 血行涩滞	心悸怔忡,蒙眬欲睡,唇甲青紫,舌沉暗或青紫,脉沉微细
脾肾阳虚证			脾阳虚弱 温运失职	久泄久痢,或五更泄泻,或下利清谷,下腹冷痛

八、心肾不交证

心肾不交证指心肾水火既济失调,阴液亏虚,阳气偏亢,以心悸失眠、腰膝酸软、梦遗等为主要表现的虚热证候。

【临床表现】 心烦不寐,惊悸多梦,头晕耳鸣,健忘,腰膝酸软,遗精,五心烦热,或潮热盗汗,咽干口燥,舌红少苔,脉细数;或伴见腰部、下肢酸困发冷,脉细弱。

【证候分析】 本证多因久病虚劳,或房劳过度,损伤肾阴,使肾水亏于下,不能上奉于心;或思虑劳神太过,或情志郁而化火,或外感热病,使心火独亢于上,不能下济于肾所致。

心为火脏,心火当下温煦肾水,使肾水不寒;肾为水脏,肾水当上济心火,使心火不亢。水火互济,心肾阴阳协调,称为"心肾相交"或"水火既济"。若肾水不足,不能上济于心,致心阳偏亢,或心火独炽,下汲肾水,致肾阴亏损,均可致心肾不交,水火失济。

本证水亏于下,火炽于上,水火不济,心火偏亢,上扰心神,故心烦不寐、惊悸多梦;肾阴不足,骨髓不充,脑髓失养,故头晕耳鸣、健忘;腰为肾府,腰膝失于濡养,故腰膝酸软;虚火内炽,相火妄动,扰动精室,精关不固,故遗精。心肾阴虚阳亢,虚热内蒸,故五心烦热,或午后潮热;内迫营阴,故盗汗;阴虚津不上润,故咽干口燥;舌红少苔,脉细数,为水亏火亢,阴虚内热之证。若心火亢于上,火不归元,肾水失于温煦而下凝,或肾阳不足,蒸化无力,使肾水不升,则可见腰部、下肢酸困发冷,脉细弱。这是心火亢于上,肾水寒于下的心肾不交的又一证型。

本证以心悸失眠、腰膝酸软、多梦遗精及阴虚火旺证为辨证要点。

九、心脾两虚证

心脾两虚证指脾气虚弱,心血不足,心神失养,脾失健运,统血无权,以心悸失眠、食少、腹胀便溏和慢性出血等为主要表现的虚弱证候。

【临床表现】 心悸怔忡,失眠多梦,眩晕,健忘,食欲不振,腹胀便溏,神疲乏力,面色萎黄,或皮下紫斑,女子月经量少色淡,淋漓不尽等,舌质淡嫩,脉细弱。

【证候分析】 本证多因病久失调;或劳倦思虑过度;或饮食不节,损伤脾胃,生化不足;或慢性出血,

笔记栏

血亏气耗等,终致脾气亏虚,心血不足。

心主血藏神,脾主统血,又为气血生化之源。脾运正常,则化生血液充盈,心有所主,脾气健旺,统血正常,则血行脉中,不逸脉外。若脾气虚弱,生血不足,或统摄无权,血溢脉外,可致心血亏虚;心血不足,无以化气,则脾气亦虚,两者在病理上相互影响,成为心脾两虚证。

心血不足,心失所养,故心悸怔忡;心神不宁,故失眠、多梦、健忘;脾气虚弱,运化失健,故食欲不振、腹胀便溏;脾虚无力摄血,血溢脉外,故皮下出血而见紫斑、女子月经淋漓不尽;脾虚气血生化不足,经血乏源,故月经量少色淡;气虚功能活动减退,故神倦乏力;头目失养,故面色萎黄、眩晕。舌质淡嫩,脉细弱,皆为气血不足之证。

本证以心悸失眠、腹胀便溏和慢性出血及气血亏虚之象为辨证要点。

十、肝胃不和证

肝胃不和证指肝失疏泄,气机郁滞,胃失和降,以脘胁胀痛、嗳气吞酸等为主要表现的证候,又称肝气犯胃证、肝胃气滞证。

【临床表现】 胃脘、胁肋胀闷疼痛,或窜痛,嗳气呃逆,吞酸嘈杂,不思饮食,情志抑郁,善太息,或烦躁易怒。舌苔薄白或薄黄,脉弦或弦数。

【证候分析】 本证多因情志不遂,肝气郁结,横逆犯胃,胃失和降所致。

肝主疏泄,胃主受纳,肝气条达,则胃气和降。由于情志不遂,肝失疏泄,横逆犯胃,肝胃不和,气机不畅,故胃脘、胁肋胀闷疼痛,走窜不定;胃失和降,胃气上逆,故嗳气呃逆;肝失条达,故情志抑郁、善太息;气郁化火,肝性失柔,则急躁易怒;肝胃气火内郁,故嘈杂吞酸;肝气犯胃,胃失受纳,故不思饮食。苔薄白,脉弦为肝气郁结之证,苔薄黄,脉弦数,则为气郁化火之象。

本证以胃脘、胁肋胀痛,嗳气呃逆,情志抑郁为辨证要点。

十一、肝郁脾虚证

肝郁脾虚证指肝失疏泄,脾失健运,以胸胁胀痛、纳呆腹胀、腹痛腹泻等为主要表现的证候,又称肝脾不调证。

【临床表现】 胸胁胀满窜痛,善太息,情志抑郁或急躁易怒,纳呆腹胀,便溏不爽,肠鸣矢气,或腹痛欲泻,泻后痛减,或大便溏结不调,舌苔白,脉弦缓。

【证候分析】 本证多因情志不遂,郁怒伤肝,肝失条达而横逆乘脾,或饮食不节,劳倦伤脾,脾失健运而反侮于肝所致。

肝主疏泄,有助于脾的运化功能,脾主运化,气机通畅,有助于肝气的疏泄。若肝失疏泄,气机不利,木横侮土,每致脾运失健;若脾失健运,气滞于中,湿阻于内,土壅侮木,亦能影响肝之疏泄,两者相互影响而成肝郁脾虚证。

肝失疏泄,经气郁滞,故胸胁胀满窜痛;太息则气郁得达,胀闷可减,故喜太息;肝气郁结不畅,故情志抑郁;气郁化火,肝失柔顺故急躁易怒。肝气横逆犯脾,脾虚失运,故纳呆腹胀;腹中气滞则腹痛,泻后气机得畅,故泻后疼痛得以减缓;气滞湿阻,则肠鸣矢气,便溏不爽,或溏结不调;舌苔白,脉弦或缓,为肝失疏泄、脾失健运之证。

本证以胸胁胀满窜痛、善太息、纳呆腹胀、腹痛便溏为辨证要点。

本证与肝胃不和证均有肝气郁结而见胸胁胀满疼痛、情志抑郁或烦躁等症状,故需鉴别(表7-7)。

表7-7 肝胃不和证与肝郁脾虚证的鉴别

证 候	相 同 点		不 同 点	
	病 机	临床表现	病 机	临床表现
肝胃不和证	肝失疏泄	胸胁胀痛,善太息,情志抑郁,或急躁易怒,脉弦	胃失和降	胃脘胀满疼痛,呃逆嗳气,吞酸嘈杂,不思饮食。舌苔薄白或薄黄,脉数
肝郁脾虚证			脾失健运	纳呆腹胀,便溏不爽,肠鸣矢气,或腹痛欲泻,泻后痛减,或大便溏结不调。舌苔白,脉弦缓

十二、肝火犯肺证

肝火犯肺证指肝经气火上逆犯肺,肺失清肃,以咳嗽痰黄或咯血、胸胁灼痛、易怒等为主要表现的实热证候,按五行理论又称"木火刑金"证。

【临床表现】 咳嗽阵作,痰黄稠黏,甚则咯血,胸胁灼痛,急躁易怒,头晕胀痛,面红目赤,口苦口干,舌红苔薄黄,脉弦数。

【证候分析】 本证多因郁怒伤肝,气郁化火,或邪热蕴结肝经,循经上逆犯肺所致。

肝性升发,肺主肃降,升降相因,则气机调畅。当肝气升发太过,气机上逆,循经犯肺,或肺降不及,便成肝火犯肺证。

肝经气火内炽,上逆犯肺,肺失清肃,气机上逆,故咳嗽阵作;肝火灼津,炼液成痰,故痰黄稠黏;火灼肺络,络伤血溢,则见咯血。肝经气火内郁,热壅气滞,则胸胁灼痛;肝失柔顺,故急躁易怒;肝火上炎,火热上攻头目,故头晕胀痛、面红目赤;热蒸胆气上逆,故口苦口干。舌红苔薄黄,脉弦数,为肝经实火内炽之证。

本证以咳嗽痰黄或咯血、胸胁灼痛、易怒及实热证为辨证要点。

(唐利龙 王少贤 王香婷 李 艳 沈宏春 张淑萍)

第八章 其他辨证方法

导 学

本章主要是让学生概要性地了解除八纲辨证、气血津液辨证和脏腑辨证以外，临床用于疾病辨证诊断的其他辨证方法。

目的要求
1. 熟悉六经病证的表现特点和传变规律；卫气营血证候和三焦病证的演化规律。
2. 了解六淫辨证、情志辨证和经络辨证。

其他辨证方法主要包括病性辨证、六经辨证、卫气营血辨证和经络辨证。病性辨证包括六淫辨证和情志辨证，应用时应根据致患的病因特点和疾病表现特征，结合脏腑病变的内容。六经辨证、卫气营血辨证、三焦辨证是用于外感病的辨证方法，其中，六经辨证主要用于伤寒病；而卫气营血辨证和三焦辨证则用于温热病；经络辨证作为常用的辨证方法，本章在介绍传统内容的基础上，增加了近年来发展较为成熟的络病辨证，以期为临床疑难病证的诊断开阔思路。

第一节 病 性 辨 证

病性辨证，是在中医理论指导下，对患者所表现的各种症状、体征等进行分析、综合，从而确定疾病当前证候性质的辨证方法。

"病性"，指病理变化的本质属性。病因与病性的概念不完全相同，一般病因是指导致疾病发生的原始因素，如外感六淫、七情内伤、外伤、劳倦等，而病性是当前证候的性质，如气虚、血瘀、湿热、痰饮等。具体的病性证候主要包括风淫证、寒淫证、暑淫证、湿淫证、燥淫证、火(热)淫证；喜证、怒证、忧思证、悲恐证等。

一、六淫辨证

六淫辨证，是根据患者所表现的症状、体征等，对照六淫病邪的致病特点，通过分析，辨别疾病当前病理本质中是否存在着六淫证候。

（一）风淫证

风淫证是风邪侵袭人体肌表、经络，卫外功能失常，表现出符合"风"性特征的证候。

【临床表现】 恶风寒，微发热，汗出，脉浮缓，苔薄白，或有鼻塞、流涕、喷嚏，或伴咽喉痒痛、咳嗽。或为突发皮肤瘙痒、丘疹；或为突发肌肤麻木、口眼㖞斜；或肢体关节游走作痛；或新发面睑肢体浮肿等。

【证候分析】 风为阳邪，其性开泄，易袭阳位，善行而数变，常兼夹其他邪气为患。故风淫证具有发病迅速、变化快、游走不定的特点。风淫证根据其所侵袭病位与证候的不同，而有不同的证名。风邪袭表，肺卫失调，腠理疏松，卫气不固，则具有恶寒发热、脉浮等表证的特征症状，并以汗出、恶风、脉浮缓为特点，是为风邪袭表证；外邪易从肺系而入，风邪侵袭肺系，肺气失宣，鼻窍不利，则见咳嗽、咽喉痒痛、鼻塞、流清涕或喷嚏等症状，而为风邪犯肺证。风邪侵袭肤腠，邪气与卫气搏击于肤表，则见皮肤瘙痒、丘疹；风邪或风毒侵袭经络、肌肤，经气阻滞，则可出现肌肤麻木、口眼㖞斜等症状；风与寒湿合邪，侵袭筋骨关节，阻痹经络，则见肢体关节游走疼痛；风邪侵犯肺卫，宣降失常，通调水道失职，则见突起面睑肢体浮肿。

风邪可与寒、热、火、湿、痰、水、毒等邪相兼为病，而有不同的名称，如风寒证、风热证、风火证、风湿

笔记栏

证、风痰证、风水证、风毒证等。

内风证是由于机体内部的病理变化,如热盛、阳亢、阴虚、血虚等所致,以出现类似风性动摇为主要表现的证候,又称为"动风"。而风淫证主要是感受外界风邪所致,证候表现亦与内风有所不同,临床应加以鉴别。

风淫证的辨证依据为新起恶风、微热、汗出、脉浮缓,或突起风团、瘙痒、麻木、肢体关节游走疼痛、面睑浮肿等症状。

（二）寒淫证

寒淫证指寒邪侵袭机体,阳气被遏,以恶寒重、无汗、头身或胸腹疼痛、苔白、脉弦紧等为主要表现的实寒证候。

【临床表现】 恶寒重,或伴发热,无汗,头身疼痛,鼻塞或流清涕,脉浮紧。或见咳嗽、咳稀白痰;或为脘腹疼痛、肠鸣腹泻、呕吐;或为肢体厥冷、局部拘急冷痛等。口不渴,小便清长,面色白或青,苔白,脉弦紧或脉伏。

【证候分析】 寒为阴邪,其性清冷、凝滞、收引,易伤阳气,阻碍气血运行。寒邪束表,腠理闭塞,卫气不能宣发,故恶寒发热、无汗。寒性凝滞、收引,经脉不利,则见头身疼痛。寒邪外袭,皮毛受邪,内舍于肺,肺气失宣,肺系不利,故鼻塞流清涕、痰鸣喘嗽。寒袭于表,脉道紧束而拘急,故脉浮紧。寒邪直犯中阳,运化失职,则腹痛肠鸣、腹泻。寒主收引,经脉收缩而挛急,则见局部冷痛拘急。寒邪凝结,阳气不达四肢,则四肢厥冷。寒凝而阳气不能上荣于面,则面白或青。阴寒内盛,津液未伤,故口淡不渴,或渴喜热饮,小便清长。舌苔白润,脉紧或沉迟有力,为阴寒内盛之证。寒邪常与风、湿、燥、痰、饮等邪气共同存在,而表现为风寒、寒湿、凉燥、寒痰、寒饮等证。

寒淫证的辨证依据为新病突起,病势较剧,恶寒肢冷,局部冷痛,口淡面白,苔白润,脉紧或迟而有力等症状。

寒邪致病有伤寒证和中寒证之分。伤寒证指寒邪外袭,伤人肌表,卫阳奋起抗邪于外的浅表证候,亦称风寒束表证、表寒证、寒邪束表证、太阳表实证、太阳伤寒证等。临床表现为恶寒重,发热轻,无汗,头身疼痛,鼻塞,流清涕,微咳,苔薄白,脉浮紧。中寒证指寒邪直接侵入脏腑、气血,损伤或遏制阳气,阻滞脏腑气血运行所表现的里实寒证。因寒邪所犯脏腑不同,临床常见的中寒证有寒邪犯肺证、寒滞胃肠证、寒凝肝脉证、寒滞心脉证等。其证候有新起恶寒,咳喘,咳吐白痰;或脘腹或腰背等处冷痛,得温则舒,或寒呕腹泻;或四肢厥冷,蜷卧,小便清长,面唇色白或青,舌苔白,脉紧或沉弦等。

（三）暑淫证

暑淫证是指夏月炎暑之季,外感暑邪所表现的证候。

【临床表现】 发热恶热,汗出,口渴喜饮,气短神疲,肢体困倦,小便短黄,舌红,苔白或黄,脉虚数;或发热,卒然昏倒,汗出不止,口渴,气急,甚或昏迷惊厥,舌绛干燥,脉细数。

【证候分析】 暑邪的性质与火热同类,但暑邪致病有严格的季节性,其病机、证候也与一般火热证有所差别。暑为阳邪,具有炎热升散、耗气伤津、易夹湿邪等致病特点。暑性炎热升散,蒸腾津液,故见发热恶热、汗出、气急、尿黄等症状;暑邪伤津耗气,则见口渴喜饮、气短神疲、脉虚数;暑夹湿邪,可见肢体困倦、苔白或黄;暑热上扰清窍,内灼神明,因而卒然昏倒;暑闭心神,引动肝风,则见昏迷惊厥;暑热炽盛,营阴受损,故见舌绛干燥、脉细数。暑淫证常见的证型有暑湿袭表证、暑伤津气证、暑闭气机证、暑闭心神证、暑热动风证等。

暑淫证的辨证依据为夏月有发热,口渴喜饮,汗多,气短神疲,尿黄等症状。

暑病有伤暑和中暑之别。伤暑感暑较轻,因暑热或暑湿侵袭人体而致,以烦热、口渴、汗出、疲乏等为主要表现。中暑是感暑较重,系因夏令在高温或烈日之下劳作过久,或处于气候炎热湿闷的环境,暑热或暑湿秽浊之邪卒中脏腑,热闭心神,或热盛津伤,引动肝风,或暑闭气机等所引起,以卒然昏倒、神志昏迷、不知人事、牙关紧闭、身热肢厥、气粗如喘、汗出或无汗、烦躁、口渴、抽搐等为临床特征。

（四）湿淫证

湿邪包括外界湿邪,或体内水液代谢障碍而形成的一种呈弥漫状态的病理性产物。由湿邪所致的证候,即为湿淫证。

【临床表现】 头重如裹,肢体困重,关节疼痛重着、屈伸不利,胸闷,脘痞不舒,口腻不渴,纳呆,恶心欲呕,困倦嗜睡,大便稀溏,小便混浊,妇女带下量多质稠,面色晦垢,舌苔白厚腻,脉濡缓或细。

【证候分析】 湿为阴邪,其性重浊、黏滞、趋下,易阻滞气机,损伤阳气。湿性重浊,湿邪停聚肌肤、筋骨、关节,气血不畅,则见头重如裹,肢体困重,关节疼痛重着、屈伸不利。湿邪黏滞,易阻滞气机,困遏清阳,故见胸闷、面色晦垢、困倦嗜睡。湿困脾胃,纳运升降失职,则见脘痞、口腻不渴、纳呆、恶心欲呕、大便稀溏。湿邪重浊黏滞,易侵袭阴位,故见小便混浊、妇女带下量多质稠。舌苔白厚腻,脉濡缓或细,为湿浊内盛之证。湿性黏腻难去,故病势缠绵,病程迁延而难愈。湿的病理性质偏阴,故多为寒湿之证;但湿郁易于化热,而成湿热之证。此外,湿邪还可与风、暑、水、痰、毒等邪气相兼为病,而为风湿、暑湿、水湿、痰湿、湿毒等证。临床常见的证型主要有风湿袭表证、寒湿凝滞筋骨证、寒湿困脾证、湿热蕴脾证、肝胆湿热证、大肠湿热证、膀胱湿热证、湿热下注证等。

湿淫证的辨证依据为困重,闷胀,酸楚,苔厚腻,脉濡缓或细等症状。

湿淫证有外湿证和内湿证之分。外湿证病位偏重于肌表,以肢体困重、疼痛为主症,或见皮肤湿疹、瘙痒,或有恶寒微热等,由湿郁肌表,阻滞经气而致。内湿多由饮食不节、劳倦内伤,致脾失健运,湿浊内生而成,以脘腹痞胀、恶心呕吐、便溏等症状为主,病位偏重于内脏,因湿邪阻滞气机,脾胃纳运升降失职所致。然而,湿证之成,常是内外合邪而为病,故其证候亦常涉及内外。

(五)燥淫证

燥淫证是指外感燥邪所表现的证候,又称外燥证。

【临床表现】 口燥咽干唇裂,鼻燥少涕,干咳少痰,痰黏难咳,口渴欲饮,皮肤干燥,大便干结,小便短黄,舌苔干燥,脉浮。

【证候分析】 燥邪性干燥,易伤津液,易伤肺脏。燥邪外侵,损伤肺津,肺失滋润,清肃失职,故见干咳少痰、痰黏难咳;肺系失润,则见口燥咽干、鼻燥少涕。燥邪伤津,津伤失润,故见口渴欲饮、唇裂、皮肤干燥、大便干结、小便短黄、舌苔干燥等一派干燥少津之象。燥淫证常见的证型有燥邪犯表证、燥邪犯肺证、燥干清窍证等。

湿淫证的辨证依据为秋季干咳,口、鼻、咽、唇、皮肤干燥等症状。

燥淫证有温燥和凉燥之分。温燥多见于初秋季节,因秋初气候尚热,炎暑未消,气偏于热,燥热迫于肺卫,故多伴见发热微恶风寒、少汗、舌干苔黄、脉浮数等风热表证。凉燥多见于深秋季节,因秋令肃杀,气寒而燥,故除有干燥少津之证外,尚见恶寒微发热、无汗、脉浮紧等类似于寒邪外束之表寒证候。在疾病过程中,由于血虚、阴津亏损等病理变化,以致机体失于濡润,也可表现为干燥的症状,属于"内燥"范畴。

(六)火(热)淫证

火(热)淫证是指外感火(热)邪所表现的实热证候。

【临床表现】 壮热喜冷,面红目赤,渴喜冷饮,汗多,烦躁或神昏谵语,大便秘结,小便短赤,吐血,衄血,痈肿疮疡,舌质红或绛,苔黄而干或灰黑干燥,脉洪滑数。

【证候分析】 火、热、温邪同属一类性质,仅有轻重之别。温为热之渐,火为热之极,故常有火热、温热并称。火、热、温邪为阳邪,其性燔灼迫急,伤津耗气,具有炎上、生风动血、易致疮疡的特点。火热为阳邪,其性燔灼,火热炽盛,充斥于外,故见壮热喜冷。火热上炎,则面红目赤。热扰心神,轻则烦躁,重则神昏谵语。邪热逼津外泄,可见汗多。热盛伤津,故口渴饮冷、大便秘结、小便黄赤。热盛动血,血液妄行,故见吐血、衄血。火热郁结不解,局部气血壅滞,肉腐血败,则发为痈肿疮疡。舌红绛,苔黄而干或灰黑干燥,脉洪滑数,均为火热炽盛之象。

火(热)淫证的常见证型有风热犯表证、肺热炽盛证、心火亢盛证、胃热炽盛证、热扰胸膈证、肠热腑实证、肝火上炎证、肝火犯肺证、热闭心包证、热入营血证等。火热之邪常与风、湿、暑、燥、毒、瘀、痰、饮等邪相兼为病,而表现为风热、风火、湿热、暑热、温燥、热毒、瘀热、痰热、热饮等证。

火(热)淫证的辨证依据为壮热,渴喜冷饮,出血,局部红肿热痛,舌红绛,苔黄而干,脉数有力等症状。

火(热)淫证和阴虚证同属"热证"范畴,但有虚实之分。火(热)淫证属实热证,以阳热之邪亢盛为主,具有发热较甚、病势较剧、脉洪滑数有力的特点;阴虚证属虚热证,因阴液不足,虚火内生所致,以低热、五心烦热、盗汗、两颧潮红、少苔或无苔、脉细数等为特征。

二、情志辨证

情志辨证,是根据患者所表现的症状、体征等,对照情志致病的特点,通过分析,辨别疾病当前病理本质中是否有情志证候的存在。

情志活动，是人体的精神意识对外界事物的反应，主要是七情——喜、怒、忧、思、悲、恐、惊。情志证候，是指由于精神刺激过于强烈或过于持久，人体不能调节适应，导致神气失常，脏腑、气血功能紊乱所表现出的证候。

情志为病，具有先伤神、后伤脏，先伤气、后伤形的特点，即情志为病应有精神情志方面异常的症状，或抑郁、烦躁、多怒、失眠等，同时兼有脏腑气机失常的症状，如胸闷、腹胀、气短、心悸等。不同的情志变化，对内脏有不同的影响，会产生不同形式的气机逆乱，如《黄帝内经·素问·举痛论》说，喜伤心、怒伤肝、忧伤肺、思伤脾、恐伤肾；怒则气上、喜则气缓、悲则气消、恐则气下、惊则气乱、思则气结等。因此，辨证时除应注意分析情志因素之外，还须细致审察脏腑气机逆乱的见症。

（一）喜证

喜证指由于过度喜乐，导致神气失常，以喜笑不休、心神不安，精神涣散，思想不集中，甚则语无伦次，举止失常，肢体疲软，脉缓等表现的证候。

【临床表现】 肢体疲软，喜笑不休，精神涣散，注意力不集中，甚则语无伦次，举止失常。舌淡红苔薄白，脉缓。

【证候分析】 喜为心志，适度喜乐能使人心情舒畅，精神焕发，营卫调和；而喜乐无制，则可损伤心神，使心气弛缓，神气不敛，故见肢体疲软、喜笑不休、心神不安、精神涣散、注意力不集中等症；暴喜过度，神不守舍，诱发痰火扰乱心神，则见语无伦次、举止失常等症。舌淡红苔薄白，脉缓，亦属喜伤心志之象。

喜证的辨证依据是，有导致喜悦的情志因素存在，以喜笑不休、精神涣散等为主要表现。

（二）怒证

怒证指由于暴怒或过于愤怒，导致肝气横逆，阳气上亢，以烦躁多怒、胸胁胀闷、面赤头痛等为主要表现的情志证候。

【临床表现】 烦躁多怒，胸胁胀闷，头胀头痛，面红目赤，眩晕，或腹胀、泻泄，甚至呕血、发狂、昏厥，舌红苔黄，脉弦有力。

【证候分析】 怒为肝志，怒则气上。大怒不止，可使肝气升发太过，阳气上亢而成本证。肝气郁滞而怒发，则见胸胁胀闷、烦躁易怒；肝气上逆，血随气涌，故见面红目赤、头胀头痛、眩晕，甚至呕血；阳气暴涨而化火，冲扰神气，可表现为发狂，或突致昏厥；肝气横逆犯脾，则见腹胀、泄泻；舌红苔黄，脉弦劲有力，为气逆阳亢之证。

怒证的辨证依据是，有导致愤怒的情志因素存在，以烦躁易怒、胸胁胀闷、面赤头痛等为主要表现。

（三）忧思证

忧思证指由于思虑过度，或过于忧愁，导致心、脾等脏腑气机紊乱，以忧愁不乐、失眠多梦等为主要表现的情志证候。

【临床表现】 情志抑郁，忧愁不乐，表情淡漠，胸闷胁胀，善太息，失眠多梦，头晕健忘，心悸，倦怠乏力，纳谷不馨，腹胀，脉沉弦等。

【证候分析】 思则气结。神气郁滞，故见情绪忧虑、郁郁寡欢、表情淡漠、胸闷胁胀、善太息；思虑过度，暗耗心血，血不养神，则有头晕、健忘、失眠、多梦、心悸等症状；思伤脾，忧思过度，最易损伤脾胃，使中焦气机不畅，受纳、运化失常，则见纳谷不馨、腹胀等症状；脾气不运，营气不充，故可见倦怠乏力。

忧思证的辨证依据是，有导致忧思的情志因素存在，以情绪忧愁不乐、失眠多梦等为主要表现。

（四）悲恐证

悲恐证指由于悲伤过度，或经受过度惊骇，使气机消沉，以情绪悲哀或恐惧、胆怯易惊、神疲乏力等为主要表现的情志证候。

【临床表现】 善悲喜哭，精神萎靡，疲乏少力，面色惨淡；或胆怯易惊，恐惧不安，心悸失眠，常被噩梦惊醒，甚则二便失禁，或为滑精、阳痿等。

【证候分析】 悲则气消，悲哀太过，则神气涣散，意志消沉，故见悲哀好哭、精神萎靡、疲乏无力、面色惨淡；惊恐伤肾，恐则气下，肾气不固，胆气不壮，神气不宁，故见胆怯易惊、恐惧不安、心悸失眠、常被噩梦惊醒，甚至出现二便失禁、滑精、阳痿等症状。

悲恐证的辨证依据是，有导致悲恐的情志因素存在，以情绪悲哀或恐惧、胆怯易惊等为主要表现。

第二节 六经辨证

六经辨证,是将外感病发生、发展过程中表现的不同证候,以阴阳为总纲,归纳为三阳病证(太阳病证、阳明病证、少阳病证)、三阴病(太阴病证、少阴病证、厥阴病证)两大类,分别从邪正斗争关系、病变部位、病势进退缓急等方面阐述外感病各阶段的病变特点,并作为指导治疗的一种辨证方法。

六经辨证论治方法,是东汉张仲景在《黄帝内经·素问·热论》所谓,"伤寒一日,巨阳受之……二日阳明受之……三日少阳受之……四日太阴受之……五日少阴受之……六日厥阴受之……"认识的基础上,结合外感病的临床病变特点总结出来的,为中医临床辨证之首创,为后世各种辨证方法的形成奠定了基础。

六经辨证,是经络、脏腑病理变化的反映。《黄帝内经·灵枢·海论》云:"夫十二经脉者,内属于脏腑,外络于肢节。"伤寒病的发生,是人体感受六淫之中风寒之邪,始从皮毛、肌腠,渐循经络,由表及里,进而传至脏腑。因此,它的病理变化,当病邪浅在肌表经络,则表现为表证;若寒邪入里化热,则转为里实热证;而在正虚阳衰的情况下,寒邪多易侵犯三阴经,出现一系列阳虚里寒的病理变化。

六经病证的临床表现,均以经络、脏腑病变为其病理基础,其中,三阳病证以六腑的病变为基础,三阴病证以五脏的病变为基础。因此,六经辨证的应用,不仅限于外感热病,也可用于内伤杂病,但其重点在于分析外感风寒所引起的一系列病理变化及其传变规则,因此,又不能完全等于内伤杂病的脏腑辨证。

一、辨六经病证

(一)太阳病证

太阳主表,为诸经之藩篱。太阳经脉循行于项背,统摄营卫之气。太阳之腑为膀胱,储藏水液,经气化由小便排出。风寒侵袭人体,多先伤及体表,正邪抗争于肤表浅层所表现的证候,即太阳经证,是伤寒病的初起阶段;若太阳经病不愈,病邪可循经入腑,而发生太阳腑证。腑证有蓄水、蓄血之分。

1. 太阳经证 太阳经证是指由于风寒之邪侵犯人体肌表,正邪抗争,营卫失和所表现的证候。太阳经证为伤寒病的初起阶段。

【临床表现】 恶寒,头项强痛,脉浮。

【证候分析】 本证是由风寒外邪侵犯太阳经所致。

风寒束表,卫阳被遏,肌腠失于温煦,故恶风寒。足太阳经脉自头项下行于背部,太阳经脉受邪,经气不利,气血运行受阻,则头项及背部作痛。正邪抗争于太阳肌表,脉气鼓动于外,故脉浮。上述表现是太阳病证的主症、主脉,但见此症、此脉,即可辨为太阳病证。

太阳经证,由于患者感受邪气之不同、体质的差异,又有太阳中风证和太阳伤寒证之分。

(1)太阳中风证:指以风邪为主的风寒之邪侵犯太阳经脉,卫强营弱所表现的证候。

【临床表现】 发热,恶风,汗出,脉浮缓,或见鼻鸣,干呕。

【证候分析】 卫为阳,营为阴,外感风邪侵犯太阳经,卫受邪而阳浮于外,与邪争则发热;风性开泄,卫外不固,肌腠疏松则恶风;营不内守则汗出。此所谓"阳浮者热自发,阴弱者汗自出"。若外邪犯及肺胃,肺气失宣则鼻鸣;胃气失降则干呕。

本证是以恶风、汗出、脉浮缓为辨证依据。

(2)太阳伤寒证:指寒邪侵犯太阳经脉,导致卫阳被遏,营阴郁滞所表现的证候。

【临床表现】 恶寒,发热,头项强痛,身体疼痛,无汗而喘,脉浮紧。

【证候分析】 寒邪侵犯太阳之表,卫阳被遏,肌肤失于温煦,则见恶寒;寒邪郁表,卫阳奋起抗邪,正邪交争,故发热。卫阳郁遏,脉中营阴郁滞,筋骨失于温养,故头身疼痛。寒性阴凝,致使肌腠致密,玄府不开,故见无汗。寒邪凝束,正气抗邪,故脉浮紧。寒邪束表,肺气失宣,则呼吸喘促。

本证以无汗,身痛,恶寒,脉浮紧为辨证要点。

2. 太阳腑证 太阳腑证是指太阳经证不解,病邪由太阳之表内传其膀胱腑所表现的证候。根据病机之不同,又分为太阳蓄水证和太阳蓄血证。

(1)太阳蓄水证:指太阳经证不解,邪与水结,膀胱气化不利,水液停蓄所表现的证候。

【临床表现】 发热,恶寒,小便不利,少腹满,消渴,或水入即吐,脉浮或浮数。

【证候分析】 太阳经证不解,故见发热、恶寒、脉浮等表证。邪热内传其膀胱之腑,气化功能失职,邪与水结,水液停蓄,故见小便不利、少腹满。水停而气不化津,津液不能上承,故渴欲饮水。若饮多则水停于胃,致胃失和降而见饮入即吐。

本证以太阳经证与小便不利、少腹满并见为辨证要点。

(2)太阳蓄血证:指太阳经证不解,邪热内传,与血相结于少腹所表现的证候。

【临床表现】 少腹急结或鞕满,小便自利,如狂或发狂,善忘,大便色黑如漆,脉沉涩或沉结。

【证候分析】 太阳经证失治,邪热随经内传,与血相结,瘀热结于下焦少腹,致少腹急结,甚则鞕满;瘀热内结,上扰心神,故见神志错乱如狂,甚则发狂、善忘等症。病在血分,未影响膀胱气化功能,故小便自利。瘀血下行随大便而出,则大便色黑如漆。脉沉涩或沉结,是因瘀热阻滞,脉道不利所致。

本证以少腹急结、小便自利、其人如狂等为辨证依据。

(二)阳明病证

阳明病证是指伤寒病发展过程中,阳热亢盛,胃肠燥热所表现的证候。其性质属里实热证,为邪正斗争的极期阶段。

【临床表现】 身热,不恶寒,反恶热,汗自出,脉大。

【证候分析】 本证多因太阳经证不解,内传阳明化热而成;或因少阳病失治,邪热传入阳明而成;或因素体阳盛,初感外邪便入里化热所致。

阳明病的主要病理机制是"胃家实"。胃家,包括胃与大肠;实,指邪气亢盛。阳明为多气多血之经,阳气旺盛,邪入阳明最易化燥化热。里热炽盛,蒸腾于外,故见身热;迫津外泄则汗自出。表邪已入里化热,阳明邪热独盛,故不恶热。热盛气壅,脉道充盈,故脉大且鼓指有力。

阳明病证又可分为阳明经证和阳明腑证。

1. 阳明经证 阳明经证是指邪热亢盛,充斥阳明之经,弥漫全身,而肠中无燥屎内结所表现的证候。

【临床表现】 身大热,汗大出,大渴引饮,或心烦躁扰,气粗似喘,面赤,苔黄燥,脉洪大。

【证候分析】 邪入阳明,化热化燥,充斥阳明经,弥漫全身,故身大热;邪热炽盛,迫津外泄,故汗大出;热盛伤津,且汗出复伤津液,故口大渴引饮。邪热上扰,心神不安,则见心烦躁扰;气血上涌于面,故面赤。热迫于肺,呼吸不利,故气粗似喘。脉洪大有力,苔黄燥,为阳明里热炽盛之象。

本证以大热、大汗、大渴、脉洪大为辨证依据。

2. 阳明腑证 阳明腑证是指邪热内传阳明之里,与肠中糟粕相搏,燥屎内结所表现的证候。

【临床表现】 日晡潮热,手足濈然汗出,脐腹胀满疼痛,痛而拒按,大便秘结不通,甚则神昏谵语、狂乱、不得眠,舌苔黄厚干燥,或起芒刺,甚至苔焦黑燥裂,脉沉实,或滑数。

【证候分析】 阳明经气旺于日晡,四肢禀气于阳明,肠腑实热弥漫,故日晡潮热、手足濈然汗出。邪热与糟粕结于肠中,腑气不通,故脐腹胀满而痛、大便秘结;邪热上扰心神,则见昏谵,甚则狂乱不安。苔黄燥而有芒刺,或焦黑燥裂,为燥热内结,津液被劫之故。邪热亢盛,且有形之邪壅滞,气机不畅,脉气不利,故脉来迟慢有力;若邪热迫急则脉滑数。

本证以潮热汗出,腹满疼痛,大便秘结,苔黄燥,脉沉实等为辨证要点。

(三)少阳病证

少阳病证是指邪犯少阳胆腑,枢机不运,经气不利所表现的证候,又称少阳半表半里证。

【临床表现】 口苦,咽干,目眩,寒热往来,胸胁苦满,默默不欲饮食,心烦喜呕,脉弦。

【证候分析】 本证多由太阳经证不解,邪传半表半里的少阳部位而引起;亦可由厥阴病转出少阳而成。邪正相争于半表半里之间,邪出于表与阳争,正胜则发热;邪入于里与阴争,邪胜则恶寒,故见寒热往来。胆热上炎则口苦;灼津则咽干。邪热上扰空窍,故头目昏眩。邪郁少阳,经气不利,故胸胁苦满。若胆热扰胃,胃失和降,则见默默不欲饮食、欲呕;胆热扰心则心烦。脉弦为肝胆受病之证。

本证以寒热往来,胸胁苦满,脉弦等为辨证依据。

(四)太阴病证

太阴病证是由多种原因所致脾阳虚衰,寒湿内生所表现的证候。太阴病为三阴病之轻浅阶段,其病变特点为里虚寒证。

【临床表现】 腹满而吐,食不下,自利,口不渴,时腹自痛,四肢欠温,脉沉缓无力。

【证候分析】 此证可因三阳病治疗失当,损伤脾阳而起,亦可由风寒之邪直犯而成。

脾阳虚衰,寒湿内生,气机阻滞,故腹满时痛;脾失健运则食纳减少;寒湿下注则下利;寒湿犯胃,胃失和降,故见呕吐。阳虚而气弱,失于温煦,故四肢欠温;鼓动无力,故脉沉缓无力。

本证以腹满时痛,自利,口不渴等虚寒之象为辨证要点。

(五)少阴病证

少阴病证是伤寒六经病变发展过程的后期,全身阴阳衰惫所现证候的概括。病位主要在心肾,临床以脉细微、但欲寐为主要脉症。

少阴病有从阴寒化、从阳热化两类证候。

1. 从阴寒化证 从阴寒化证是指少阴阳气虚衰,病邪入内从阴化寒,阴寒独盛所表现的虚寒证候。

【临床表现】 无热恶寒,脉微细,但欲寐,四肢厥冷,下利清谷,呕不能食,或食入即吐,或身热反不恶寒,甚至面赤。

【证候分析】 少阴阳气衰微,阴寒内盛,失于温养,故见无热恶寒、但欲寐、肢厥;脉失鼓动,则脉微细。肾阳虚,火不燠土,脾胃纳运、升降失职,故下利清谷、呕不能食。若阴盛格阳,可见身热反不恶寒、面赤。

本证以无热恶寒,下利,肢厥脉微等为辨证要点。

2. 少阴热化证 少阴热化证是指少阴阴虚阳亢,邪从阳化热所表现的虚热证候。

【临床表现】 心烦不得眠,口燥咽干,舌尖红,脉细数。

【证候分析】 邪入少阴从阳化热,热灼真阴,水不济火,心火独亢,侵扰心神,故心中烦热而不得眠。阴亏失润则口燥咽干;阴虚而阳热亢盛,故舌尖红赤,脉细数。

本证以心烦失眠及阴虚阳亢的表现为辨证要点。

(六)厥阴病证

厥阴病证是指伤寒病发展传变的较后阶段,是阴阳对峙、寒热交错、厥热胜复等证候的概括。临床以上热下寒证为其提纲。

【临床表现】 消渴,气上撞心,心中疼热,饥而不欲食,食则吐蛔。

【证候分析】 厥阴病为六经之末,多由他经传变而成,其中尤以少阳病为主。

邪入厥阴,心包之火炎上则上热;热灼津伤,故消渴饮水。厥阴之脉挟胃,上贯膈,火性炎上,肝气横逆莫制,故见气上撞心、心中疼热。又因下焦有寒,脾失健运,更因肝木乘犯,故不能进食,强食则吐,内有蛔虫者,常可吐蛔。

本证以消渴、气上撞心、心中疼热、饥不欲食为辨证要点。

二、六经病证的传变

六经病证是脏腑、经络病变的反映,而脏腑、经络之间相互联系。因此,六经病证可以相互传变,常见有传经、直中、合病、并病等形式。

病邪自外侵入,逐渐向里发展,由某一经病证转变为另一经病证,称为"传经"。其中,若按伤寒六经的顺序相传者,即"太阳病→阳明病→少阳病→太阴病→少阴病→厥阴病",或"太阳病→少阳病→阳明病→太阴病→厥阴病→少阴病",称为"循经传";若是隔一经或两经以相传者,称为"越经传";若在互为表里的两经间相传,称为"表里传",如太阳病→少阴病等。

伤寒病初起不从三阳经传入,而病径入于三阴者,称之"直中"。

伤寒病不经过传变,两经或三经同时出现的病证,称为"合病",如太阳阳明合病、太阳太阴合病等。

伤寒病凡一经之证未罢,又见他经病证者,称为"并病",如太阳少阴并病、太阴少阴并病等。

第三节 卫气营血辨证

卫气营血辨证是清代医家叶桂《温热论》所创立的一种诊治外感温热病的辨证方法。叶氏根据外感温热病发生发展的一般规律,结合《黄帝内经》及前辈医家有关卫气营血的论述,在《伤寒论》六经辨证的基础上,形成了卫气营血辨证理论。卫气营血辨证将外感温热病发展过程中所反映的不同病理阶段分为卫分证、气分证、营分证、血分证四类,用以说明外感温热病的病位深浅、病势轻重、传变规律,并有效地指导着温热病的诊疗实践。

卫分主表,病位在肺与体表,病情轻浅;气分主里,病位在胸、膈、胃、肠、胆等脏腑,病情较重;营分证为邪热陷入心营,病在心与心包,病情深重;血分证为邪热入心、肝、肾,已耗血、动血,病情危重。

一、辨卫气营血证候

(一) 卫分证

卫分证是指温热之邪侵袭卫表,人体卫外功能失调,肺卫失宣所表现的证候,常见于温病的初期阶段。

【临床表现】 发热,微恶风寒,口微渴,无汗或少汗,头痛,身痛,咳嗽,咽喉肿痛,舌边尖红,脉浮数等。

【证候分析】 本证因外感温热之邪,侵袭肺卫所致。

温热之邪侵袭肌表,正气抗邪,邪正相争故发热。卫气被遏,温煦失司故恶风寒。由于感受的是温热之邪,故多见发热重、恶寒轻。温热之邪伤津则口微渴。卫表受邪,开合失司则无汗或少汗。温热之邪侵袭经脉,经脉不利则身痛。温热之邪上扰清空则头痛。温热犯肺,肺气失宣则咳嗽。咽喉为肺之门户,温热之邪侵袭则咽喉肿痛。舌边尖红,脉浮数,为温热在卫表之象。

本证以发热,微恶风寒,舌边尖红,脉浮数为辨证要点。

(二) 气分证

气分证是指温热之邪内传脏腑,正盛邪实,阳热亢盛所表现的证候。依据气分证温热之邪侵袭脏腑的不同,可有不同证候类型。

【临床表现】 发热,不恶寒,汗出,口渴,心烦,舌红,苔黄,脉数有力;或兼咳喘,胸痛,咳痰黄稠;或兼心烦懊憹,坐卧不安;或兼日晡潮热,腹胀痛拒按,或时有谵语、狂乱,大便秘结或下利稀水;或见胁痛,口苦,干呕,脉弦数等。

【证候分析】 本证多因卫分证不解,温热之邪自卫分入里所致,亦有外感温热邪气直入气分而成,或由气分伏热外发,或由营分邪热转出气分而致。

温热病邪,入于气分,邪正斗争激烈,故发热不恶寒;热盛蒸腾,迫津外泄则汗出;热盛伤津则口渴;热扰心神,则心烦;舌红,苔黄,脉数,为里热炽盛之象。

若热壅于肺,肺失宣肃,肺气不利,则咳喘、胸痛、咳痰黄稠。

若热扰胸膈,气机不畅,影响心神,则心烦懊憹、卧起不安。

热结肠胃,腑气不通,则日晡潮热,腹胀痛拒按,大便秘结;若燥屎结于肠中,热迫津液从旁而下,则见下利清水;热扰心神则谵语、狂乱。

热郁少阳,枢机不利,胆气上逆,则胁痛、口苦、干呕,脉弦数。

本证以发热,不恶寒,舌红,苔黄,脉数为辨证要点。

(三) 营分证

营分证是指温热病邪内陷,劫灼营阴,心神被扰所表现的证候。营分证是温热病发展过程中较为深重的阶段。

【临床表现】 身热夜甚,口不甚渴或不渴,心烦不寐,甚或神昏谵语,斑疹隐隐,舌质红绛无苔,脉细数。

【证候分析】 营分证可由气分邪热失于清泄,传入营分,或由卫分证直接传入营分而致,称为"逆传心包",亦有营阴素亏,初感温热之邪,发病急骤,初起即见营分者。

温热入营,灼伤营阴,阴虚阳亢,则身热夜甚;邪热蒸腾营阴之气上潮于口,故口不甚渴或不渴;热邪深入营分,扰乱心神,则心烦不寐,甚或神昏谵语;热伤血络,则见斑疹隐隐;舌质红绛无苔,脉细数,为热劫营阴之象。

本证以身热夜甚,心烦或谵语,斑疹隐隐,舌质红绛,脉细数为辨证要点。

（四）血分证

血分证是指热邪深入血分，耗血、伤阴、动血、动风所表现的证候，是外感温热病的极盛阶段，其病变涉及心、肝、肾。

【临床表现】 身热夜甚，躁扰不宁，甚或神昏谵语，吐血、衄血、便血、尿血，斑疹显露，色紫黑，舌质深绛，脉细数；或见抽搐，颈项强直，角弓反张，两目上视，牙关紧闭，四肢厥冷，脉弦数；或见持续低热，暮热早凉，五心烦热，神疲欲寐，耳聋，形瘦，脉虚细；或见手足蠕动、瘛疭等。

【证候分析】 本证多由营分证病邪不解，或气分证病邪直入血分，或温热病邪久羁，劫夺肝肾之阴所致。

热入营血，营阴蒸腾则发热夜甚；热扰心神则躁扰不宁，甚或神昏谵语；热入血分，血热妄行，损伤脉络，则斑疹显露、吐血、衄血、尿血；血分热盛，则舌质深绛；血热伤阴耗血，则脉细数。

若血热燔灼肝经，肝风内动，则见抽搐、颈项强直、角弓反张、目睛上视、牙关紧闭、脉弦数。

若邪热久居血分，劫夺肝肾之阴，阳热内扰，则持续低热、暮热早凉、五心烦热、神疲欲寐、耳聋、形瘦、脉虚细；甚则筋脉失养，而见手足蠕动、瘛疭。

本证以身热夜甚，斑疹紫黑，舌质深绛，脉细数为辨证要点。

二、卫气营血证的传变

温热病的整个发展过程，实际上就是卫气营血证候的传变过程。温病传变与否及传变方式，受多种因素影响，如感邪性质、感邪轻重、体质因素等。卫气营血证候的传变秩序，一般有顺传和逆传两种形式。

（1）顺传：指病变多从卫分开始，依次传入气分、营分、血分。它体现了病邪由表入里、由浅入深，步步深入，病情由轻而重，由实致虚的传变过程。这就是叶桂所说的"大凡看法，卫之后方言气，营之后方言血"的演变过程。

（2）逆传：指温热病邪不按上述规律传变。邪入卫分后，不经过气分阶段而直接深入营、血分。实际上"逆传"只是"顺传"规律中的一种特殊类型，只不过病情更加急剧、重笃。

此外，温病的传变，由于病邪和机体反应的特殊性，也有不按上述规律传变的。如发病之初无卫分证，而径见气分证或营分证；卫分证未罢，又兼气分证，而致"卫气同病"；气分证尚存，又出现营分证或血分证，称"气营两燔"或"气血两燔"。因此，温热病过程中证候的传变，其形式是较为复杂的。

第四节　三焦辨证

三焦辨证，是清代医家吴瑭在其所著《温病条辨》中创立的一种外感温热病的辨证方法。吴瑭根据《黄帝内经》中关于三焦所属部位的概念，在六经辨证及卫气营血辨证的基础上，将温热病的证候归纳为上焦病证、中焦病证、下焦病证，用以阐明三焦所属脏腑在温病过程中的病理变化、病变部位、证候类型和证候特点，区分病位的深浅、病程的阶段，并说明证候之间的传变规律。

上焦病证主要包括手太阴肺经和手厥阴心包经的病变，多为温热病的初期阶段；中焦病证主要包括手阳明大肠经、足阳明胃经和足太阴脾经的病理变化，多为温热病的中期或极期阶段；下焦病证主要包括足少阴肾经和足厥阴肝经的病变，多为温热病的末期阶段。

一、辨三焦病证

（一）上焦病证

上焦病证是指温热病邪从口鼻而入，侵袭所出现的肺卫受邪的证候。温邪犯肺以后，它的传变有两种趋势：一种是"顺传"，指病邪由上焦传入中焦而出现中焦足阳明胃经的证候；另一种为"逆传"，即从肺经传入手厥阴心包经，出现"逆传心包"的证候。

【临床表现】 发热，微恶风寒，头痛，鼻塞，咳嗽，微汗，口微渴，舌边尖红，舌苔薄白欠润，脉浮数；或身热，烦渴，气喘，汗出，苔黄，脉数；甚则高热，神昏谵语或昏聩不语，舌謇肢厥，舌质红绛。

【证候分析】 肺合皮毛，开窍于鼻，温热之邪从口鼻、皮毛而入，故肺先受邪。

温邪入侵,正邪抗争,故发热;卫气不布,肌肤失于温煦,则微恶风寒;肺受邪乘,清肃失司,则咳嗽;热盛伤津则口渴。

温邪由表入里,邪热壅肺,肺气闭阻,则见气喘、汗出;邪热炽盛,耗伤津液,则身热、汗出、烦渴。舌红苔黄,脉数,均为里热偏盛的征象。

温邪逆传心包,舌为心窍,故舌謇;心阳内郁,故肢厥;热邪扰乱心神,故神昏谵语。

本证以发热、微恶风寒、脉浮数或发热、汗出、咳喘或高热、神昏谵语为辨证要点。

（二）中焦病证

中焦病证是指温病自上焦传至中焦所表现出的证候。若邪从燥化,或为无形热盛,或为有形热结,则表现出阳明失润,燥热伤阴的证候。若邪从湿化,郁阻脾胃,气机升降不利,则表现出湿温病证。因此,在证候上有阳明燥热与太阴湿热的区别。

1. 阳明燥热证

【临床表现】 身热面赤,呼吸气粗,腹满便秘,神昏谵语,渴欲饮冷,口干咽燥,唇裂舌焦,小便短赤,舌苔黄或焦燥,脉沉实有力。

【证候分析】 温热病邪自上焦传入中焦,邪从燥化,表现为阳明燥热证。

邪入阳明,灼伤津液,胃肠失润,燥屎内结,故见腹满便秘;邪热内盛,则身热面赤、呼吸气粗;热扰心神,则神昏谵语;热盛伤津,则见渴欲饮冷、口干咽燥、唇裂舌焦、小便短赤;舌苔黄或焦燥,脉沉实有力,均为燥热内结之象。

本证病机与临床表现和六经辨证中的阳明病证基本相同。但本证为感受温邪,传变快,人体阴液消耗较多。

本证以发热、口渴、腹满便秘为辨证要点。

2. 太阴湿热证

【临床表现】 身热不扬,头重身痛,胸脘痞闷,泛恶欲吐,小便不利,大便不爽或溏泄,苔腻,脉细而濡数。

【证候分析】 温热病邪自上焦传入中焦,邪从湿化,表现为太阴湿热证。

湿遏热伏,郁于肌肤,则见身热不扬;热在湿中,郁蒸于上,则见头重身痛。湿热郁阻中焦,脾失健运,胃失和降,则见胸脘痞闷、泛恶欲吐、大便不爽或溏泄、小便不利;苔黄腻,脉细而濡数,为湿热内蕴之象。

本证以身热不扬、脘痞、呕恶、苔腻为辨证要点。

（三）下焦病证

下焦病证是指温邪久留不退,劫灼肝肾之阴而出现的证候。

【临床表现】 身热颧红,手足心热甚于手足背,口干,舌燥,神倦耳聋,舌红少苔,脉虚大;或手足蠕动,心中憺憺大动,神倦脉虚,甚或时时欲脱。

【证候分析】 温病后期,病邪深入下焦,真阴耗损,虚热内扰所致。

身热颧红,手足心热甚于手足背,口干,舌燥,舌红少苔,为阴虚内热之象。阴精亏损,神失所养则神倦,阴精不得上荣清窍则耳聋;肝为刚脏,属风木而主筋,赖肾水以涵养。真阴被灼,水亏木旺,虚风内扰,筋失所养而见拘挛则出现手脚蠕动,甚或痉挛,心中憺憺大动。神倦脉虚,甚或欲脱,均为阴精耗竭之虚象。

本证以身热颧红,手足蠕动,舌红少苔为辨证要点。

二、三焦病证的传变

三焦病证,标志着温病病变发展过程中的3个不同阶段。其中,上焦病证,多表现于温病的初期阶段;中焦病证,多表现于温病的中期或极期阶段;下焦病证,多表现于温病的末期阶段。其传变一般多由上焦手太阴肺经开始,由此传入中焦,进而至下焦为顺传。吴瑭指出,上焦病不治,则传中焦胃与脾;中焦病不治,则传下焦肝与肾。

三焦病证的传变,取决于病邪的性质和受病机体抵抗力的强弱等多种因素,故三焦病证的传变过程,虽然有自上而下的规律,但这仅指一般而言。有邪犯上焦,经治而愈,并无传变;有的又可自上焦径传下焦,或由中焦再传肝肾,与六经病的循经传、越经传相似。也有初起即见中焦太阴病证症状的,也有发病即见下焦厥阴病证的,与六经病证中的直中类似。此外,还有两焦证候互见和病邪弥漫三焦,与六经的合病、并病相似。

笔记栏

第五节 经络辨证

经络辨证，是以经络学说为指导，在认识经络的循行分布、生理功能、病理变化及其与脏腑和体表相互关系的基础上，对患者的症状、体征加以综合分析，判断病证所属脏腑、经络，从而进一步确定其病因、病性及病机演变的一种辨证方法，是中医诊断学的重要组成部分。

经络辨证，源于《黄帝内经》。《黄帝内经·灵枢·经脉》载有十二经病证。奇经八脉病证则以《黄帝内经·素问·骨空论》《难经·二十九难》及李时珍《奇经八脉考》的论述较多，至今仍为经络辨证的依据。络脉病证自《黄帝内经》以后，经后世医家的不断发展，清代医家叶桂结合自身的临证经验，提出了"初为气结在经，久则血伤入络""经几年宿病，病必在络"的学术思想，至今对临床疑难杂病等临床治疗有重要的指导价值，成为经络辨证的重要组成部分。

以经络为基础，人体五脏六腑、四肢百骸、五官九窍、皮肉脉筋骨等不同生理功能的统一协调和有机配合，共同完成机体的整体活动。病理状态下，经络可作为疾病的传变途径。邪气外侵，经气失常，则邪气可循经传入脏腑。如内脏有病，亦可通过经络反应于体表，在经络体表循行部位出现病证反应，如酸痛、肿胀、麻木、结节等。

经络系统，由经脉、络脉及其连属部分构成。经络辨证主要包括十二经脉辨证、奇经八脉辨证和络病辨证三部分。经络辨证和脏腑辨证互为补充。脏腑辨证侧重于脏腑功能失调所出现的各种反应，而经络辨证则侧重于经脉循行部位出现的各种异常反应，是脏腑辨证的补充。临床应用时应互相参照，在针灸、推拿（按摩）等治疗方法中，更应注意经络辨证的应用。

一、十二经脉辨证

十二经脉，内联脏腑，外络肢节。其病证特点：一是多与经脉循行部位有关；二是与经脉所属脏腑功能失调有关；三是一经受邪常及他经，而见多经合病证候。

（一）手太阴肺经病证

【临床表现】 肺胀，喘咳，胸闷，或洒淅寒热，肩背寒或肩背痛，汗出；缺盆中痛，臑、臂内侧前廉痛等。

【证候分析】 肺主气，起于中焦，循胃口上膈属肺，病则肺胀、咳喘、胸闷。肺合皮毛，感受外邪，首先犯肺，邪客肺卫，卫气郁遏，则洒淅寒热；手太阴之筋结络于肩则肩背寒或肩背痛；风邪偏盛则毛窍开而汗出。肺经循臑内，行肘臂间，经气不利，则臑臂内侧前缘疼痛不适。缺盆毗邻肺脏，肺脏受邪，可缺盆作痛。

（二）手阳明大肠经病证

【临床表现】 齿痛，颈肿，喉痹，目黄，口干，鼽衄；肩前臑痛，大指次指痛不用。气有余，则半径所过者热肿；不足，则寒栗不复。

【证候分析】 大肠经多气多血，其支者，从缺盆上颈贯颊，入下齿中，还出挟口，故病则下齿痛、颈肿、咽痛、喉痹。大肠经之别络达目，如大肠传导失职，津液内伤，火热郁盛，则目黄、口干。肺与大肠相表里，邪气外袭，客于表里，大肠经上行挟鼻，则鼻鼽或鼻衄。本经经气不利，可见所过肩、臂、臑前侧痛，大指、次指痛或活动障碍。若经脉气盛有余，壅遏郁结而化火，则本经所过部位可见灼热肿痛；若经气亏虚，失其温煦，则可见恶寒战栗之象。

（三）足阳明胃经病证

【临床表现】 狂，汗出，鼽衄，口喎斜，齿痛，唇疹，颈肿，喉痹，膝膑肿痛，循膺、乳、气街、股、伏兔、胫外廉、足跗上皆痛，中趾不用。气盛则身以前皆热；其有余于胃，则消谷善饥，溺色黄；气不足则身以前皆寒栗；胃中寒则胀满。

【证候分析】 胃经上通于心，经气厥逆，心神受扰，则发狂癫；阳气有余，则汗自出。足阳明经挟鼻外下行，经为风袭，则鼻塞流涕；热客经脉，则鼻衄。胃经挟口环唇，风中经络，则口喎斜、齿痛；热毒内侵，则唇周发疹。足阳明支脉下人迎（颈部动脉处），循喉咙入缺盆，邪热壅滞，则颈肿、咽痛、喉痹。胸膺、乳头、气街、股部、伏兔、膝膑部、胫外侧、足跗上、足中趾皆为足阳明支脉循行部位，经脉受病，经气不利，则上述部位出现疼痛,或中趾麻木、活动不利。足阳明经行一身之前,气盛则热,身前、胸腹部为甚;气不足则寒。胃主受纳腐熟,胃中热盛则消谷善饥、小便色黄;胃中虚寒则脘腹胀满。

（四）足太阴脾经病证

【临床表现】 舌本强,食则呕,胃脘痛,腹胀善噫,得后与气则快然如衰,身体皆重;体重不能动摇,食不下,烦心,心下急痛;溏瘕泄,水闭,黄疸,不能卧,强立股膝内肿、厥,足大趾不用。

【证候分析】 足太阴脾经多气少血,其经脉连舌本,散舌下。如经脉受邪,风痰阻滞脾络,则舌体强硬,活动不灵;脾胃经脉连属表里相关,脾病及胃,运化失健,胃气上逆,故食入则呕;脾胃升降失常,气机阻滞,则胃脘疼痛、腹部胀满、嗳气时作,如大便得解或得矢气,则觉胀满减轻;脾主肌肉,脾气不运,肌肉失去充养,故身重倦怠。

脾为胃行其津液而至四肢,脾病则四肢不用、痿软,而身体不能动摇;脾气通于口,脾气虚则食欲减退、食不下;足太阴脾经支脉上膈注于心中,脾经郁热则上扰心神,心烦不安,经气不通则痛。

脾经有寒,则大便溏泄;脾经郁滞,则瘕泄脓血夹杂,里急后重;脾病不能制水,水湿不化,二便不利,而水闭于内;脾经湿热郁蒸,或寒湿困遏,胆汁外溢,则一身面目俱黄;若水胀腹坚,或胸胁支满则不能安卧。足太阴脾经起于足大趾,循膝股内前侧上行,经脉受病,勉强站立稍久,则股膝内侧肿痛,足大趾活动受限。

（五）手少阴心经病证

【临床表现】 咽干,心痛,渴而欲饮;目黄,胁痛;臑臂内后廉痛而厥,掌中热。

【证候分析】 手少阴经支脉从心系上挟咽,心火亢盛则咽干,经气不利则心痛,热盛伤津则渴而欲饮。手少阴心经系目系,出腋下,足少阳胆经亦从缺盆下行腋下,胆汁郁遏,循经上溢,使本经经气变动,故目黄、胁胀痛。本经循臑臂内侧入掌内后廉,经脉受邪,经气不利,故臑臂内后廉疼痛或厥冷;心经郁火,则掌中发热。

（六）手太阳小肠经病证

【临床表现】 咽痛颔肿,不可以顾,肩似拔,臑似折;耳聋,目黄,颊肿,颈项肩臑及肘臂外后廉痛。

【证候分析】 小肠经循咽下膈,其支者循颈上颊,故火毒郁滞于本经,则见咽痛、下颌肿痛;本经经气不利,拘急而疼痛,可见头部不可转侧回顾;其经脉循臑外后侧,出肩后骨缝(肩解),绕肩胛,交肩上,故经脉受邪,气血运行不畅,则肩部疼痛如被牵拔,上肢疼痛似被折断。本经支脉从缺盆循颈上颊,至目锐眦,却入耳中,故经气不通则见耳聋,热郁经脉则见目黄、颊肿。颈、项、肩、臑、肘、臂外后侧为小肠经脉循行所过之处,经脉受邪,经气不畅,则可见上述部位疼痛之证。

（七）足太阳膀胱经病证

【临床表现】 寒热,鼻塞,头痛,目似脱,项如拔,脊痛,腰似折,髀不可以曲,腘如结,踹如裂,小趾不用。

【证候分析】 太阳主表,外邪侵袭,则恶寒发热、鼻塞;足太阳膀胱经,从目内眦上行至额部,交会于巅顶,入里络脑。本经受邪,邪气上攻而见头痛、目似有脱出之感;其直行经脉络脑后,复出下行后项,沿肩胛骨内侧,挟行脊柱两旁到达腰部,从腰部下行挟脊过臀、髀枢、股后侧、腘窝、小腿后侧、出外踝骨后方,沿足外侧至足小趾外侧。病邪侵及本经,经气郁滞而逆乱,营卫受阻,气血不行,经脉所过部位拘急不适,而见颈项脊背部疼痛、腰痛似折、股关节屈伸不利、腘部筋脉结聚而不能随意运动、小腿后侧痛如撕裂及足小趾运动障碍等证候。

（八）足少阴肾经病证

【临床表现】 饥不欲食,面如漆柴,咳唾有血,喝喝而喘,坐而欲起,目眡眡如无所见,心如悬,若饥状,善恐,心惕惕如人将捕之;口热舌干咽肿,上气咽干及痛,烦心,心痛,黄疸,肠澼;脊、股内后廉痛,痿,厥,嗜卧,足下热而痛。

【证候分析】 肾内寓元阴元阳,而济五脏。若肾经亏虚,不能上滋于胃,则见饥不欲食。肾精亏虚,虚火灼阴,上熏于面,则见面黑而干焦、瘦削。足少阴之脉,从肾上,贯肝膈,入肺中,肾阴亏虚,虚火循经上炎,灼伤肺金,则见咳唾而痰中带血;肾虚于下,固摄无权,气失摄纳,或水气凌心射肺,而见稍动则气喘不续,甚则肺中胀满坐而欲起。瞳子为肾精所注,肾精不足,其气内夺,则视觉模糊不清。足少阴经,其支者从肺出络心,注胸中,心肾不交,心失滋养,则心神不宁,可见心中惕惕不安,易惊善恐。

本经循喉咙，挟舌本。如肾阴不足，虚火循经上炎，则见口热舌干、咳逆上气、咽部燥痛、心中烦痛。肾精不足，气化失常，津液不得正常输布内生湿热，郁蒸而为黄疸；大肠传导失职，则见肠澼使大便黏液脓血。

本经循股内后侧，贯脊，至肾，络膀胱，经脉受邪，经气不利，故股内侧后缘及腰脊疼痛。肾藏精，主骨生髓。肾精亏虚，充养失职，则骨弱髓减，故见两足痿软，不能久立，甚则不能起床而嗜卧。肾脉循足心而出于然骨（内踝下近前起骨），肾阴不足，虚火内灼，故足下热而痛。

（九）手厥阴心包经病证

【临床表现】 手心热，臂肘挛急，腋肿，甚则胸胁支满，心中憺憺大动，面赤，目黄，喜笑不休，烦心心痛，掌中热。

【证候分析】 手厥阴心包经支脉循行胸胁、腋下、肘中、前臂内侧两筋间，入掌中。若热郁经脉，则手心热；若经脉失养，则上臂与肘部拘挛而屈伸不利；若痰火郁结脉中，则腋下肿痛。包络与心肺相连，本经受病及于心、肺，则见胸胁满闷如物支撑、心中憺憺不安、烦扰不宁，或心痛。心为君主之官，心包络为心之外卫，包络代君行事，心藏神，其华在面，其使为目，在声为笑，经气变动，可见面赤目黄；经气有余，则喜笑不休或发癫狂。火郁于内，脏病及经，亦可见掌中热。

（十）手少阳三焦经病证

【临床表现】 耳聋，咽肿，喉痹，汗出，目锐眦痛，颊痛，耳后肩臑肘臂外皆痛，小指次指不用。

【证候分析】 三焦经支脉从膻中上出缺盆，上项系耳后，过耳中，循颊部，至目外眦。本经经脉受邪，经气不利，则耳聋；热郁经脉，则咽痛、喉痹。三焦主气以温分肉，充皮肤，外应腠理毫毛，若三焦失职，气失所主，固卫失职，腠理不密，则自汗出。若阳气有余，则本经所过目锐眦疼痛、颊部肿痛。经气不利，则耳后、肩、臑、肘、臂外侧等本经循行部位皆发生疼痛；本经起于环指，故小指、环指可见功能障碍。

（十一）足少阳胆经病证

【临床表现】 口苦，善太息，心胁痛不能转侧，甚则面微有尘，体无膏泽，足外反热；头痛、颔痛，目锐眦痛，缺盆中肿痛，腋下肿，马刀侠瘿汗出振寒为疟；胸、胁、肋、髀、膝外至胫、绝骨外踝前及诸节皆痛，小趾、次趾不用。

【证候分析】 胆为中精之腑，内藏精汁，胆病则胆气上逆而口苦；胆郁不舒，疏泄不畅而善太息。足少阳之别散于面，下胸中贯膈，络肝，属循胁里，其直行之脉从缺盆下腋，循胸，过季胁。故胆腑或经脉受病，均可见胸胁疼痛，甚则不能转侧。如少阳升发清阳之气，不能循经升腾于头面，则见面部如蒙灰尘，暗无光泽；不能发散于腠理，全身肌肤失其濡润，而体无膏泽。足少阳经脉下行足外踝之前，循足跗部进入第4趾外侧端，本经阳气郁遏，可见足外侧发热。

本经起于目锐眦，上抵头角，其支脉下颈合缺盆。本经病变，可累及头额角、下颔、外眼角疼痛，或缺盆中肿痛，或颈旁、腋下、胸胁部瘰疬疼痛，恶寒汗出。少阳经为半表半里，少阳受邪，寒热往来，振寒汗出，或为疟病。经气不利，则胸、胁、肋、髀、膝外至胫绝骨、外踝前本经经脉循行部位出现疼痛；本经止于足小趾、次趾之间，经脉受病则小趾和次趾运动障碍。

（十二）足厥阴肝经病证

【临床表现】 腰痛不可以俯仰，丈夫㿉疝，妇人少腹肿，甚则咽干，面尘，脱色；胸满呕逆飧泄，狐疝，遗溺，癃闭。

【证候分析】 足厥阴经之别，与太阴、少阳之脉，同结于腰髁下中髎、次髎之间，故其经脉受病可见腰痛难以俯仰。本经经脉环阴器，抵少腹，故经脉受病男子可患㿉疝，阴囊肿痛下坠，或狐疝，阴囊时大时小，胀痛俱作；妇人亦可病少腹部肿胀疼痛。本经经气亏虚，则可见遗尿；经气不畅，则可见癃闭。本经脉循喉咙之后，上入颃颡，出于前额。肝经相火循经上炎，则咽喉干燥；肝病较重，经气不能上荣，则面色暗黑，如蒙灰尘。

本经经脉挟胃，肝主疏泄，可助脾胃运化，肝气上逆，克犯胃腑，则可见胸中满闷、呕逆，或肝疏泄失职，不能助脾胃运化，则可见腹泻完谷不化。

二、奇经辨证

奇经八脉除本经循行与体内外器官联属外，亦可通过十二经脉与五脏六腑间接联系。其病证特点：

一是既有奇经本经所属的证候特征,又与其他经脉病证相关,尤其冲、任、督、带脉与肾、肝、脾经关系密切;二是冲、任、督三脉与生殖功能相关,尤其冲、任二脉与女子月经、妊娠、胞胎关系密切。

（一）督脉病证

【临床表现】 脊强反折,头重,不得俯仰,大人癫病,少儿风痫。

【证候分析】 督脉起于会阴,并于脊里,上风府,入脑,上癫,由下而上,贯脊属肾。若邪犯督脉,脉气失和,则颈项强直、脊背反折如弓。若肾中精气不充,脉气空虚,则头重、腰脊酸痛、难以俯仰。若督脉阴阳经气乖错,元神之府受邪,则神志失常,大人见癫病,小儿为风痫。

（二）任脉病证

【临床表现】 男子内结七疝（冲疝、狐疝、癞疝、厥疝、瘕疝、溃疝、癃疝）,女子带下瘕聚。

【证候分析】 任脉为阴脉之海,主身前之阴,阴寒凝滞,则可见男子内结七疝、睾丸胀痛,女子带下瘕聚等。

（三）冲脉病证

【临床表现】 气逆里急,疝瘕,少腹痛,上抢心,女子绝孕,或胎漏等。

【证候分析】 冲脉起于气街,与足阳明之脉合于宗筋,循少腹并足少阴之经而上行,若阴阳和而精气足,自然无病,若有不调,升降失常,必逆而上僭,自觉脐下有气上冲,腹内筋脉拘急疼痛,或觉脘膈、胸部有燥热攻冲。冲为血海,任主胞胎,与女子月经、胎产密切相关。如冲脉虚衰,易见胎漏、月经不调等症状。

（四）带脉病证

【临床表现】 腹满,腰溶溶若坐水中,赤白带下,足痿和左右绕脐腰脊痛,冲阴股等。

【证候分析】 带脉横束于腰腹而系诸脉,带脉不和,经气不畅,故腹中胀满而腰部虚乏无力,如坐水中。带脉为病,即谓之带下,热则为赤、湿则为白。带脉为病,阴寒凝滞,则必病左右绕脐腹、腰脊疼痛,累及足三阴之络,则痛引股内侧近阴等处。阳明脉虚,宗筋弛缓,带脉不能约束,故可病足痿不用。

（五）阴跷、阳跷脉病证

【临床表现】 阳跷为病,阴缓而阳急;阴跷为病,阳缓而阴急。阳气盛则瞋目,阴气盛则瞑目。

【证候分析】 两跷脉均起于足跟。阳跷脉循外踝上行,阳跷为病,阴缓而阳急,是指外踝以上筋脉拘急,内踝以上筋脉弛缓。阴跷脉循内踝上行,阴跷为病,阳缓而阴急,是指内踝以上筋脉拘急,外踝以上筋脉弛缓。两跷脉起于足跟,均上会于目,交于目锐眦,阳气满则阳跷盛,心烦易怒、不能闭目安卧;阴气盛则阴跷满,神疲嗜卧、喜闭目而不开。

（六）阴维脉、阳维脉病证

【临床表现】 阳维脉为病苦寒热,阴维脉为病苦心痛。阳维维于阳,阴维维于阴,阴阳不能自相维,则怅然失志,溶溶不能自收持。

【证候分析】 阳维脉维系诸阳经,阴维脉维系诸阴经,阴阳维脉维系阴阳平衡。阴阳维脉均起于下肢,阳维脉由外踝上行,阴维脉由内踝上行。气属阳,血属阴,阳维脉上行于卫分,卫为气,阴维脉上行于营分,营为血,心主血,故阳维病则病寒热,阴维病则苦心痛。若阴阳维脉不能相互维系,阳气耗散,精神颓丧、怅然失志;阴精耗伤,不能濡养,而痿软无力,不能自持。

三、络病辨证

络脉承载着经脉运行的气血,经气进入络脉即为络气。络气包括运行于经络之络（气络）中的气和脉络之络中与血伴行的气。络脉病证特点:一是初病络气虚滞或郁滞,久则气血同病;二以实证为主,因滞而瘀,因瘀而塞,因此成积者多见,久则络虚。络病辨证适用于内伤疑难杂病和外感重证络病的辨证诊断。

（一）络气郁滞证

络气郁滞证是指络气输布运行障碍,升降出入气机失常所形成的证候,是络脉病变由功能性病变向器质性病变发展的早期阶段。

【临床表现】 胸胁、脘腹、肢体等部位胀闷,甚或疼痛;可呈胀痛、攻痛、窜痛,痛无定处,时轻时重,常随嗳气或肠鸣、矢气而减轻;情绪的波动亦可导致症状的增减;性情抑郁,或急躁易怒,舌淡苔薄白,脉弦。

【证候分析】 六淫外侵,七情过极,或痰瘀阻滞,均可使络脉气机失常而致本证。

气络气机郁滞,功能失调,导致脏腑平衡被破坏。若肝络气滞则见胸胁胀闷疼痛;脾(胃)络气滞则见脘腹胀闷疼痛,或呈攻窜痛;四肢络气郁滞则见肢体酸麻重胀;脑部络气郁滞则见精神抑郁、急躁易怒等症状。嗳气、肠鸣或矢气,可使络气暂畅,故症情减轻。情绪的异常波动亦致络气郁滞状态的变化。舌淡苔薄白,脉弦均为络气郁滞的表现。

(二) 络气虚滞证

络气虚滞证是指由于气虚导致络失所养所形成的络气输布运行障碍,升降出入气机失常的证候,即络气因虚而滞的证候。

【临床表现】 神昏健忘,脘腹胀满,食少纳呆,心悸气短;若现疼痛,则其痛绵绵,舌淡苔白,脉细无力。

【证候分析】 此证乃属"虚气留滞"(叶桂),因虚而滞。气虚脑络失养则见神昏健忘;气虚脾络失荣,络气郁滞,运化失常,则可导致脘腹胀满、食少纳呆;心络气虚则见心悸气短;络气虚滞,"不荣则痛",故见其痛绵绵。

(三) 络脉瘀阻证

络脉瘀阻证是指由于络气郁滞气化功能失常,或气虚运血无力导致气血津液输布障碍,津凝为痰,血滞为瘀,痰瘀阻滞络脉所形成的证候,为络脉病变较为重要的病理阶段。

【临床表现】 胸胁、脘腹、肢体疼痛,痛如针刺,部位固定,痛处拒按,昼轻夜重,或见皮下紫斑,肌肤甲错;或肢体酸麻痛胀,甚则痿软无力,或关节肿痛,或见有形癥积,或见水肿、臌胀、腹壁青筋暴露、皮肤丝状红缕,或见出血,血色紫暗,舌下青筋,舌色紫暗,或有瘀斑瘀点,脉细涩或结代。

【证候分析】 本证多在络气郁滞(或虚滞)的基础上,因病久不愈,病情迁延发展而来,是由功能性病变发展为器质性病理损害的重要病理阶段,即所谓"久病入络""久痛入络""久瘀入络"。

络脉瘀阻,气血不通,故致诸痛。痰瘀乃有形之物,瘀阻于内,故见痛如针刺,部位固定,痛处拒按;瘀血为阴邪,夜间阴气较盛,故昼轻夜重。皮肤络脉瘀阻,气血不能渗灌濡养肌肤,则见皮下紫斑,皮肤丝状红缕,或肌肤甲错。络脉瘀阻,阻滞经气运行,脏腑功能失调,或肢体关节气络经气运行受阻则见肢体酸麻痛胀,甚则痿软无力,或关节肿痛。瘀阻络道,津停脉外,则见水肿,即唐容川《血证论》所谓,"瘀血化水,亦发水肿"。水停血瘀,络脉阻滞,则见臌胀、腹壁青筋暴露。瘀阻络脉,气血不循常道,则致出血,且血色紫暗。舌下青筋,舌色紫暗,瘀斑瘀点,脉细涩或结代,均为络脉瘀阻之象。

(四) 络脉绌急证

络脉绌急证是指感受外邪、内伤七情或过度劳累等原因所引起的络脉收引、挛缩、痉挛的证候。

【临床表现】 气络绌急多见有高热痉厥,角弓反张,肢体强直抽搐,或癫痫抽搐,口吐涎沫,也可见于肺之气道绌急,喉中哮鸣有声,或胃肠痉挛脘腹疼痛突然发作。脉络绌急常见胸闷心痛突然发作,或头晕头痛,一过性失语,半身麻木,或四肢末端皮色苍白、青紫,甚则发绀,伴有局部冷、麻、针刺样疼痛,常因气候变冷或情绪激动而引起,休息后可自行缓解。舌淡或红或暗紫,苔薄白或黄腻,脉沉细或沉涩。

【证候分析】 络脉是气血运行的通道。外感六淫或内伤七情等因素导致的气滞、血瘀、痰结络脉,均可形成络脉绌急的病机状态,从而使络脉血气运行不畅,绌急挛缩而生疼痛。《黄帝内经·素问·举痛论》云:"寒气客于脉外则脉寒,脉寒则缩蜷,缩蜷则脉绌急,绌急则外引小络,故卒然而痛。"本证可在络脉瘀阻的基础上发生,也可单独为患,络脉绌急则进一步加重络脉瘀阻,而络脉瘀阻更易引起络脉绌急。

气络病变所致绌急多表现为肌肉、肺之气道、胃肠等发生痉挛拘急状态。外感六淫,热毒留滞脑之气络,肌肉痉挛则见高热痉厥、角弓反张、肢体强直抽搐,伴神昏谵语,亦可见于癫痫、小儿惊风等病症。气道绌急则见喉中哮鸣有声。寒凝胃肠,络脉绌急,则致脘腹疼痛暴作,此即《黄帝内经·素问·举痛论》所说,"寒气客于肠胃之间,膜原之下,血不得散,小络急引故痛"。

心络绌急,血行闭阻,可致胸闷心痛突发;脑络绌急,脑部气血不通,又易导致头晕头痛、一过性失语、半身麻木等;四肢络脉绌急,气血卒闭,肢体失于温煦,则见皮色苍白、青紫等症状。

(五) 络脉瘀塞证

络脉瘀塞证是指各种原因所引起的络脉完全性阻绝或闭塞的证候。

【临床表现】 气络瘀塞者,多见肢体痿软无力或痿废不用,甚则呼吸欲绝,危象毕现,或下肢截瘫,痛觉、温度觉消失,二便失司。心之脉络瘀塞者,可见胸闷疼痛剧烈,突然发作,痛引肩背,伴有汗出肢冷,甚则晕厥。脑络瘀塞者,卒然仆倒,半身不遂,语言謇涩。肺络瘀塞者,突见胸痛气急,咳血。肢体末端脉络瘀塞者,出现四肢剧痛,肤色青紫。消渴日久,目系络脉瘀塞者,见视力下降,甚至失明。肾络瘀塞者,可见周身浮肿,小便短少,甚至无尿。四肢脉络瘀塞者,可见麻木胀痛,甚至痿软无力。

【证候分析】 络脉具有运行气血的功能,在各种致病因素的影响下,络脉发生完全性堵塞或闭塞时,则络中气血不能畅行,脏腑肢节失去气血的温养、滋润变生诸症。

气络瘀塞,经气阻绝不通,则见肢体痿软或痿废,甚则呼吸欲绝,或下肢截瘫。脉络瘀塞,局部血流不通,又可导致所在区域急性或慢性缺血的病机变化。若心之络脉瘀塞,心脏供血障碍,心阳不温,可见心胸剧痛,痛引肩背,伴有汗出肢冷,甚则晕厥,脉似屋漏;脑络瘀塞,血行阻绝,则见卒然仆倒,半身不遂,语言謇涩;肺络瘀塞,气机阻滞,宣降失常,则胸痛气急,咳血;肢体末端脉络瘀塞,气络失温,则见四肢剧痛,肤色青紫。消渴日久,目系络脉瘀塞,则见视力下降,或失明;病及肾络,又致肢肿尿少;病久络气阻滞瘀塞,则致麻木胀痛,甚至痿软无力。

(六)络息成积证

络息成积证是指由于邪气久稽络脉,息而成积所形成的证候。

【临床表现】 心积伏梁,心悸气短,动辄加剧,尿少肢肿,见于各种心脏病晚期心脏扩大之时。肝积肥气,腹大如鼓,胁肋疼痛,腹胀纳呆,见于肝硬化、肝癌。肺积息贲,胸闷咳嗽,甚则呼吸困难,见于肺纤维化、肺气肿。肾积贲豚,腰痛乏力,水肿,尿血,见于肾硬化、肾部肿瘤。脾积痞气,腹部肿块疼痛拒按,黄疸,纳食减少,形体消瘦,见于脾肿大、胰腺及胃部肿瘤等。其他部位的肿瘤,肿块坚硬不移,边缘不清,凹凸不平,可伴见面色黧黑,舌暗,有瘀斑瘀点,脉沉涩。痹病痛久,关节肿大,或强直畸形,屈伸不利,活动受限并累及内脏,舌紫暗,脉细涩。

【证候分析】 络息成积多因病邪稽留络脉,致其瘀阻或瘀塞,瘀血、痰浊凝聚成形而成。《黄帝内经·灵枢·百病始生》所谓,"虚邪之中人也,始于皮肤……留而不去,传舍于肠胃之外,募原之间,留著于脉,稽留而不去,息而成积,或著孙脉,或著络脉"。络脉瘀阻,血滞成瘀,津凝为痰,气滞、血瘀、痰凝蕴结,日久成积。著于心则为伏梁,著于肝则为肥气,著于肺则为息贲,著于肾则为贲豚,著于脾则为痞气。恶性癌肿,则因瘀血阻络,气血不行,癌毒内生,瘀毒内蕴,蕴积化热,毒热壅滞,形成积块。痹病日久,邪传内脏,络息成积,则可出现关节肿大,或强直畸形,屈伸不利,活动受限并累及内脏。

(七)热毒滞络证

热毒滞络证是指由于感受温热火毒疠气,或因络瘀化热,毒由内生,导致热毒壅滞络脉所形成的证候。

【临床表现】 外感热病可见高热烦躁、神昏谵语、痉厥抽搐,或斑疹隐现或透露、色紫或黑、吐衄便血、尿血,或咳痰黄稠或咯血,甚则呼吸困难。疫毒滞络者多呈流行性发病。内生热毒可见中风偏瘫、语言謇涩,甚者神志昏迷;或见身目俱黄,甚者高热神昏;或尿少尿闭,神志昏蒙;或见便血;或头面红肿;或成痈肿。

【证候分析】 本证可见于外感温热病和内伤性疾病。外感热病,温邪内传,化热生火,火热成毒,热毒滞络,脑之气络为热毒所熏则见高热烦躁、神昏谵语、痉厥抽搐;热毒滞络,灼伤脉体,迫血妄行,则见发斑及各种血证。疫毒滞络,损伤络体,又可出现头面红肿等,如大头瘟、烂喉痧等。络瘀日久,化热生毒,蓄积于脑,损伤脑之气络,则见中风偏瘫、语言謇涩,甚者神志昏迷;湿热毒邪入袭肝络,胆汁外溢,可见身目俱黄,热毒熏蒸脑络,则见高热神昏;肾络瘀阻,气化失司,水液代谢障碍,则见尿少尿闭,热毒蕴积,上冲脑络,则见神志昏蒙。

(八)络脉损伤证

络脉损伤证是指由于各种原因引起的络体损伤,甚则伤断导致气血流泄或阻断不通所形成的证候。

【临床表现】 神志昏迷,思维减退,痴呆;肢体麻木酸胀,甚则肌肉萎缩,痿软无力,截瘫、二便失禁;各种出血。

【证候分析】 本证多由情志过极、饮食不节、劳力过度、金刃虫兽、跌仆堕坠、药物损伤等引起。络脉损伤,甚或伤断,经气不能正常流通,内成是证。

脑络损伤,则见神志昏迷,思维减退,痴呆;四肢络脉损伤则见肢体麻木酸胀,甚则肌肉萎缩,痿软无

笔记栏

力;腰髓损伤,则见截瘫;脉络之络损伤,络破血溢,则见各种出血:气血并走于上,可致脑络破损而出血;肝郁化火,火气刑金,损伤肺络,则见咳血;饮食不节,损伤胃肠之络则见吐血、便血;起居不节,用力过度,阳络伤而血外溢又可见衄血等。

(九) 络虚不荣证

络虚不荣证是指由于络中气、血、阴、阳亏虚,络脉失养所形成的证候。

【临床表现】 络气虚者,少气懒言,神疲乏力,头晕目眩,自汗,动辄益甚,或麻木,或疼痛,舌淡脉虚。络血虚者,面色少华(淡白或萎黄),眼睑、口唇、爪甲色淡,眩晕,或心悸健忘,或手足麻木,或月经量少色淡,甚则闭经,舌淡脉细。络阴虚者,口燥咽干,形体消瘦,五心烦热,或潮热,颧红盗汗,局部麻木疼痛,肌肤干燥粗糙,或两目干涩,或腰膝酸软,舌红少津脉细数。络阳虚者,面色㿠白,畏寒肢冷,或肢体浮肿,局部麻木冷痛,舌淡胖或淡紫,脉沉细。

【证候分析】 气、血、阴、阳是络脉功能活动的物质基础,络中气血充足,络有所养,则功能如常。阳气不足,阴血亏虚,则络脉失荣,变生诸症。相关症状表现的形成机制可参照气虚证、血虚证、阴虚证和阳虚证。

(薛飞飞 华何与 高秀娟 刘增祥)

第九章 中医诊法强化训练要点

导 学

本章在前述诊法内容的基础上,着眼于中医诊法的强化训练。重点概括了问诊要点的鉴别训练和望、闻、切诊程序的固化训练,旨在培养和训练学生临床诊断时"说"与"做"的能力。力求突出重点,优化结构,给学生提供一种巩固诊法知识,自我提高"开口动手"能力的强化训练模式。避免那种简单将四诊停留在问其所苦、望其面舌、听其声音、切其脉象,或者将之流于形式的倾向。

诊法在中医诊断学的"说""做""想""写"四大版块中占其二,而且是"想"与"写"的前提,故加强"问"与"望闻切"训练,不断提高"会说"与"会做"的熟练程度显得尤为重要。

目的要求

1. 掌握各问诊要点的特征、主要伴随症状及常见因素;一般状况与人体分部望闻切诊的项目及其逻辑顺序。
2. 熟悉各诊所要素的训练思路及方法。

望、闻、问、切四诊作为中医临床诊察病情的基本手段,除应掌握前述章节的基本知识和基本理论外,必须通过有效的方法,不断训练相关技能,以及与患者沟通的技巧。

第一节 问诊要点鉴别训练要点

诊病不"问",定会贻误诊断,然问不中的亦会贻误诊断。通过严谨、规范的问诊基本理论知识要点鉴别强化训练,可以增强临床问诊的"会说"能力。临证时,主症是诊断疾病的主要依据和进而询问病情及有目的、有重点地检查患者的线索。故问诊时,要学会抓住主症,按辨证思路,明确主症的特征、性质,并围绕主症对其主要伴随症状,由点及面地进行有联系的询问,以凸显主症的鉴别诊断意义。

一、问寒热

(一)恶寒发热

恶寒发热的特征、主要伴随症状与常见因素,见表9-1。

表9-1 恶寒发热的特征、主要伴随症状与常见因素

特 征	主要伴随症状	常见因素
恶寒重发热轻	鼻塞流涕,舌苔薄,脉浮紧	风寒
恶寒轻发热重	口干咽痛,苔薄,脉浮数	风热

(二)寒热往来

寒热往来的特征、主要伴随症状与常见因素,见表9-2。

表9-2 寒热往来的特征、主要伴随症状与常见因素

特 征	主要伴随症状	常见因素
发无定时	口苦,咽干,目眩	少阳病
发有定时	头痛剧烈,口渴,多汗	疟病

（三）但寒不热

但寒不热的特征、主要伴随症状与常见因素，见表9-3。

表9-3　但寒不热的特征、主要伴随症状与常见因素

特　　征	主要伴随症状	常见因素
久病体弱畏寒	肢冷得温可减，脉沉迟无力	虚寒
新病脘腹或其他局部冷痛剧烈	新病畏寒，脉沉迟有力	实寒

（四）壮热、微热

壮热、微热的特征、主要伴随症状与常见因素，见表9-4。

表9-4　壮热、微热的特征、主要伴随症状与常见因素

特　　征	主要伴随症状	常见因素
高热	大渴、大汗、脉洪大	里实热
长期轻度发热	烦劳则甚	脾气虚损

（五）潮热

潮热的特征、主要伴随症状与常见因素，见表9-5。

表9-5　潮热的特征、主要伴随症状与常见因素

特　　征	主要伴随症状	常见因素
热势较高，日晡热甚	腹胀便秘	阳明腑实
身热不扬	头身困重	湿温病
午后或入夜低热	颧红、盗汗	阴虚

二、问汗

（一）无汗

无汗的特征、主要伴随症状与常见因素，见表9-6。

表9-6　无汗的特征、主要伴随症状与常见因素

特　　征	主要伴随症状	常见因素
半侧身体（或下半身）无汗	肢体运动不遂	中风、痿病、截瘫
恶寒发热，脉浮紧	头痛，鼻塞	风寒

（二）有汗

有汗的特征、主要伴随症状与常见因素，见表9-7。

表9-7　有汗的特征、主要伴随症状与常见因素

特　　征	主要伴随症状	常见因素
汗出	恶寒发热，咽痛，脉浮数	风热
不时汗出，活动尤甚	畏寒，神疲乏力或手足心汗	阳虚（自汗）
寐汗出，寤则止	潮热，颧红	阴虚（盗汗）
汗出蒸蒸	面赤，口渴饮冷，脉洪大	实热
冷汗淋漓	面色苍白，四肢发冷，脉微欲绝	亡阳
汗出如油	手足温和，舌干红，脉数疾无力	亡阴
寒战而后汗出	痛苦表情	伤寒病
头面汗	心烦口渴，苔薄黄，脉数	上焦邪热
	头身困重，身热不扬，脘闷，苔黄腻	中焦湿热

三、问疼痛

（一）头痛
头痛的性质、主要伴随症状与常见因素，见表9-8。

表9-8 头痛的性质、主要伴随症状与常见因素

性　　质	主要伴随症状	常见因素
疼痛连项，遇风加重	恶寒发热	风寒
疼痛怕热	面红目赤	风热
疼痛如裹	肢体困重	风湿
疼痛绵绵	过劳则甚	气虚
痛且眩晕	面色不华	血虚
空痛	腰膝酸软	肾虚

（二）四肢痛
四肢痛的性质、主要伴随症状与常见因素，见表9-9。

表9-9 四肢痛的性质、主要伴随症状与常见因素

性　　质	主要伴随症状	常见因素
游走窜痛	肢冷，酸软	风痹
疼痛剧烈	肢体冷感	寒痹
痛处沉重不移	困重，酸楚	湿痹
灼痛	发热，局部红肿	热痹

（三）腰痛
腰痛的性质、主要伴随症状与常见因素，见表9-10。

表9-10 腰痛的性质、主要伴随症状与常见因素

性　　质	主要伴随症状	常见因素
绵绵作痛	腰膝酸软无力	肾虚
冷痛，阴雨天加重	沉重	寒湿
刺痛	拒按，活动受限	血瘀

（四）胸痛
胸痛的性质、主要伴随症状与常见因素，见表9-11。

表9-11 胸痛的性质、主要伴随症状与常见因素

性　　质	主要伴随症状	常见因素
胸痛憋闷	痛引肩臂	胸阳不振，痰浊内阻
胸背彻痛剧烈		气虚血瘀，心脉痹阻
胸部疼痛	面色青灰	心脉急骤闭塞不通
	潮热盗汗，咳痰带血	肺阴虚
	壮热面赤，喘促鼻煽	肺实热
	身热，咳吐脓血腥臭痰	肺痈

（五）胁痛
胁痛的性质、主要伴随症状与常见因素，见表9-12。

表 9-12　胁痛的性质、主要伴随症状与常见因素

性　质	主要伴随症状	常见因素
胀痛	连及乳房,太息易怒	肝郁气滞
	身目发黄	肝胆湿热
灼痛	面红目赤	肝火炽盛
刺痛	伴见癥积	瘀血阻滞
咳唾引痛	肋间饱满	饮停胸胁

（六）胃痛

胃痛的性质、主要伴随症状与常见因素,见表 9-13。

表 9-13　胃痛的性质、主要伴随症状与常见因素

性　质	主要伴随症状	常见因素
冷痛剧烈	得热则减	寒邪犯胃
灼痛	消谷善饥,口臭便秘	胃火炽盛
	嘈杂,饥不欲食	胃阴虚
胀痛	嗳气,郁怒则甚	肝气犯胃
刺痛	固定不移、按之痛甚	胃腑血瘀
隐痛	喜温喜按,呕吐清水	胃阳虚

（七）腹痛

腹痛的性质、主要伴随症状与常见因素,见表 9-14。

表 9-14　腹痛的性质、主要伴随症状与常见因素

性　质	主要伴随症状	常见因素
大腹隐痛	喜温喜按,便溏	脾胃虚寒
小腹胀痛	小便不利或无	癃闭
少腹冷痛	牵引阴部	寒滞肝脉
绕脐痛	腹部包块,按之可移	虫积

四、问耳目

（一）耳鸣耳聋

耳鸣耳聋的特征、主要伴随症状与常见因素,见表 9-15。

表 9-15　耳鸣耳聋的特征、主要伴随症状与常见因素

特　征	主要伴随症状	常见因素
耳鸣突发声大	口苦咽干,舌红,脉弦数	肝胆火盛
耳鸣渐发声小	头晕,腰膝酸软	肾精亏损
耳聋突发	发热,头痛,脉浮数	风热
	面红目赤,口苦咽干,舌红,脉弦数	肝火

（二）目痛

目痛的特征、主要伴随症状与常见因素,见表 9-16。

表 9-16　目痛的特征、主要伴随症状与常见因素

特　征	主要伴随症状	常见因素
目痛难忍	面红目赤,口苦,烦躁易怒	肝火上炎
目赤肿痛	畏光,流泪,目痒	风热
目赤痛轻微	干涩不爽	肝阴之虚

(三) 目眩

目眩的特征、主要伴随症状与常见因素，见表9-17。

表9-17　目眩的特征、主要伴随症状与常见因素

特　征	主要伴随症状	常见因素
视物眩转动荡	头晕头胀，面赤耳鸣，腰膝酸软	阴虚阳亢
	头晕，胸闷，体倦肢麻，恶心苔腻	痰湿内蕴

五、问饮食口味

(一) 渴饮

渴饮的特征、主要伴随症状与常见因素，见表9-18。

表9-18　渴饮的特征、主要伴随症状与常见因素

特　征	主要伴随症状	常见因素
大渴喜冷饮	高热面赤，大汗，脉洪大	实热
渴喜热饮，饮量不多	头目昏眩	痰饮内停
渴不多饮	身热不扬，头身困重	湿热
身热夜甚	心烦不寐	热入营血
大渴引饮	形体消瘦，消谷善饥	消渴

(二) 食欲

食欲改变的特征、主要伴随症状与常见因素，见表9-19。

表9-19　食欲改变的特征、主要伴随症状与常见因素

特　征	主要伴随症状	常见因素
食欲减退	形体消瘦，倦怠乏力，腹胀便溏	脾胃气虚
	头身困重，呕恶，便溏，苔腻	湿盛困脾或食滞
厌　食	厌油明显，耳目黄染	肝胆湿热
	嗳腐吞酸，脘腹胀痛	食滞胃脘
多食易饥	口渴心烦，口臭便秘	胃火炽盛
	大便溏泻	胃强脾弱
饥不欲食	胃中嘈杂有灼热感	胃阴虚
饮食偏嗜	小儿嗜食生米、泥土，腹胀腹痛	虫积
	育龄女性偏食酸辣，停经，恶呕	妊娠

(三) 口味

口味改变的特征、主要伴随症状与常见因素，见表9-20。

表9-20　口味改变的特征、主要伴随症状与常见因素

特　征	主要伴随症状	常见因素
口淡乏味	腹满便溏	脾胃气虚
口甜而黏腻	身重困倦，苔黄腻	脾胃湿热
口中泛酸	胃脘灼痛，舌红苔黄	肝胃郁热
口中酸馊	恶呕，胃脘胀满，苔厚腻	食滞胃脘
口苦	胁肋疼痛，苔黄腻	肝胆湿热

六、问睡眠

睡眠异常常见有失眠、嗜睡，具体特征，见表9-21。

表 9-21　睡眠失常的特征、主要伴随症状与常见因素

特　　征	主要伴随症状	常见因素
不易入睡	心烦多梦,潮热盗汗,腰膝酸软	心肾不交
睡后易醒	心悸,纳少乏力	心脾两虚
失眠而时时惊醒	眩晕胸闷,口苦呕恶	痰热上扰
失眠而夜卧不安	胃脘胀痛,嗳腐吞酸	食滞胃脘
困倦易睡	胸闷脘痞,肢体困重	痰湿困脾
餐后困倦易睡	神疲倦怠,食少纳呆	中气不足
昏睡	高热,谵语	热入心包
	鼾声,痰鸣	痰瘀蒙蔽心神

七、问二便

(一) 大便失调

大便失调的特征、主要伴随症状与常见因素,见表 9-22。

表 9-22　大便失调的特征、主要伴随症状与常见因素

特　　征	主要伴随症状	常见因素
便秘	腹满胀痛,口干口臭	热盛伤津
	四肢不温,喜热饮	阴寒内结
	面色萎黄,头目眩晕	阴血亏虚
腹泻清稀	肠鸣腹痛,或兼恶寒发热,呕吐	风寒直中肠胃
腹泻黄水或如黄糜,或泻出红、白胶冻	腹痛窘迫,里急后重	肠道湿热
腹痛作泻,泻后痛减	大便时干时稀,或嗳气食少,胸胁满闷	肝郁乘脾
泻下粪便如败卵	肠鸣腹痛,泻后痛减,嗳腐酸臭	食滞肠胃
溏泻,泻出不化之物	久泻不愈,大便失禁	脾肾两虚

(二) 小便失调

小便失调的特征、主要伴随症状与常见因素,见表 9-23。

表 9-23　小便失调的特征、主要伴随症状与常见因素

特　　征	主要伴随症状	常见因素
尿量增多	畏寒喜暖	虚寒
	多饮,饮一溲一,消瘦	消渴
尿量减少	短少黄赤	伤津
	或见质浑	水肿,鼓胀
小便艰涩不畅	小腹胀满疼痛	癃闭
尿频	尿急,尿痛,尿时有灼热	淋证
	尿色清,或余沥不尽,或夜尿多,或遗尿	肾气亏损

八、问月经

(一) 月经先期

月经先期的特征、主要伴随症状与常见因素,见表 9-24。

表 9-24　月经先期的特征、主要伴随症状与常见因素

特　　征	主要伴随症状	常见因素
先期,量多	质稠,色深红或紫红,尿黄便结	血热
先期,量少	色淡质稀,面色㿠白,神疲乏力	气虚
	色红,颧红面赤,手足心热	阴虚
先期,量或多或少	色红或紫,或夹有血块,胸胁胀痛	肝郁化热

(二) 月经后期

月经后期的特征、主要伴随症状与常见因素,见表 9-25。

表 9-25　月经后期的特征、主要伴随症状与常见因素

特　征	主要伴随症状	常见因素
后期,量少	色暗有块,小腹冷痛,喜暖喜按,或畏寒肢冷	寒凝
	色紫有块,胸腹胁胀或胀痛	肝郁气滞
	色淡红,质稀	血虚

(三) 月经先后不定期

月经先后不定期的特征、主要伴随症状与常见因素,见表 9-26。

表 9-26　月经先后不定期的特征、主要伴随症状与常见因素

特　征	主要伴随症状	常见因素
或先或后,经量或多或少	胸胁乳房少腹胀痛,精神抑郁	肝气郁结
或先或后,量少色淡	神疲乏力,头晕耳鸣,腰膝酸软	脾肾虚损

九、问白带

白带异常可表现为色、质、量以及气味等方面具体特征,见表 9-27。

表 9-27　白带异常的特征、主要伴随症状与常见因素

特　征	主要伴随症状	常见因素
带下色白	量多清稀无臭,面色㿠白,神疲乏力	脾虚寒湿
	量多清稀无臭,腰膝酸软,肢冷	肾虚
	状如豆渣,腥臭,外阴瘙痒	湿热
	量多质稠,胸闷痰多,恶心欲呕	痰湿
带下色黄	量多质稠有臭味,阴痒或肿痛	湿热(毒)下注
带下赤白	量多质黏稠,臭秽,外阴瘙痒	湿热
白带量多,时夹血液	质稠有腥臭,心烦易怒	肝经郁热

第二节　望闻切诊程序固化训练要点

望闻切诊是医者利用自己的感官去感知患者客观症状的中医体格检查手段,望闻切诊程序是望闻切实际操作的方法。通过严格按一定程序的望闻切诊训练,养成严谨、缜密、从容、流畅的良好作业习惯,以增强望闻切诊的"会做"能力。训练过程中,应以从一般状况到人体分部为流程,以症状、部位为系统,以依次望闻切为步骤地按流程、循环系统、依步骤的望闻切诊程序。固化程序并掌握程序中的望闻切诊项目与项目间的逻辑顺序及其诊断意义。

一、一般状况

(一) 神色形态

神色形态望闻切诊具体见表 9-28。

表 9-28　神色形态望闻切诊项目

项　目	子　项　目
神	得神、少神、失神、假神、神志异常
色	白、黄、赤、青、黑
面容与表情	面肿、腮肿、面脱、口眼㖞斜、苦笑貌、惊恐貌
形体	体壮、体弱、体胖、体瘦、体质
姿态	动静、坐形、卧式、四肢抽搐、角弓反张、循衣摸床、撮空理线

笔记栏

（二）声息气味
声息气味望闻切诊具体见表 9-29。

表 9-29 声息气味望闻切诊项目

项 目		子 项 目
声息	声音	重浊、音哑及失音、鼾声、呻吟、惊呼
	语言	谵语、郑声、独语、错语、狂言、呓语、言謇
	呼吸	哮、喘、短气、少气
	咳声	不扬、重浊、重浊紧闷、轻清低微、干咳、顿咳、犬吠状
	呕吐	微弱、高亢
	呃逆	低沉、高亢
	嗳气	无酸臭、酸腐、低沉断续、响亮
气味		臭秽、酸馊、腥膻

（三）排出物
排出物望闻切诊具体见表 9-30。

表 9-30 排出物望闻切诊项目

项 目	子 项 目
痰涎	清稀、黏稠、痰中带血、脓血腥臭、口角流涎、睡中流涎
呕吐物	清稀、秽浊、酸腐、黄绿苦水、清水痰涎、吐血
大便	清稀、黄褐如糜臭秽、完谷不化、黏冻、灰白、羊屎、便血
小便	清长、短黄、带血、尿有砂石、米泔样、脂膏样

（四）皮肤
皮肤望闻切诊具体见表 9-31。

表 9-31 皮肤望闻切诊项目

项 目	子 项 目
颜色	赤、黄、黑、白斑
润燥	润、燥
斑疹	阳斑、阴斑、麻疹、风疹、瘾疹、红丝赤缕
疱疹	白痦、水痘、热气疮、湿疹
肿胀	水肿、气肿
疮疡	痈、疽、疔、疖
温度	发凉,灼热,肢厥、手、足、额热
瘰疬	部位、大小、压痛、质地、活动度

（五）舌脉与小儿指纹
舌脉与小儿指纹望闻切诊具体见表 9-32。

表 9-32 舌脉与小儿指纹望闻切诊项目

项 目		子 项 目
舌象	舌质	神、色、形、态
	舌苔	质、色
脉象	浮脉类	浮、散、芤
	沉脉类	沉、伏、牢
	迟脉类	迟、缓
	数脉类	数、疾

(续表)

项　目	子　项　目
实脉类	实、洪
细脉类	细、微、弱、濡
弦脉类	弦、紧、革
结脉类	结、代、促
滑涩脉类	滑、涩
小儿指纹	浮沉、浓淡、色泽、运行、形态

二、人体分部

（一）头颈

头颈望闻切诊具体见表9-33。

表9-33　头颈望闻切诊项目

项　目		子　项　目
头颅	头形	过大、过小
	囟门	囟陷、囟填、解颅
	运动异常	头摇不能自主
	头发	斑秃、黄而干枯脱落、青少年白发、小儿发结如穗
眼	眼睑	下垂、浮肿、睑缘赤烂、目胞色黑、眼窝凹陷
	结膜	目眦淡白、目眦赤烂、白睛赤脉
	眼球	突出、瞪目直视、戴眼反折、横目斜视、昏睡露睛
	巩膜	黄染
	瞳孔	缩小、散大
耳	色泽	白、青黑、焦黑、耳背红络
	形状	薄小、肿大、耳轮甲错、耳轮萎缩
	耳内病变	溢脓、息肉
鼻	色泽	微黄明润、白、赤、青、微黑、晦暗枯槁
	形态	鼻尖色红起刺、红肿生疮、鼻柱溃陷、鼻煽
	鼻内病变	涕、衄
口与唇	口唇	淡白、深红、青黑（青紫）、干裂、糜烂、口角流涎、口唇翻卷
	口腔	糜烂、鹅口疮、口颊斑疹
	口态	口张、口噤、口㖞、口振、口动
齿与龈	牙齿	干燥、松动脱落、齿焦垢、龋齿
	牙龈	色淡、萎缩、出血、溃烂、红肿
咽喉		红肿、溃烂、化脓、假膜、乳蛾、白喉
颈项形态	外形	瘰疬、瘿瘤、气管偏移
	动态	颈软、项强
	血管	颈静脉怒张、人迎脉搏动明显

（二）胸腹

胸腹部望闻切诊具体见表9-34。

表9-34　胸腹部望闻切诊项目

项　目		子　项　目
胸部	望诊	扁平胸、桶状胸、鸡胸、肋如串珠、两侧胸廓不对称、乳房红肿或溃破流脓、胸式呼吸减弱或增强、呼吸改变与局部异常征象
	切诊	包块、包块活动度、压痛、皮肤灼热、虚里
腹部	望诊	膨隆、凹陷、腹式呼吸减弱或增强、腹壁静脉曲张、脐疝、脐疮、脐突、脐陷
	闻诊	腹鸣如饥肠辘辘、如囊裹水、腹中雷鸣、肠鸣音完全消失
	切诊	腹壁紧张度、喜按与拒按、包块、腹壁凉热

（三）脊柱四肢

脊柱四肢望闻切诊具体见表9-35。

表9-35　脊柱四肢望闻切诊项目

项目		子项目
脊柱	弯曲度	过度后弯、侧弯、脊疳
	活动度	强直、不可仰俯、转侧不利
	压痛	脊柱压痛与叩击痛、脊柱两旁肌肉压痛
四肢	形态	肌肉萎缩、四肢肿胀、膝部肿大、下肢畸形、静脉曲张、手指变形、爪甲变化
	功能	手足拘挛、手足蠕动、手足颤动、偏瘫、截瘫、单瘫

（四）二阴

二阴望闻切诊具体见表9-36。

表9-36　二阴望闻切诊项目

项目		子项目
男阴	阴茎	溃烂、肿痛、硬结、短小、阴疮、梅毒、尿道口溢脓
	阴囊	肿胀、肾囊风、囊疝
女阴	外生殖器	阴虱、阴毛脱落、阴肿、外阴白斑、阴缩、阴疮
	内生殖器	阴挺
肛门		肛痔、肛裂、肛瘘、脱肛、肛痛、肛门闭锁

（李和平　巴哈尔·哈德尔）

第十章　中医辨证思维基本训练

导　学

本章主要介绍了中医辨证思维原理和中医辨证的基本过程,启发学生在学习前述临床基本证候的基础上,应注意中医辨证思维的培养和训练。同时,结合目前相对成熟的证素辨证,阐述了其在辨证思维训练中的重要作用,并通过对误诊的原因分析,提示在疾病诊治过程中应注意不断修正辨证思路,以期获得正确诊断。

目的要求
1. 熟悉中医辨证思维的特点。
2. 了解中医辨证思维的原理和基本过程。

在掌握了四诊的基本知识、基本理论和基本技能以后,临床辨证思维则决定着病证诊断的正确性。因此,本章介绍中医辨证思维特点、证素辨证与辨证思维训练,以及从误诊的原因修正辨证思路三部分内容。

第一节　中医辨证思维特点

一、中医辨证思维原理

(一)辨证是大脑对病情客观的认识

中医辨证是围绕患者的种种病理信息进行分析,辨证的依据是患者的证候,辨证的结果是对患者的病变本质做出证名诊断。因此,辨证是医者头脑中对患者病变本质的主观认识。

疾病中总会有一定的证候表现于外,如对寒热的感觉、饮食、大小便、精神状况、有无疼痛等症状,面色、舌象、脉象等,是判断机体整体状况的主要依据。只要有一定的病情资料,充分运用医者的知识、智慧,司外揣内,就能进行辨证。思维是大脑符合规律的运动,辨证是一种思维的抽象、分析、联想、综合、判断、推理、演绎等,是辨证过程中的基本思维形式。

(二)辨证是中医知识与实际病情的对照

辨证是患者的病情,触发了医者头脑中所储存的医学知识(书本知识和临床经验)而做出的联想,将这些新(患者病情)、旧(既往知识)进行比较分析,按照一定的规则做出综合判断的思维认识过程。

例如,患者主诉头晕、眼花,按中医理论有"诸风掉眩,皆属于肝""无痰不眩,无火不晕""无风不作眩""无虚不作眩""肥人眩晕,气虚有痰,瘦人眩晕,血虚有火""风阳上扰,发为眩晕"等说法。因此,证候"头晕眼花",在医者头脑中考虑到的可能因素就有肝、风、痰、火、气虚、血虚、阴虚、阳亢等可能。病变的本质到底是什么? 仅孤立地凭某个症状是难以确定的。此时,如经过检查,发现患者有面色淡白、舌质淡白、脉沉细等,而这些表现都可与血虚有关,因此,医者认为此证可能属于"血虚",为了进一步求得证实,医者还可根据中医理论询问其有无多梦、月经量少等症状,以便深入分析。假若患者兼体胖、胸闷、舌苔腻、脉滑等症状,则病变可能属于"痰",不属于血虚。

有时不同医者对同一个患者的辨证可能出现差异,一个重要的原因就是新、旧两方面的知识有所不同。病情资料收集不完整、证候的主次轻重未分,或者是医者对证候的观察角度不同、重视程度不一,医学知识局限、临床经验、分析方法不同,从而在病情资料与辨证知识的对照分析中出现差异,认识结论不一,以致形成不同的辨证结果。

(三)辨证思维的方法

每个医者辨证时的思维方式,或者同一医者对待不同病情的思维程序,不可能完全相同。辨证思维

笔记栏

的方法,可归纳为归纳法、类比法、演绎法、反证法等。

1. 归纳法 归纳法是将患者的各种证候,按照证素进行分类归纳,从而抓住疾病本质的思维方法。如患者以身黄为主诉,且有胁肋胀痛、右肋下肿块,知病位在肝胆;身热、口苦、尿黄、舌红、苔黄、脉数等,其病性属热;渴不欲饮、苔腻、脉滑,以及恶心、便溏等,为湿邪之证;腹痛、腹胀,又为气滞的表现。将分散的各个病症进行归纳分析,便可条理清晰地全面认识病情。此病涉及肝、胆、湿、热、气滞等,在中医理论的指导下进行综合判断,辨证为肝胆湿热气滞证。归纳法为辨证时基本的思维方法,尤其病情资料多、证候复杂时,最宜采用归纳法。

2. 类比法(对比法) 类比法即将患者的临床表现和已知的某一常见证进行比较,若两者的主要特征相吻合,此证之诊断便可成立。如潮热、盗汗、颧红、舌红少苔、脉细数等是阴虚证的证候,当这些症状组合出现时,即可诊断为阴虚证。因此,熟练掌握各证素、常见证的临床表现,是采用类比法的先决条件。

3. 演绎法 演绎法是对病情进行层层深入分析的辨证思维方法。如患者前晚淋浴受寒而于夜间新起恶寒,头身疼痛,知其属外感病范畴;昨日只发热,已不恶寒,并有口渴、舌红、脉数,为里热证;现咳嗽明显、气喘、咳黄痰,则知病位在肺,故本证为肺热炽盛证。

4. 反证法(否定法) 反证法是指从反面寻找不属于某证的依据,通过否定而达到确定诊断的目的。反证法可起到对类似证的鉴别作用。如面色潮红、咽干、烦热,似为阴虚火旺,如果小便清长、下肢冷甚,则为虚阳浮越之证。

此外,尚有所谓"预测法"——根据疾病发展的一般规律,预测可能会出现的新证型;"试探(治)法"——通过试验性治疗而肯定或否定某证;"直觉法"——凭经验、直觉的"顿悟"而做出诊断;以及经验再现、线索追溯、病因穷举等一些特殊的辨证思维方法。

(四)模糊定量与综合定性

辨证结果是一种定性的判断,但定性的判断要以定量作为基础。"辨证"的基本程序是对各种病情资料进行定性定量的分析和综合判断。中医临床辨证时,亦有粗略的定量估计。如所谓"有一分恶寒便有一分表证";太阳伤寒的特征症状是必恶寒、体痛、脉阴阳俱紧;太阳中风的特征症状是发热、汗出、恶风、脉缓;身大热、口大渴、汗大出、脉洪大,构成阳明经证的诊断;所谓"但见一症便是,不必悉具",便是只要有"往来寒热"这一个症状,就可判断为少阳病证。心神不安,夜甚无寐,或斑点隐隐,舌色红绛,是热传营分;当出现舌质深绛,斑疹显露时,则是热入血分。亡阳证有四肢厥冷、面色苍白、脉微欲绝、冷汗淋漓四大症状。这些都是从证候的轻重、主次、单并等模糊定量中达到综合的定性判断。

二、中医辨证的基本过程

(一)临床辨证过程

辨证的过程是运用辨证知识和思维方法,对患者的病情资料进行分析、推理,求得证名诊断的过程。临床中具体过程全面收集患者的资料(中医四诊信息+实验室辅助检查等结果),再对得到的综合资料分析、判断,明确疾病的病位、病性的证素,最后得出证明诊断。

(二)辨证的关键环节

1. 抓住主症,确定病位 临床患者的病情复杂,症状很多。主要症状反映了疾病的主要矛盾,抓主症往往能确定疾病的病位、病性所在。

2. 全面分析,判断病性 疾病的病因病性,必须综合分析全部资料进行综合判断。在病性确定的过程中,有明显寒热者,从阴阳盛衰辨之。如心阴虚、心阴虚、心火亢盛、小肠实热、肺阴虚、脾阳虚、肝火上炎、肝阳上亢、肾阴虚、肾阴虚等证皆有明显寒热之象。而无明显寒热者,从气血虚实辨之,如心气虚、心血虚、脾气虚、肾气虚,其他如气滞、气逆、血虚、血瘀等证皆无明显的寒热之象。

3. 综合病理,提出证名 将病位、病性等有关信息进行有机综合,概括证的名称。如主症为咳嗽、发热则病位在肺,同时兼有痰多质稠、胸闷气喘、喉中痰鸣、小便短黄、大便闭结、舌红、苔黄、脉滑数,则病性为痰热,概括的证名为痰热壅肺证。

4. 分析病情,阐述病机 辨证是在中医学理论指导下,对患者的各种临床资料进行分析、综合,阐述病机发生发展变化的机制,揭示其内在病理本质,全面认识病证的整体性和动态性。

(三)辨证的基本内容

1. 辨病位 辨病位即辨别确定病变现阶段证候所在的位置,其中,又可分为空间性病位和时间(层次)性病位。

大的病位概念有表证、里证(及半表半里证);病在上、病在下。心、心神(或称脑、心包)、肺、脾、肝、肾、胃、胆、小肠、大肠、膀胱、三焦(上焦、中焦、下焦),以及胞宫、精室、清窍、咽喉、口唇、齿龈、头、鼻、目、肌肤、筋骨、经脉、经络、胸膈、脑络、脉络等,皆为空间病位概念。时间(层次)性病位,如卫分、气分、营分、血分;太阳、阳明、少阳、太阴、少阴、厥阴等,随着病程的阶段变化,而有浅深层次的含义。

每一病位概念各有特定的证候,如心悸、心痛等为病位在心的主症;新起恶寒发热、头身疼痛、脉浮等为表证的特定证候;身热夜甚、心烦不寐、神昏谵语、斑疹隐隐、舌绛等为营分证的主要表现。认识和掌握每一病位的特定表现,有利于辨别出证候的病位。

2. 辨病性 "病性",指证候变化的本质属性,即病理改变的性质。

证候中属于病性的概念,可有笼统与具体之分。虚证、实证;阴证、阳证;标证、本证等,属于抽象的病性概念。辨病性的具体证候主要有风淫证、寒淫证、暑淫证、湿淫证、燥淫证、火热证、毒证、脓证、痰证、饮证、水停证、食积证、虫积证、石阻证、气滞证、气逆证、气闭证、血瘀证、血热证、血寒证、气虚证、气陷证、气不固证、气脱证、血虚证、血脱证、阴虚证、亡阴证、阳虚证、亡阳证、阳亢证、阳浮证、津液亏虚证、精亏证、髓亏证、营亏证、喜证、怒证、忧思证、悲恐证等。

每一病性概念都应有特定的证候表现。如身体困重、关节肌肉酸痛、食欲不振、腹胀、便稀、舌苔滑腻、脉濡等为湿的证候;固定刺痛拒按、有包块、舌暗有斑点、脉涩等为血瘀之证;气短、乏力、神疲、舌淡、脉弱等为气虚的表现;面色淡白或萎黄、唇舌爪甲色淡、脉细等为血虚的表现;潮热、盗汗、五心烦热、舌红少苔、脉细数等为阴虚的表现。掌握每一病性的基本临床表现,有利于辨别证候的性质。

通过辨证而确定的病性,是疾病当前的病理本质,是对疾病当前阶段整体反应状态的概括,是对邪正关系的综合认识,具有整体、动态的特点。对病性的认识,一般要对全身症状、体征,以及体质、环境等进行综合分析才能确定,因此准确的辨别病性,是辨证中最重要、最困难之处。病性的辨别结果,直接关系到治疗方法的确定,如寒者热之、虚者补之、实者泻之、气虚则补气、阴虚则滋阴、血瘀则化瘀、有痰则祛痰等。因此,辨病性是辨证中最重要的环节,对任何疾病的辨证都不可缺少。

3. 确定证名 辨证的结果即确定证名的诊断。对于正确的证名诊断,主要有以下要求。

(1) 内容要准确全面:规范的证名需具有病性、病位。有时为了构成习惯上4个字一句的证名常加上某些与病理有关的连接词,如盛、炽、袭、困、阻、壅、蕴、束、犯、亏、衰等。

(2) 证名要精炼规范:一般只有4个字左右,能用4个字则不用6或8个字,不应当将病机解释的语句纳入证名,构成规律一般由"病位证素+病性证素→证名"构成,如肝胆湿热证、痰热壅肺证,每个字代表一定的本质。

(3) 证候变则证名亦变:由于病种不同、个体差异、病程变化、治疗影响等因素,使得疾病中所表现的证候在不断变化之中,特别是一些急重症患者,其病情变化可瞬息之间。如原是薄白苔,现已成黄腻苔;昨日恶寒发热,今即但热不寒;原为病势剧烈,日久已成虚象为主;昨日尚在气分,即日可能已入营分或血分等。

病情的变化,有可能提示病变本质已有差异。因此,一旦证候变化,其证名诊断也应随之而变。故辨证也是一个动态的过程,不能把证候诊断固定在一个时间或空间,而应进行动态观察,随着证候的变化而变化。

(4) 规范完整的证名:虽然证名的组成有一定的自由度,由病位证素、病性证素等基本内容组成的证名难以数计,但临床上在组合证名时,务必要注意病位与病性之间有一定的联系规律及因果主次关系,如内风归属于肝、肾虚证等,因此,必须按照中医学理论,灵活、准确地将病位要素和病性要素有机整合,形成规范完整的证名。

(四)辨证基本要求

1. 临床资料全面准确 中医的辨证过程是推理过程,因此,作为分析资料的信息必须准确。在主症不典型的情况下,如体质、环境、节气、生活习惯等因素会成为辨证的关键,因此信息的收集必须全面。

2. 围绕主症进行辨证 辨证是在深入了解主症特征的基础上,结合兼症及其他有关信息如起病、季节、病史等进行综合分析,并概括为某证的诊断思维过程。如患者突发恶寒发热,兼有喉痒、鼻塞、流清涕、咳嗽、舌淡红、苔薄白等症状可知病位在肺,为风寒犯肺证。

3. 力求以单一证型阐释全部症状 临证时,对患者的临床表现尽量以单一证型来概括,便于抓住重

笔记栏

点,使治疗有较强的针对性。

4. 首先考虑常见证和多发证的表现 常见证和多发证是临床上经常见到的,因此在分析病情资料做出诊断时首先应考虑常见证和多发证,这种直接的思维方法可以简化对辨证资料分析的复杂性。但是,对疑难杂证、危急重证做临床分析时,也应考虑少见证和罕见证。

5. 不断修正和补充临床辨证资料 证候有由不典型到典型、由简单到复杂的过程,再因其他因素的干扰,使证候的临床表现出现差异。因此辨证,有一个从表到里、从现象到本质、从感性到理性的认识过程;所提出的初步证名诊断是一种假说,其正确与否还有待于验证,故需不断予以修正和补充完善。

6. 注意处理各种辨证资料的关系 在资料分析过程中,应注意处理反映机体与环境、形体与神气、局部与整体、邪气与正气、疾病与证候等关系的材料;既要重视中医宏观辨证的依据,也不可忽视现代化检测、仪器检查结果;也应注意反应现象与本质、共性与个性、宏观与微观等资料的辨证关系。

第二节 证素辨证与辨证思维训练

证素,即辨证要素。湖南中医药大学朱文锋教授在总结历代医家辨证思维、方法和内容的基础上,首次提出了以证素为核心的辨证新体系。中医辨证的思维过程可概括为"根据证候,辨别证素,组成证名"。证候→证素→证名,既是辨证的原理、辨证的规律,也是辨证思维过程中的3个层次、3个台阶、3个步骤,三者都要"辨"。辨证候是基础,辨证素是关键,辨证名是目的。根据临床具体证候而做具体分析,随证素的变化而做出不同的证名(型)诊断。证素则可自由组合成不同的证型。

辨证的关键在于确定病变当前阶段的病位、病性等辨证要素。朱文锋教授将基本证素确定为病位、病性两大类,共60项左右。其中,病位证素约30项,分空间性病位和层次(时间)性病位。空间性病位有表、半表半里、心、心神(或称脑)、肺、脾、肝、肾、胃、胆、小肠、大肠、膀胱、胞宫(精室)、鼻、耳、目、肌肤、筋骨、经络、胸膈等;层次(时间)性病位有卫分、气分、营分、血分、太阳、阳明、少阳、太阴、少阴等。病性证素约30项,主要有风、寒、暑、湿、燥、火热、毒(疫疠)、脓、痰、饮、水、食积、虫积、气滞、气闭、气虚、气陷、气不固、血虚、血瘀、血热、血寒、阴虚、亡阴、阳虚、亡阳、阳亢、阳浮、津液亏虚、精髓亏虚等。由证素的组合,形成规范证名,然后以病位为纲进行证型归类,形成"症状(证候)-证素-证名"的辨证思维过程,其中,证素为辨证体系的核心。

中医传统辨证包括八纲辨证、气血津液辨证、脏腑辨证、六经辨证、卫气营血辨证、三焦辨证、经络辨证、病因辨证、情志辨证等,各种辨证方法错杂重复,从不同角度各成体系,往往造成掌握困难,欠缺统一的思维模式。而证素辨证,先辨有限、固定的证素,再确定复杂、多样和动态的证名,辨证思维层次清晰,提高了辨证的统一性,弥补了临床中辨证不能分型的不足。

第三节 从误诊的原因修正辨证思路

临床误诊主要包括错误诊断(甲病诊断为乙病)、漏误诊断(诊断不完全)、延误诊断(诊断时间的延迟)三种情况。误诊的原因主要有3个方面:一是诊查不细致,病史及临床资料收集不全或分析有误;二是知识储备不足;三是辨证思路上的主观、片面。

误诊多从医者的责任心和技术水平2个方面查找原因,却很少从辨证思路上来进行研究。实际上,在引起误诊的诸多原因中,医者的辨证思路是重要原因之一。因为医者对疾病的诊断过程就是辨证思维过程,辨证思路是医者运用已有的理论和经验,对疾病现象进行调查、分析、综合、判断和推理等一系列的认识过程,它贯穿于整个医疗过程之中。在对疾病的诊断工作方面,正确的辨证思路能够使疾病获得及时的、正确的诊断,错误的或不恰当的辨证思路则会导致错误的诊断结论。因此,辨证思路与误诊有着密切的关系。

一、误诊的主要原因

中医临床误诊的原因众多,究其与诊断相关者,主要有以下2个方面。

（一）医者询问病史不细或分析不够

询问病史、患者主诉、查体、实验室检查等过程，是医者诊断疾病最重要的环节，临床医者或因经验不足，或因长期重复性的工作而产生懒惰及先入为主的观念，均可发生误诊。医者没有仔细询问病史、家族史、个人史等临床资料，而进行综合分析时，会有先入为主的观念或不够严密、简单地依据症状诊断等情况。

（二）患者叙述不详或有误

患者在叙述病史时首先会重点诉说自己感觉最突出的症状，而有时最突出的症状并不能全部代表疾病的本质。

二、辨证思路的修正

作为一名临床医者，尤其是初涉临床的医学生，一次性做出正确诊断的难度较大。因此，必须学会在疾病防治的过程中，不断完善甚或修正自己的诊断。

（一）以药试病

由于各种复杂的原因，治疗初期的诊断仍然是不肯定的。因为诊断疾病的最终目的在于治疗痊愈，因而在开始治疗之前已获得了某些诊断的根据，或者诊断已被特殊的检查所证实，但是医者对疾病在患者体内的全部变化、机体的个体差异性、病程的动态变化及临床诊断和病理诊断的差距尚未完全弄清。因此，治疗所采取的措施仍然是带有一定的验证和试探性质的。虽然治疗已经开始，但是辨证思维并不能停止，需要医者根据治疗的反应，对已经做出的诊断重新审查和验证。因此，在治疗的早期阶段，医者的辨证思路是围绕着观察治疗反应、验证初步诊断而进行的。治疗虽然已经开始，但医者对诊断的思维却仍在继续，其目的是在"否定"中求得更正确的诊断。

（二）择优而治

在选择治疗方案和整个治疗过程中，医者的辨证思路要比诊断过程更为复杂。在治疗方案的选择上，首先，要考虑如何消除病因，缓解症状，改善机体状况；其次，要选择具体的治疗方案，决定是选用药物治疗还是手术治疗。假若决定了使用外科手术的方法，则还要考虑手术的时机，手术中可能出现的问题，以及术后的效果等。假若选择了药物治疗，则同样也要考虑治疗的效果，可能出现的并发症，以及选择哪种药物和药物的用量等。在具体实施治疗时，必须充分考虑患者的各种因素，如性别、年龄、体质、婚育、妊娠、病情变化的程度，以及药物的用量、效果及毒副反应等。医者在选择治疗方案时，要针对不同的患者和不同的疾病状况进行考虑，不仅要考虑到近期疗效，还要考虑到远期疗效及其他影响。因此，在治疗阶段，医者的辨证思路必须是多方位、多层次的，这样才能做出最优治疗方案的选择，才能取得好的治疗效果。

三、误诊防范与辨证思维

（一）认真全面调查病史

临床诊断的过程就是对疾病辨证思维的过程，医者首先要经过望、闻、问、切四诊，收集病情资料；然后通过大脑的作用，对所收集到的资料进行分析综合、抽象概括、推理判断；最后得出符合实际的理性认识。它是医者在正确的辨证思路指导下，运用已有的医学理论知识，对新的疾病现象再认识的过程。主要应注意以下几个方面。

1. 真实性 当医者接触到患者，听了患者的主诉后，就开始有目的地询问病史，进行体格检查，决定选择哪些辅助检查项目。一般来说，这一系列工作都是在一定的辨证思路指导下进行的。也就是说，医者在听了患者的主诉之后，大脑中立即形成了诊断的假设，并且这种假设不是一种，而是多种。但是提出这些假设并不等于就是做出诊断，这些假设只是进一步调查研究和验证的出发点。只有这样，才能逐一地否定一些假设，使假设的范围逐步缩小，作出最后的诊断。询问病史要客观，切忌臆测和先入为主，应注重患者的自觉症状和客观体征，不能按自己的想法诱导、影响客观叙述。

2. 全面性 询问病史要仔细、全面，切忌遗漏对诊断有帮助的线索，综合分析临床资料。对所得的病史、体征、实验室检查结果，应全面分析，认真鉴别。不能片面依据某些临床症状、体征或实验室数据下诊断，对已下诊断所不能解释的症状、体征和结果不能敷衍而过，应认真分析其原因。足够的、可靠的临床资料是辨证思路的基础，如果临床资料不足或不可靠，即使有正确的辨证思路，也难以做出正确的诊

笔记栏

断。然而对于患者,尤其是疑难病患者,诊断其疾病所需要的临床资料是大量的,所涉及的范围极为广泛。

临床诊断的第一步是采集病史。医者接诊时,在听取患者及其家属诉说就诊的目的、主要症状和症状出现的时间、节气及规律的同时,就开始了思维活动,在大脑里形成对其疾病的辨证思路,产生了对疾病的假设。同时还将患者诉说的症状表现,结合自己病理生理方面的知识和临床经验分析,不断地肯定或否定已初步形成的辨证思路。然后通过进一步追问发病过程的详细情况,不断地排除其他无关因素,以获得更多、更有价值的诊断资料。最后通过对所有资料的整理综合,分清主次,结合自己对各种症状的表现过程、产生机制及相互关系的理解,选择出可能性最大的假设(即初步的诊断印象)。这一系列的复杂活动,都是经过辨证思维实现的。

在病史调查过程中,患者诉说的病史(即所提供的资料)是凌乱的、混杂的、缺乏条理的,需要医者边收集边进行思维加工,把凌乱的、缺乏条理的病史逐步整理成系统的、翔实而又有层次的病史。要达此目的,除了要耐心倾听患者的诉说之外,还要询问患者不在意或被忽略的某些有价值的病史,使资料尽量达到完善,使诊断依据尽量充分。同时,还要对疾病的性质、部位和程度进行合理的推断,才能获得明确的辨证思路。

(二)不过分依赖实验室检查

1. 分清主次 任何精细的实验室检测都不能完全避免假阴性和假阳性,排除这些情况的办法,除了必要时重复检查外,主要应当依赖医者正确的辨证思路,将患者各方面情况综合考虑和动态观察。搜集病情资料的活动是在正确的辨证思路指导下进行的,边搜集、边整理、边分析对照,以便于不断丰富和修正辨证思路。为了验证辨证思路的正确性,可能又要回过头来搜集新的资料。

2. 客观评价 各种诊断仪器在临床工作中的应用,弥补了医者感官的局限性,使得通常用肉眼无法观察到的现象或分辨不清的细节,都能清楚地展现在眼前,为医者深入了解疾病本质、获得早期正确诊断提供了客观指标。但是,在运用仪器检测时,不能片面地夸大仪器检测的作用,更不能完全依赖和迷信仪器检测的结果。因为,任何仪器检测方法,都只是医者感觉器官的延伸,不可能取代医者大脑的辨证思维和临床观察的作用。各种仪器和检测方法所得出的结果只是相对的、间接的疾病表现,表象可以是本质的反映,但不是绝对的本质。因此,仪器检测不仅受操作者本身的技术水平和操作方法的影响,而且试剂的纯度、样本采取的时间、患者的个体差异等,都会影响检测结果的准确性。

(黄碧群)

笔记栏

第十一章 诊法与病证诊断综合运用

导学

本章主要从诊法和辨证、辨病的关系,结合临床实际,阐述诊法与病证诊断的综合运用。学习时,应注意不同知识架构的临床意义,学会运用中医思维进行思考,在临床上不断提高发现问题和解决问题的能力。

目的要求
1. 掌握四诊资料的临床意义。
2. 熟悉中医诊断的基本思维方法。
3. 了解中医诊断的基本思维特点。

四诊与辨证、辨病是认识疾病的不同阶段,各有其主要的目的和任务。四诊是辨证、辨病的前提和依据,主要任务是收集病情资料;病证诊断是将四诊所收集的病情资料,通过分析、综合、推理、判断的逻辑思维,得出符合临床实际结论的过程,也是将感性认识上升到理性认识,再回到临床中进行验证,并不断进行修正、不断深化认识的过程。

辨证的目的在于揭示疾病发展过程中某一阶段的病因、病性、病位、病势等病机要素,是论治的前提。因此,在四诊与辨证的运用过程中,应当把四诊与辨证的内容联系起来灵活运用,同时必须对病情资料予以综合处理,遵循辨证的基本原则、特点和思维方法,熟练运用各种辨证方法,按照辨证的具体目标要求,四诊与辨证交叉进行,并做到辨证与辨病相结合,辨病、辨证相得益彰,提高病证诊断水平,指导临床治疗。

第一节 病情资料的综合处理

四诊所收集的各种病情资料,为辨证、辨病做准备,是中医诊断的初级阶段。由于病情资料是识别病证的原始依据,故为了使诊断结论准确而可靠,对病情资料的综合处理应注意如下4个方面。

一、判断病情资料的完整性和系统性

患者的症状和体征有表有里,有全身亦有局部,有单一亦有复合;其他临床信息亦多种多样,涉及各个方面。因此,收集病情资料应力求完整而系统。忽视病情资料的完整性,遗漏或过于简单,往往导致漏诊、误诊;忽视病情资料的系统性,杂乱无章,主次不明,则难以做出准确结论。故在处理临床资料时,要求从四诊合参的原则出发,不能只凭一个症状或体征便仓促做出诊断;也不能片面强调或夸大某种诊法的作用,而必须对患者进行全面而系统的调查,发挥医者的主导作用。将诸种诊法综合运用,多层次、多角度、多方面收集病情资料。如问诊时,按"十问"的顺序进行,以免遗漏;对妇女尤必详问其经、带、胎、产,对小儿要详审其发育史等。

病情资料的完整性和系统性,还反映在人与自然、社会的关系等方面。应考虑四时气候、地域水土、生活环境、职业性质、工作条件、生活习惯、性格爱好、精神情志、体质强弱等对病情的影响。诚如《黄帝内经·素问·疏五过论》《黄帝内经·素问·征四失论》所告诫的,医者不注意对患者做全面的了解,尤其是不知道患者的社会环境和心理状态等,将会造成诊治的失误。因此,在病情资料中,不仅要重视症状和体征,还要发掘疾病深层次的社会、心理因素,按整体观、动态观要求,做到察形与神、察人体与环境的统一。

笔记栏

二、评价病情资料的准确性和客观性

临床工作错综复杂,若病情资料不够准确和客观,就会妨碍诊断的正确性。为了使病情资料真实可靠,必须认真地应用每一种诊法,"按寸不及尺,握手不及足"的不认真态度,应被批评;同时,应防止主观性和片面性,避免先入为主、主观臆测或暗示的方法。如问诊时不应只"问其所需"或"录其所需",不仅影响病情资料的完整性,也损害病情资料的客观性。对有诊断或鉴别诊断意义的病情资料尤其应当明确并予以分级量化,如对症状"少气""气短"等的描述不能含糊其辞,似是而非。必须采取实事求是的态度,对关键的病情资料应反复核实和动态观察,并借鉴现代一些先进、客观的检查手段(包括现代医学的各种实验室检查、仪器探测等),以证实病情资料的可靠性。

评价病情资料的准确和客观与否,还要看患者是否如实地、准确地反映病情。患者由于受年龄、文化程度、表达能力、神志状况等因素的影响,出现表达不准确、欠全面,甚至有隐讳、夸大等情况时,医者应及时发现,设法加以修正,以保证病情资料的准确可靠。

三、分析病情资料的一致性程度

在多数情况下,症状、体征等各种病情资料所揭示的临床意义,即所患的病证和所表现的症状和(或)体征一般是一致的,可用统一的病机加以解释,称为"舌脉相应""脉症相应"等。如患者纳少腹胀,或腹痛绵绵,喜温喜按,或畏寒肢冷,少气懒言,神疲乏力,面白不华或虚浮,或口淡不渴,大便稀溏,或见肢体浮肿,小便短少,或见带下量多而清稀色白,舌质淡胖或有齿痕,苔白滑,脉沉迟无力等,均为脾阳虚证,或中焦虚寒证。这种病情资料单纯、明显,说明疾病不甚复杂,医者认识其本质比较容易。

但是,各方面的病情资料不完全一致,其临床意义不相同,甚至存在着矛盾的情况,即所谓"舌脉不符""脉症不相应"等,这在临床上也并不少见,反映了疾病过程中的特殊性与复杂性。如八纲辨证中的寒热真假、虚实真假,即所谓"热深厥亦深""虚阳浮越""至虚有盛候""大实有羸状"等,其临床表现存在着不一致,甚至相反。此时,医者应核实所收集病情,全面分析病机,辨明主次,排除假象,从而抓住疾病的本质。

病情资料之所以出现不一致,可有多方面的原因:一是病情复杂,有多种病机存在,如寒热错杂、虚实错杂等;二是病情不断变化,如表里出入、标本转化,有些症状、体征已发生了变化,而有些则仍停留在原有状态;三是可能受到治疗因素的影响,如热性病患者因大量输液而尿已不短黄,或消渴患者已服西药降糖药后症状变得不典型等,需仔细分析,方可抓住病证之关键。

关于病情资料所出现的不一致性,古人有"舍症从脉""舍脉从症"等说法。但对于这种"舍"与"从",应具体加以分析,切不可简单地舍弃某些病情资料,即使是相互矛盾的病情资料,因为任何病情资料均有其自身的临床价值,均可从不同侧面反映病证的本质。如在真热假寒证中,所谓"假寒"的程度恰恰反映出"真热"的程度,即"热深厥亦深"。因此,当病情资料不一致时,要求医者善于透过纷纭复杂的疾病现象,去识别疾病的本质。

四、辨别病情资料的主次

所谓主症,是一个患者所有的病情资料中的主要症状或体征,它一般由医者从患者的主诉中加以分析确定。而所谓主诉,是患者就诊时最感痛苦或最需要医者解除的症状和(或)体征及其持续时间。确定主症,要求重点突出、高度概括、简明扼要。

主症,多是患者的主诉或主诉的一部分,也是其前来就诊的主要原因。任何病证都有包括主症在内的基本临床表现,这正是辨病、辨证的主要依据。因此在诊断过程中,应及早确定主症,并围绕主症收集资料,从而避免漫无边际、毫无目的地罗列症状。确定了主症的病情资料,才能系统条理、重点突出、主次分明。中医各科疾病名中,有许多是以症状命名的,如咳嗽、头痛、心悸、失眠等,它们既是病名,又是确定该病名的主症。

对于主症,尤应注意了解、辨别其发生的部位、性质、程度、持续时间、缓解或加重因素等。以头痛为例,就其部位而言应辨明头痛连项、两侧、前额还是巅顶部,就其性质而言应辨明头痛是刺痛、胀痛、隐痛或重痛等。

在复杂疾病中,主症可能是一个,也可能是几个。次症是与主症密切相关的伴随症,其反映的病机与主症相同；而兼症则是与主症反映的病机不同的伴随症。次症和兼症作为辨证的相对次要的病情资料，对主症分别起着辅助、旁证、补充乃至反证等作用。在疾病的发展过程中，主、次、兼症可能发生变化，这尤其可能发生在证候兼夹、转化的时候。

例如，某女，35岁。8天前起两胁疼痛，右侧尤甚。刻下：寒热往来，两目发黄，胁肋疼痛，胸闷恶心，食欲不振，口苦尿赤，大便干结，前额胀痛，右臂酸痛麻木，舌尖边红，苔白腻，中根色黄，脉濡数。

上述病情资料中，主症为胁肋疼痛，右胁较剧，寒热往来；次症为食欲不振，胸闷恶心，两目发黄，口苦尿赤，大便干结，舌尖边红，苔白腻，中根色黄，脉濡数；兼症为前额胀，右臂酸痛麻木。诊断病名为胁痛，证名为肝胆湿热证。

在确定主症时，不同系统的疾病有不同的重点，如肺系疾病以咳、喘、痰为主，心系疾病以心悸、心痛、失眠为主等。若从病情的轻重缓急出发，一般又以急者、重者为主症，缓者、轻者为次症。

五、分析病情资料的属性

对病情资料属性的分析，是要求对患者出现的症状，包括患者的自觉症状、体征、病程经过、诊疗经过，以及化学检验、仪器等检查的结果等进行辨别、分析、判断、分类，为辨别病证提供方向和依据。

（一）病情资料属性的分类

对病情资料属性的划分，是根据它们在辨病、辨证中的作用、意义和性质而确定的。对于病证而言，病情资料可划分为必要性资料、特征性资料、偶见性资料和否定性资料。

1. 必要性资料 必要性资料指这种资料是某种疾病或证候必然见到的，缺少了就不能诊断为这种病或证。所谓必要性资料有2种情况：一种是病证的主症，在诊断该病证时必不可少，但不是特异性依据，因为它还可以见于其他病证。如咳嗽是咳嗽病的主症，为咳嗽病的必要性资料，没有这个症状则不能诊断为咳嗽病；但是也不能仅凭咳嗽就能诊断为咳嗽病，因为咳嗽还可见于哮喘、肺痨等病中。又如热郁胸膈证必见烦躁，没有烦躁不能诊断为该证；但烦躁还可见于心阴虚证、肝火炽盛证及其他证候之中。另一种是病证的特异性症状，仅为该病证所独有，如口吐涎沫并发出羊叫声，为痫病所特有。

因此，必要性资料并不是排他性资料，即某症为某病或某证的诊断为必有，但不等于此症只见于此病或此证。

2. 特征性资料 这种资料仅见于该种疾病或证候，而不见于其他病证，但该种病证并不一定都能见到这种症状。因此，只要出现这种资料，即可诊断为该种病证；若没有这种资料，也不能除外该病证的可能性。如大便排出蛔虫，只见于蛔虫病，而不见于其他疾病，故只要见到便蛔，便可诊断为蛔虫病；但是没有便蛔也不能排除患蛔虫病的可能性。又如只要见盗汗便可诊断为阴虚证，但是没有盗汗也不能排除阴虚证的可能，因为还可凭骨蒸潮热、五心烦热、舌红少苔、脉细数等诊断为阴虚证。

有些特征性资料主要是一些非特异性资料的有机组合，然而对该病证的诊断却有高度的特异性。如阳明经证的四大症——大热、大汗出、大烦渴、脉洪大，就每一症单独而言，对阳明经证无特异性；但将其组合在一起则可确立本证的诊断，从而具有特异性。

3. 偶见性资料 偶见性资料是指这些资料在病证中的出现率较低，或可出现，或可不出现，随个体差异而定。一般认为，偶见性资料的诊断价值不大。如《伤寒论》第96条载："伤寒五六日，中风，往来寒热，胸胁苦满，默默不欲饮食，心烦喜呕。或胸中烦而不呕，或渴，或腹中痛，或胁下痞硬，或心下悸、小便不利，或不渴、身有微热，或咳者，小柴胡汤主之。"可见，诊断少阳病小柴胡汤证的主要病情资料为"往来寒热、胸胁苦满、默默不欲饮食、心烦喜呕"，而自"或胸中烦而不呕"以下，皆为或然见症，为偶见性资料。但是，有些偶见性资料可提示病证的转化，则不可忽视。如对于胃痛来说，便血为偶见性资料，但若有便血则提示胃络损伤；又如经常干咳少痰，偶见痰中带血，则可怀疑转化为肺癌。

4. 否定性资料 否定性资料是指某些症状或某些阴性资料，对于某些病或证的诊断具有否定意义，亦即指某一病或证在任何情况下都不可能出现的症状，如果出现，就能否定该种病证。因此，否定性资料对于病证的鉴别诊断有一定意义。若能把握住相关病证和各自的否定性资料，则往往使诊断变得果断迅速。如子肿病只见于妊娠期妇女，如果浮肿患者不是妊娠妇女，则可否定子肿病；又如肝风内动证有肝阳化风、热极生风、血虚生风和阴虚动风等，若患者"动风"时并无高热症状，则可否定热极生风的可能。

总之，必要性资料和特征性资料是诊断病证的主要依据；偶见性资料提示诊断的可能性，但难以确定诊断；否定性资料则能为鉴别诊断提供依据。因此，在病情资料中，不仅要有揭示病证的阳性症状或体

笔记栏

证,而且要有鉴别病证的阴性症状或体征。

（二）病情资料属性的变化

病情资料的属性不是一成不变的,可随着疾病的不同阶段而变化。如肺痈病溃脓期症见咳吐大量脓血腥臭痰,是必要性资料;而它对于肺痈病初期、成痈期则是否定性资料。又如消瘦可见于许多病证,一般为非特异性,但若身体急剧消瘦而无其他原因时,便应考虑有恶性肿瘤的可能,这时消瘦已不再是非特异资料。再如《伤寒论》第120条载:"太阳病,当恶寒发热,今汗自出,反不恶寒发热,关上脉细者……此为小逆。"恶寒发热为太阳病表证的必要性资料,现在患者不恶寒,亦不发热,为否定性资料,说明太阳病表证已去,病情发生了质的变化。

第二节　辨证的思路与方法

所谓辨证,是在中医理论和辨证纲领的指导下,运用正确的思维,对从四诊获得的病情资料进行辨别、分析、综合、推理活动,以求得证名结论。因此,研究辨证过程的思维形式,掌握其基本规律和要求,以正确的方法和步骤进行辨证,是提高临床辨证水平的重要途径。

一、辨证的思维法则

辨证的思维法则是辨证时必须遵循的思维规律,只有遵循这些规律才能辨证准确,否则就可能导致辨证的失误。辨证的思维法则,概括起来有如下5条。

（一）以主症为中心进行辨证

在四诊过程中,以主症为中心收集病情资料,可使病情资料系统条理、重点突出、主次分明。到了辨证阶段,仍应抓主症并以主症为中心进行。若辨不清谁是主症,谁是次症、兼症,势必将辨证引入歧途。如见患者咳嗽、痰稀色白、恶寒发热、头身疼痛、无汗、苔薄白、脉浮紧等,若确定主症是咳嗽、痰稀色白时,应辨为风寒束肺证;若主症是恶寒发热、无汗时,则应辨为风寒表实证。

通过对主症的辨析,可以初步确定病位和病性。例如,患者咳喘、心悸并见,如咳喘为主症,主要病位在肺;心悸为主症,则主要病位在心。又如同为咳嗽,若以咳而呕吐痰涎、脘痞食少为主症,则病位在脾肺,病性为气虚痰湿;若以咳而腰脊酸痛、小便失禁为主症,则病位在肺肾,病性为气虚不固。

主症虽是当前辨证的最重要线索和依据,但对于证的正确诊断,需要对主症与其他伴随症状进行综合分析才能完成。因为所有的症状、体征都从不同的侧面反映出证的本质属性,若仅辨析少数病症,哪怕是主症,也难以完全反映其病机;而且主症、次症、兼症的划分是相对的,它们是相比较而存在的,没有"次",哪来的"主"? 尤其辨证之初,在未全面辨析所有病候之时,何者是主症尚心中无数,"以主症为中心辨证"便无法进行。因此,只有将收集到的所有症状、体征结合在一起分析、综合,才能完整地揭示证的本质。如咳嗽而痰稀色白可为风寒束肺证、寒饮阻肺证、心肺气虚证等的主症,若结合恶寒发热、头身疼痛等症状分析,应辨为风寒束肺证;若结合哮喘苔滑、形寒肢冷等症状分析,应辨为寒饮阻肺证;若结合胸闷心悸、气短乏力等症状分析,则应辨为心肺气虚证。

辨证时,次症、兼症的价值不容忽视。这不仅是由于它们对主症起着辅助、证实、补充等作用,而且在特定条件下还可对辨证起到关键作用。例如,在寒热、虚实错杂或真假证候中,少数或个别症状与多数症状病性相反时,往往决定着整个证的诊断结论。此外,舌象、脉象是中医临床重要的体征,虽一般不作为主症,但对于中医判断病机、识别证候,发挥着不可替代的重要作用。例如,当代名中医刘渡舟教授曾治一未婚女性,患月经淋漓不断已有数月,面色萎黄、神疲乏力;问其睡眠为心烦难寐,偶尔得睡又乱梦纷纭,反增疲倦;切其六脉皆滑数,察其舌红而舌尖尤甚。从病情分析,患者主诉月经淋漓不止数月,当然应视为主症;索币前服之方,俱属温补涩血之品。刘渡舟教授抓住"心烦难寐"这一症状及舌尖红、脉滑数的体征,按《伤寒论》第303条"少阴病,得之二三日以上,心中烦,不得卧,黄连阿胶汤主之"的经旨,诊断患者月经淋漓不断乃心火迫血而不归经所致,投黄连阿胶汤五剂而经血止。

（二）力求一证概括全部表现

临证时,对患者的临床表现应力求以一种证型来概括。如果概括的证型过多,势必抓不住重点,以致

笔记栏

治疗缺乏针对性,给立法处方带来困难。

由于病情的复杂性及脏腑的相关性,两种及两种以上证候的复合、兼夹是不可避免的。因此,若出现了难以用单一证型来统一的临床表现时,可以考虑复合证、兼夹证的存在,如肝胃不和证、心脾两虚证、肝火犯肺证等。对于多种证型并存的诊断,要求能分清并体现各证之间的主次、因果、并列等具体关系。

（三）首先考虑常见与多发证

常见与多发证在临床上出现的概率最高,因此,辨证时首先应考虑常见证与多发证,这种直接的思维方法可删繁就简,减少辨证过程中的非必要环节。但是疑难杂证、危急重证等,则应考虑少发证与罕见证。例如,怪病从痰、瘀证论治;按常见证久治不愈的患者,尤应考虑到罕见证之可能性。本教材各辨证方法中所列诸证,如脾气虚证、血虚证、太阳中风证、卫分证等均为常见证、多发证。

新的病种不断出现,而现行教材中所列常见证有限,加之临床病情复杂,多不典型,因而教材所列证型往往与临床所见不能"对号入座"。这就要求医者能根据临床实际,灵活而简明地概括出具体证名,而不能受教材证型的拘泥。当然,对于非常见、非典型证型的命名,也应力求规范,而不应滥造。

（四）在辨证过程中修正和完善

临床辨证,有一个由表及里、从现象到本质、从感性到理性的认识过程。因此,诊断初期或首次所提出的证名诊断,其正确与否还有待于验证,需要在诊疗过程中不断予以修正和完善。之所以如此,从主观看,医者的学识有限,对疾病的认识必须经历一个不断加深的过程;从客观看,疾病的暴露也有一个由少到多、由片面到全面的过程,而且患者的病情总是处于不断的变化之中。例如,一咳嗽患者,初起由外邪犯肺所致,病变以肺为中心,病机为外邪壅肺,肺气不利;若病久不愈、反复发作或治疗失误,病变渐累及心、肾等脏,病机可由实转虚。

由于病情变化,特别是主症变化,要求证名诊断也应随之而变化,故辨证是一个动态过程,需要不断予以修正和完善。

（五）正确处理各方面的辨证关系

中医整体观视人为一有机整体,强调天人相应、形神合一,以及机体脏腑、气血、经络、内外、上下相互联系,因此,在辨证过程中应注意机体与环境、形与神、局部与整体之间的辨证关系。而疾病是邪正斗争的过程,证反映了疾病阶段性的病机特征,因此,辨证过程中还应注意邪气与正气、病与证的辨证关系。

就证候的临床表现与其病机而言,现象与本质一般是一致的,但特殊情况下,现象与本质不完全一致,如出现寒热、虚实的真假。同一证候发生在不同疾病中、不同人身上,其临床表现亦不尽相同。此外,既要重视中医宏观辨证的依据,也不可忽视实验室等检查的结果。因此,辨证过程中应注意现象与本质、共性与个性、宏观辨证与微观辨证之间的辨证关系。

中医强调因人、因时、因地制宜,这就要求在辨证时,不能孤立地看待各种病情资料。既要重视患者整体情况和不同患者的个体特点,又要考虑到自然环境、社会环境、心理因素等对病证的影响。

二、辨证的逻辑思维

辨证过程中,既有分析、判断、推理的一般逻辑思维方法的运用,也有辨常见证、疑似证、危急重证的特定思维方法。诊与断交替进行,感性认识与理性认识之间循环上升,逐渐达到对病机的正确判断。

（一）辨证的逻辑思维方法

在分析病情资料的基础上,辨证的常用逻辑思维方法有类比法、归纳法、演绎法、反证法等。

1. 类比法 类比法是将患者的临床表现和已知的某一证型进行比较,若两者的主要特征相吻合,此证的诊断即可成立。如患者表现发热恶风、汗出、脉浮缓等,这与《伤寒论》所载,"太阳病,发热汗出,恶风,脉缓者,名为中风"之说相符合,因而便可以诊断为太阳中风证。可见,掌握各种证候的临床表现和辨证要点,是采用类比法的先决条件。类比法,这种直接的思维具有迅速、简捷的特点,它不需要做更大范围内的思考,可凭借直接印象做出诊断。当然患者的典型表现和该证型吻合越多,其诊断准确性就越大。

2. 归纳法 归纳法是将必要性资料和特征性资料加以归类、综合,从而得出辨证结论的思维方法。它是在对病情资料属性进行分析的基础上进行的。每个症状都从不同侧面反映证的属性,归纳了全部或大多数症状的属性,进而加以综合分析,即可得出证的诊断。例如,一患者下肢水肿、尿少、舌体胖大苔滑,为水液内停;若病程长,伴有疲乏无力、畏冷、肢凉、苔白、脉弱,为阳虚之证;若兼有纳呆、腹胀、便溏,为病位在脾;若又有腰膝酸软、性欲淡漠、夜尿清长,为肾阳虚。将以上归类的病情资料进行分析,该病涉及水、脾、肾、阳虚等辨证要素,将这些要素综合起来,便可诊断为脾肾阳虚证。

3. 演绎法 演绎法是根据认识论对事物本质的认识由浅入深、从粗到精的原理,对病情进行层层深入的辨证分析方法。通常是从脏腑、气血、经络等功能的一般性前提出发,结合病情资料,分析其病因、病性、病位等,从而确立证的诊断。演绎法需要运用各种辨证的基本方法、技能并按具体步骤逐级进行,一般应辨出证之因、性、位等。如一患者为新病,并有感受外邪的病史,为"外感病"范畴;发热明显,已不恶寒,并有口渴、舌红、脉数,为表邪入里的里热证;若咳嗽明显、气喘、咳黄黏痰,则痰浊阻肺,便可诊断为痰热壅肺证。又如,辨证从内伤久病→虚证→气虚证→心气虚证逐步深入具体,亦是演绎法。另外,根据脏腑、气血等的生理功能而推导其病理变化,判断为"久痛入络""久病及肾"等,也可视为演绎法的具体应用。

4. 反证法 反证法,又称为否定法,是指对疑似证难以从正面进行鉴别时,可从反面寻找不属于某证的依据,通过否定而达到确定诊断的目的。如《伤寒论》第61条载:"下之后,复发汗,昼日烦躁不得眠,夜而安静,不呕,不渴,无表证,脉沉微,身无大热者,干姜附子汤主之。"六经皆有"烦躁",此究竟是何证呢?仲景用"无表证"否定其为太阳病证,用"不呕"否定其为少阳病证,用"不渴"否定其为阳明病证;于是病证范围缩小至三阴,结合"脉沉微,身无大热",便可确认其为少阴阳虚证,而用干姜附子汤治疗。

5. 其他方法 辨证思维尚有一些其他方法,如所谓"预测法",是根据疾病发生发展的一般规律或证候之间的相互联系,判断或预测新的病情或证型。如患者本为肝阳上亢证,可预测其进一步发展为肝阳化风证。此外,结合患者体质,前人有"从阳化热""从阴化寒""瘦人多火""肥人多痰"等论述,均可视为预测法。临床上还可通过治疗而肯定或否定某证,这种以方测证的方法,称为"试探法",或称"试治法"。如患者便秘数日,可用小承气汤试下之,药后若转矢气者为燥结腑实证,若便溏者则为脾气虚证。

以上几种辨证的逻辑思维方法,彼此联系,一般适宜于对常见证与多发证的诊断,但这种诊断只不过是一种推测,尚待实践验证。因此,在辨证过程中,应发挥主动的积极性思维,克服惰性思维,在诊治过程中进一步修正、完善先前的辨证结论,以避免诊断僵化或停滞不前。对于一些疑难杂证、疑似证、危急重证的诊断,还应运用特殊的逻辑思维方法,如对疑难杂证的辨证,可用经验再现、线索追溯、病因穷举及试验性治疗等。成就卓著的中医学者之所以对疑难杂证辨证准确且疗效好,无不与其熟练掌握了逻辑思维技巧和丰富的辨证论治经验有关,故继承、发扬名老中医的这些特长和经验,并在临床中反复实践和运用,将有助于辨证水平的提高和思路的拓宽。对疑似证的诊断与鉴别,关键在于应有求异的思维,因疑似证之间的临床表现相似,但部分症状及病机则不相同,因此,要特别注意运用同中求异的思维方法。对危急重证的诊断,应有准确、果断、迅速的思维,并注意诊治并举,急救为先。

(二)各种辨证方法的灵活运用

在长期的医疗实践中,中医理论不断发展,对辨证的认识也不断深入,逐渐创立出行之有效的多种辨证方法,包括八纲辨证、病因辨证、气血津液辨证、脏腑辨证、六经辨证、卫气营血辨证、三焦辨证和经络辨证等。以上8种中医常见的辨证方法各有其特点与应用范围,相互补充而不能相互取代,形成了辨证体系的纵横交叉网络,故要求临证时将这些辨证方法灵活地综合运用。

八纲辨证是各种辨证的基本纲领,阴阳、表里、寒热、虚实可以反映证的总体性质和部位,其他辨证方法均是它的具体化。脏腑辨证、气血津液辨证、经络辨证主要适用于内伤杂病的辨证,但以脏腑辨证为中心,因为脏腑辨证以脏腑理论为基础,尤其是五脏在人体的生理功能和病理变化中居于核心地位,因此脏腑证候可以综合反映人体多方面的病变,而其他辨证方法所涉及的证候大多要落实在脏腑的病机上,因此脏腑辨证是中医辨证体系的主体。若患者气血津液病证的表现突出,则结合应用气血津液辨证;若经络循行部位的症状比较明显,则与经络辨证相结合。

六经辨证、卫气营血辨证和三焦辨证可从不同阶段、不同层次地反映外感病证的演变。六经辨证开创了外感热病辨证论治的先河,多适用于伤寒,强调寒邪致病的临床特点和病变规律;卫气营血辨证弥补了六经辨证的不足,强调温热与湿热之邪侵犯人体的不同层次和阶段,适用于温病;三焦辨证则是在卫气营血辨证的基础上,提出了自上而下的温病传变规律,尤详于湿热温病。而病因辨证则以辨别六淫、疫疠、七情、饮食、劳倦等不同的病因病邪为目的,无论内伤与外感病证,均需要结合病因辨证以探求病因。

灵活地运用各种辨证方法,要求辨证时,根据每个患者的具体病情及特点选择最适宜的辨证方法进行辨证。中医学的生命力在于如何提高临床疗效,而提高疗效的关键是辨证的准确无误。因此,正确地选用、灵活地运用上述8种辨证方法,具有重要的临床意义。

三、辨证的特性

辨证就是辨别、识别证候,它是中医关于疾病发生发展过程中把握疾病某阶段本质的一种概念。辨证准确是疗效的保证,疗效是中医的生命,因此辨证论治是中医的灵魂。掌握证的五性对于提高认证的精确度、加强辨证的预见性,甚有裨益。

(一)特异性

每一个证的概念都有其特殊内涵,即特异性。但从组成证的各个症状和体征看,其中不少表现既可出现在本证,也可出现在他证,并非均带有特异性。在临证中,要特别重视组成此证的特异性症状和体征,还要注意随着这些特异性症状、体征的特异程度的高低和数量多寡,临床实际所见之"证",也存在特异性程度的差别。对特异性程度较低的证不能轻许,治疗也不能孟浪。如外感"少阳证",须具备"口苦、咽干、目眩、往来寒热、胸胁苦满、脉弦"等症状。若分解看,"往来寒热"的特异性价值明显高于其他,临床即使有口苦、咽干、目眩、脉弦等数症亦不能轻易诊断为少阳证;又如"痰热蕴肺证",须见"咳嗽、气粗、咳痰黄稠、苔黄腻、脉滑数"等症状,其中,"痰黄稠"如系主诉兼望诊所得,只此一端,便基本可构成该证,其他症、征若单一出现则不能轻信即属该证。

(二)可变性

证是具有时相性的诊断概念,随着时间推移,这一证可以转化或传变为另一证,相比而言,较西医诊断的时相概念要强烈得多。在急性病中,甚者旦夕可变。即使慢性病,随着患者的体质内环境、治疗等外在条件的不同,也可错综演化。在许多情况下,注意掌握证势、病势,对证的可变性也是可以预见的。所谓"证势",即指一种证向另一种或若干种证转化的通常趋势:如肝气郁结可化火、生痰,故气郁证每多转化为气火证、痰气郁结证等;在外感疾病中,卫分证可向气分证传变,气分证又可向营分证、血分证传变等。但因"证势"在很多情况下尚不足以把握疾病转归,故探求"病势"的问题必须兼顾。所谓"病势"是"证势"的特殊规律,即指一些疾病,证的转化有自己的特殊趋势:如肺痨病的"肺阴不足证"往往出现在初期。而风温病的"肺阴不足证"则多见于恢复期。结合现代医学辨病知识而论,同样是温病,如是"流行性乙型脑炎",每从"气分证"传变为"热陷心营证""血分证"较少见;若系"流行性出血热",则"气分证"每每传变至营血分,而单纯"热陷心营证"并不常见。故治疗"流行性出血热",抓住"气血两燔"的特点,多用"清气泄热凉营(血)解毒"的基本方药进行治疗,能获显效。

(三)交叉性

交叉性即两类以上证候的互相联系、并见。其交叉组合形式多样:在八纲辨证方面如气血两亏、寒热互结、表里同病;在脏腑病位方面,如肺肾阴虚、肺脾气虚;在病理因素方面,如气滞血瘀、湿热内蕴、痰瘀交阻等。其辨治要点是确定两者的轻重缓急,以明确治疗的主次先后。有的应抓病变重点,如肺肾阴虚重在治肾,肺脾气虚重在治脾。有的应抓病机主次,如气滞血瘀之胁痛,气滞突出用柴胡疏肝散,血瘀明显时用复元活血汤。如湿热内蕴之黄疸,湿为主者用茵陈四苓汤渗湿泻热,热为主者选茵陈蒿汤清热利湿。如《伤寒论》治疗痞证之半夏、甘草、生姜三泻心汤,因属寒热错杂,故既用苦寒泄热的黄芩、黄连,又配辛温散寒的生(干)姜、半夏。

(四)夹杂性

所谓夹杂性即指两种或两种以上的疾病并存,并由此产生两类或两类以上的复合证。其辨治要点是把握标本主次,或标本兼顾,突出重点,或遵"间者并行,甚者独行"的原则论治。如患者同时有胃脘痛、失眠,证属肝胃不和、湿热中阻、心肾不交,治疗当根据患者的具体情况,或以疏肝和胃为主,或以清化湿热为主,或以交通心肾为主,或三者同时予以兼顾,治当把握标本,分清缓急。

(五)非典型性

非典型性是指证应该出现的特异性症状在数量和程度上表现不足,即不符合常见的典型症、证。对于证非典型性的辨识,应注意证的发生、发展、转归的全过程,把握初期性证、过渡性证、隐伏性证与轻型性证,避免辨证的局限及用药的浮泛。

(1)初期性证:指疾病初起阶段病证特有的症状尚未显现,缺少特异性。如风温、悬饮、肺痈初期均

笔记栏

可有风热犯肺证的过程,若不从发展趋势深入分析,不结合辨病,统予疏风清热宣肺,必然针对性不强,难以阻止其发展。

(2)过渡性证:又叫临界性证,是病情由一证向另一证转化发展过程中出现的似此似彼的证候。如中风虽无明显昏迷,仅见半身不遂、口角㖞斜,但神识时清时昧者,为界于中经络和中脏腑间的证候,似可称之为"半经半腑证"。这种情况既可由昧转清而表现为中经络证,也可进一步发展至内闭神昏而见中脏证。又如胃痛,喜热敷,苔白腻,同时又见口苦、口干、舌质偏红,乃属寒热并见的过渡证,既可进一步化热,也可转从寒化。如一顽固哮喘,表现为典型的小青龙汤证,药入缓解,而背寒易汗气短,转为肺气虚寒证,经从本治疗稳定。逾年复发,服温化剂不效。再审其烦躁、唇起火疮、舌质较红,乃在小青龙汤的基础上加石膏服之喘止,说明痰饮伏肺证既可转见虚寒,亦可寒郁化热。据此可知,对过渡性证必须及时抓住病机演变趋势,予以相应治疗。

(3)隐伏性证:又叫"潜证",其特点是临床症状极少甚至无症可辨。对此需注意从病史、舌、脉、体质、个性、喜好等细微处探索,并借助理化检查依据,参照疾病的基本病理进行辨证论治。如哮喘处于缓解期时,只有凭借病史及一般情况推测其发时证候,按照"平时治本"的原则立法选方。通过治疗隐伏证而达到防止或减轻发作之目的。他如癫痫等具有发作性特点的疾病,亦均与此类同。又如经实验室检查证实的乙型肝炎、肺结核、隐匿性肾炎、糖尿病、高血压等,患者可无任何自觉不适,但可针对各自的基本病理给予相应处理。慢性乙型肝炎多给予调养肝脾、清化瘀毒,肺结核多给予滋阴补肺、抗痨杀虫,糖尿病多给予清热润燥,高血压多给予息风潜阳、滋阴降火等。

(4)轻型性证:是由于症状严重程度不著,存在质的差异而缺乏典型表现。如肺结核,有些人肺阴虚证不重,仅有轻微咳嗽,或略觉乏力;又如高血压之头痛、眩晕程度不著;再如冠心病之胸痛血瘀证不显,仅偶感胸闷等。临证对轻型证候亦不可忽视,因它虽然反映病情的轻浅,但也可能成为严重疾患的不典型表现,仍要高度警惕,仔细辨析。

另外,"证"是客观存在的,但在临床上判断患者凭主观所获得的具体"证"是否客观存在,则需要慎思。从患者方面看,主诉是受主观感觉支配的,患者的耐受性、表达能力各有不同,还有各种社会、心理因素可以影响或扭曲主诉;对医者来说,认症问题,如舌是否红?是否紫?脉是否弦?是否滑?也有一个敏感性和标准化、客观化问题。故临床所获得的"证",不可否认存在客观性强弱的问题。一个证候(尤其是主症)不仅出自主诉,还同时得到其他三诊(望、闻、切)的支持,甚至微观检查的证实,则提示客观性强。如主诉口干,望之口舌少津,嘴唇干裂,扪之糙手;主诉心悸而切诊脉律失常,听诊心音或心律有异,心电图、超声心动图等亦有阳性改变等。

四、辨证的具体要求

辨证是论治的前提,辨证的结论必须准确地揭示疾病现阶段的本质。为此,具体应做到如下4个方面。

(一)掌握辨证要点,鉴别证间差异

所谓辨证要点是对某一证候临床表现的重点和特殊性的高度概括,可对辨证起到提纲挈领、执简驭繁的作用。因此,掌握证的辨证要点,有利于该证的诊断和鉴别诊断,从而提高辨证的准确性。气虚证以全身功能活动低下的表现,如气短懒言、声低息弱、神疲乏力等为辨证要点,血虚证以体表肌肤黏膜组织呈现淡白及眩晕、心悸为辨证要点。对于辨证要点不可僵化看待,因它的运用主要适宜于典型证候的诊断与鉴别,而对于复杂证候则应综合多方面的病机要素,切忌以偏概全。

(二)分清证的主次,注意证间转化

在复合证候等复杂病情中,应辨明其中居主导地位的证型,称为主要证型;也可从病因病机角度进行比较,最能反映其病理本质,且对病情发展起决定性作用的证型,是主要证型。辨主要证型仍要以主症为中心,通过辨析主症及其相关症状而确定。例如,一患者证候比较复杂,先有胁肋胀痛、头晕目胀、情绪不宁等肝郁气滞证的表现,继有纳呆、腹满、便溏等脾气虚证的表现,且每因情志不舒时而诱发或加重。若按发病先后及病情主次分析,应确定肝气郁结为主要证型,而脾气虚证则为次要证型或兼夹证。

又如《伤寒论》小青龙汤证,主治风寒客表,水饮内停之恶寒发热、无汗、喘咳、痰多而稀、不得平卧,或身体疼重、头面四肢浮肿,舌苔白滑,脉浮。该证的主要证型为风寒表实证,次证或兼证为水饮停肺证。

主要证型在疾病过程中并非一成不变,在一定条件下,诸如体质、药物治疗、情志、饮食、调护等因素的影响下,可以转化。如一胃痛者,病情急性期症见胃脘灼痛、吞酸嘈杂、烦躁易怒、舌红苔薄黄、脉弦等,初诊为肝胃不和证;经过疏肝和胃药物治疗及饮食调护后,患者胃脘灼痛、吞酸嘈杂两症消失,却出现纳食不馨、腹胀便溏、倦怠肢软,脉象由弦转虚,此为脾气虚证。此时,主要证型已由实转虚。一般而言,疾病的主症变,则主证也随之发生相应的变化。

(三)详审证间标本,区分先后因果

辨证间标本,区分证型之间的因果关系,是辨证的重要内容之一。所谓本,是指原发病证,为主要矛盾或主要矛盾的方面;所谓标,是指继发病证,为次要矛盾或次要矛盾的方面。一切复杂的病证,总不离乎标与本,区分两个证型之间的因果先后关系,就可以辨出标本,从而抓住病变的主要矛盾或主要矛盾方面,进而以标本缓急的原则确定治疗。如脾肾阳虚证,若因肾阳虚衰不能温养脾阳,至脾肾阳气俱伤,则原发证肾阳虚证为本,继发脾阳虚证为标,治疗的重点应放在温补肾阳。

(四)辨明寒热虚实,识别证候真假

在辨证过程中,典型的证候较易识别,不典型的证候,尤其是证候中有些症状互相矛盾,甚至出现假象时,辨证比较困难。最常见的是寒热、虚实真假,即所谓"真寒假热""真热假寒""大实有羸状""至虚有盛候";还有危急重证、濒死的患者可出现假神,即"回光返照"等。因此,应注意现象与本质的关系,要辨清孰真孰假,不为假象所迷惑。辨真假,首先,要注意其出现的时机性,因为假象易出现在"过极"的关键之时,如寒极、热极时分别出现似热、似寒的假象,大实、至虚时分别出现羸状、盛候等。其次,应从四诊合参中,找出关键性指征,如古人多以脉象为凭识别虚实真假,诚如张介宾所说,"虚实之要,莫逃乎脉。如脉之真有力、真有神者,方是真实证;似有力、似有神者,便是假实证"。

五、辨证的具体目标

辨证的目的是寻找疾病发生发展某一阶段的病因、病性、病位等病理要素,并进而归纳病机,确定证名。因此,辨证就要在分别探求病因、分清病性、落实病位等的基础上,最终做出证名诊断。

(一)辨病因

辨病因就是要探求导致疾病当前证候的本质性原因。病因分原发性病因和继发性病因。中医所谓"辨证求因",即通过辨别、分析其临床表现,识别疾病当前证候的发病原因。任何病证都可寻求到其发病的原因,一般可通过问诊,直接询问发病时的内外致病因素,如湿痹多因久居湿地、淋雨涉水所致,泄泻多因饮食不洁、过食生冷所致,肝气郁结多因情志不畅、肝失疏泄等。但有些病因不能直接获得,更重要的是需要通过审证求因,即从对病情资料的分析来探求病证之因。如外感病,病因是风寒或是风热,只有对临床表现的分析后才可以确定;又如气滞、瘀血、食积、痰饮等病理产物作为继发性病因,也是通过审证而求得的。

原发性病因,是指一般常说的发病原因,如六淫、七情、饮食、劳倦、虫兽金刃所伤等。在疾病发展过程中产生的病理变化产物,可能成为继发性病因或病邪,如瘀血、积食、痰、饮、水、虫、石等。此时,原始性病因可能存在,也可能已消失,这些继发性病因就成为疾病现阶段的主要矛盾所在,是辨证论治的主要对象。

(二)辨病位

辨病位就是确定病证发生在人体的部位。病位并不等同于个别症状发生的部位,而是运用中医整体观和脏腑经络理论,综合分析一切临床资料后做出的疾病的整体定位。病位不仅要落实在脏腑等具体部位上,而且应该结合其具体病理变化来探求病位之所在,如心气虚证、脾阳虚证等,其中,心气、脾阳均可理解为病位。

确定疾病现阶段证候的病变部位,其中,又可分为空间性病位和层次(时间)性病位。

表证、里证(及半表半里证),是大的位置概念。心、肺、脾、肝、肾、胃、胆、小肠、大肠、膀胱、三焦,以及脑、胞宫、精室、咽喉、头、鼻、耳、目、皮、肉、脉、筋、骨、颈、胸、膈、腹、脊柱、背、腰、臀、前阴、四肢等,皆为具体的空间性病位概念。

层次(时间)性病位可有不同的称呼,如卫分、气分、营分、血分,以及太阳、阳明、少阳、太阴、少阴、厥阴、上焦、中焦、下焦等,皆有浅深层次及阶段性病位的含义。辨病位一般要落实到脏腑。

辨病位在辨证中具有重要意义,因为病位与病邪、病性、病势等密切相关。常用的定病位方法有如下4种。

1. 表里定位法 表里定位法是病证横向传变的定位方法,在外感病证中运用广泛。六经病证中,太阳主表,少阳为半表半里,阳明和三阴主里;而卫气营血病证,病位由表入里按顺序排列。

2. 上下定位法 上下定位法是病证纵向传变的定位方法,多在六淫邪气致病和温病中运用。如风邪侵上,湿邪伤下;湿热温病有上、中、下三焦部位的划分。

3. 气血定位法 气血定位法是辨别病证在气、在血的定位方法,通常运用于杂病辨证。一般新病在气,久病及血;温病轻浅者邪在卫分、气分,病深重者邪已入营血。

4. 脏腑定位法 脏腑定位法是辨别病证在不同脏腑的定位方法,适用于一切疾病。此定位法涉及的范围较广,可结合脏腑与病因方面的关系定位,如风伤肝、火伤心、湿伤脾、燥伤肺、寒伤肾等;可结合脏腑与季节相应的关系定位,如春病在肝、夏病在心、长夏病在脾、秋病在肺、冬病在肾等。结合脏腑所属经络循行的路线定位,如肝之经脉绕阴器、抵少腹、布胁肋等,因此,上述部位的病证可定位在肝;可结合五脏与五体、五志、五液等的关系定位,如肝开窍于目、在体为筋、其华在爪、在志为怒、在液为泪,故以上诸方面的病证可定位在肝;可结合脏腑与体表局部的对应关系定位,如寸关尺脉分候脏腑等;亦可结合脏腑各自的生理特点和临床病理表现定位,如肺主气司呼吸,以宣降为顺,因此,症见咳、痰、喘等可定位在肺。

(三)辨病性

辨病性就是分清病证的基本性质。病证的发生,根本在于邪正斗争引起的阴阳失调,故病性总体表现为阴阳的偏盛偏衰和邪正力量的对比,具体体现在寒、热、虚、实四种属性上。因此,寒、热、虚、实是最基本的病性。

1. 寒热定性 有从病因的寒热定性者,如过食生冷多为寒证,感受暑热多为热证;但主要应据临床表现的特点定性,如寒证以冷、凉表现为特点,热证以温、热表现为特点。一般证的寒热属性,在外感病中,常可揭示邪气的性质;在内伤杂病证中,则常揭示体内阴阳盛衰的变化,如阳盛则热、阴盛则寒,阳虚则寒、阴虚则热等。应注意在某些情况下,病性与病因不一致,如阳盛体质之人,感受寒邪可从阳化热而表现为热证;也应注意在内伤杂病中,某些证并无明显的偏寒或偏热的属性,如脾气下陷证、肾精不足证等。

2. 虚实定性 从病因定性,邪气盛则实,故六淫、痰饮、食积、瘀血等病邪侵入或内停体内所致病证可定性为实;精气夺则虚,故先天不足、后天失养、久病重病、房劳过度等所致病证多定性为虚。从病程特点定性,新病多实,久病多虚。从体质特点定性,素体强壮者多实,素体虚弱者多虚。从临床表现特点定性,凡人体处于虚弱、衰退、不足状态,抗病能力低下者,可定性为虚;凡人体处于亢盛、兴奋、有余状态,邪正交争剧烈者,可定性为实。

对病证属性的定性,除寒与热、虚与实两端外,同样要注意它们之间的错杂与真假。

(四)辨病势

辨病势就是辨别病情的轻重、缓急的程度,预测病证发展、演变的趋势。病势主要决定于患者正气和病邪在体内斗争的力量对比及其激烈程度。具体而言,是对患者体质、病邪性质及受邪轻重、病位浅深、治疗及调养等因素综合考虑和估量的结论。例如,大体上,表证病轻,里证病重;新病多急,久病多缓;外感病证病势急,内伤杂病病势缓;感受火热之邪病势多急,感受寒湿之邪病势多缓;体质强而感邪重者病势急,体质弱而感邪轻者病势缓;体质强或感邪轻者病较轻,体质弱或感邪重者病较重;感邪轻浅者预后较好,感邪深重者预后较差;正气胜邪者病向愈,病邪胜正者病恶化;治疗调养得当者病愈,反之则病当加重或内传。然而,目前对病势的判断仍较粗略和模糊,有待于量化和规范。

(五)辨病机

辨病机就是阐明病证发生发展变化的机制,换言之,就是将病因、病位、病性、病势等病理要素综合地表述出来,以得出对病证本质的整体、动态的概括性认识。病因、病位、病性、病势等都只是侧重于表明疾病过程中某一侧面的病理要素,而证候的病机综合,概括了这些要素,因而能全面地解释所有临床表现产生的总机制,揭示疾病现阶段的病理实质及其特征。辨病机应包括辨脏腑病机(病理生理)、辨病理因素、辨标本关系。

1. 辨脏腑病机(病理生理) 根据中医有关脏腑、气血等生理功能和病理变化的理论,抓住临床表现,分析综合证候的发生机制,了解脏腑、气血失调状态下的病理演变,可以掌握"证"与"证"之间的转化规律,对指导当前治疗和制定下一步诊疗计划有重要作用。如外感咳嗽可表现风寒袭肺、风热犯肺等证,但肺除主气司呼吸、调节卫气外,尚有通调水道、治节血脉等功能,若邪壅肺气,肺失通调,可以出现水肿病。如反复感邪,久咳迁延,损伤肺气,肺失治节,可以发展为咳喘、痰饮。后期可导致心血瘀阻之证。总之,一个脏腑有多种生理功能,一种疾病可以只涉及其中一种功能失常,也可在同一阶段或不同阶段表现若干种病理生理变化,复杂的疾病涉及多种脏器,则可有更复杂的病理生理改变。

2. 辨病理因素 根据中医有关病理因素(如痰、饮、火、瘀等)的理论,抓住某些证候表现(包括可见的病理产物与特征)推理而得。病理因素不仅直接致病,还可以在疾病过程中起因果关系,促使病情日趋恶化。因而,了解病理因素,对消除它的存在(治疗病理因素产生的原因和(或)直接祛除病理因素本身)切断疾病发生、发展的因果交替环、促使疾病痊愈有重要意义。值得强调的是,辨证的关键,必须以脏腑病机理论为主导,审证求机,根据主要症状特征,把握病机所属,辨清病理因素及其多元复合关系,以病机证素为辨证的客观依据,使辨证更加活化,切合临床实用,不致成为僵化的教条,不合实际的标准。为此,有学者提出"脏腑病机辨证十三条"新说,作为辨证的要领,病机证素的论据,明确病位、病性,提供证候要素的特征,为治疗指明依据,从而构建成中医病机辨证网络系统。概要言之,"脏腑病机辨证十三条"的要领是"风病善变,寒多阴伏,火热急速(温暑同类),湿性缠绵,燥胜伤津,痰证多怪,水饮同源,瘀有多歧(血病多瘀),郁病多杂(气病多郁),虚病多久,毒多难瘳,疫为戾气,多因复合(风火相煽,瘀热相搏,寒热错杂,湿遏热伏,痰瘀互结,邪实正虚,多脏同病)"等。如能据此条列其常见证候内涵,可有助于制定出新的辨证体系。

3. 辨标本关系 根据中医的标本理论,对有关因素及矛盾进行分析,找出那些在疾病全过程或某阶段中决定疾病进程、影响全局的主导环节,正确把握各种因素之间的联系与转化。对治疗复杂疾病(即存在复合病因、多病位、多种病理生理改变、多种病理因素及对立的八纲属性等),解决主要矛盾,恰当处理次要矛盾,提高疗效起主要作用。故《黄帝内经》有"不知标本,是谓妄行""知标知本,万举万当"的说法。

(六)辨证名

辨证名就是确定辨证的最后结论。实际上,证名就是以病机命名的证候,因此,证名诊断,就是用规范性术语高度概括疾病现阶段的病机类型;对证名的诊断,必须建立在辨病因、辨病性、辨病位、辨病势的基础上。例如,肝胆湿热证,病位在肝胆,病性为湿热,病机为肝胆湿热;风寒束肺证,病因为风寒,病位在肺,病性为寒。

关于证名的确定,一是要求文字精练,证名一般包括病因、病位、病性等内容,因此文字要求具有高度的概括性,如肝胆湿热证、肾水凌心证等;二是要求术语规范。规范的证名,可参照国家标准——"中医临床诊疗术语"(包括疾病部分、证候部分、治法部分),或历版中医诊断学教材。

(七)辨转归预后

在以上多方面分析的基础上,根据中医疾病学的知识和经验,并参考现代医学的有关知识,结合病变过程中出现的重要症状、体征,做出以下2个方面初步估计:疾病的转归,在发病学的预防和治疗上有一定意义(如懂得肝病可以传脾,则不但治肝还需实脾);疾病的预后,便于及时采取措施而处于主动地位。

以上是我们在辨证分析中需要认真把握的内容,但必须说明,具体对象的每个项目,并不可能都得出完整的结论,如病因和病名就经常有难以明确的情况;同时,在临床应用时,各个项目的重要性及其主次作用也可因病而异。

例:陈某,男,40岁。素有胃痛病史,常于劳累或饮食不当而诱发。此次因贪凉饮冷,胃脘已间断疼痛不适半个月,痛引两胁,痛则食减,按之较舒,得热痛减,遇寒痛剧,口淡无味,面黄肌瘦,无反酸呃逆,舌质淡胖嫩,边有齿痕,脉弱。分析:此患者因贪凉饮冷而发病,则病因属寒;因其得热痛减,遇寒痛剧,又有面黄肌瘦、舌质淡胖嫩、边有齿痕、脉弱等虚象,则病性属寒属虚;因患者主诉为胃痛且素有胃痛史,则病位属脾胃,病机为脾胃虚寒。故诊断病名为胃痛,证名为脾胃虚寒证。病属本虚标实,病势较轻,预后较好。

六、四诊与辨证的交叉进行

辨证是一门非常复杂而灵活的学问。在临床上,实际上"诊"与"断"并未严格分开,往往是边诊边断、边断边诊。医者在进行询问、检查的同时,便对获得的病情资料进行辨证分析;在分析思考时,发现什么线索、疑问,便会有目的地进一步收集病情资料。

例:若患者主诉头晕眼花,医者就应据此联想到:中医学理论有"诸风掉眩,皆属于肝""无痰不眩,无火不晕""无风不作眩""肥人眩晕,气虚有痰,瘦人眩晕,血虚有火""风阳上扰,发为眩晕"等说法。因此,"头晕眼花"一症,在医生头脑中应该考虑的病理因素,就有肝、风、痰、火、血虚、气虚、阳亢等,但疾病的本质到底是什么呢?仅孤立地凭这一个症状是难以确定的。此时,如经过检查,发现患者有面色淡白、舌质浅淡、脉沉细等体征,则头脑中"血虚"的可能性就增加了,因为这些病状均与血虚有关;为了进一步求得证实,医者可能根据血虚的一般表现,进一步询问有无失眠多梦、月经量少等症状。假若患者兼有的是体胖、胸闷、舌苔腻、脉滑等症状,则病机自然不属"血虚",而是向痰湿内阻的方向发展了。

第三节 辨证与辨病相结合

辨证与辨病是诊断疾病的两种方法,中医诊断要求证名和病名的双重诊断。正确认识辨证与辨病各自的优势与适应范围,是提高临床诊治水平的重要途径。

一、辨病在先,以病限证

临床中,面对复杂的病情,通过辨病,将辨证局限于某一疾病之中,可以缩小辨证范围,减少辨证的盲目性。

每种疾病都有其基本病机和传变规律,疾病的基本病机贯穿于疾病的全过程,但是作为证候特征的各阶段的具体病机却存在差别;证候的转化,即各阶段的具体病机的变化可揭示出疾病的传变规律。另外,不同的疾病有各自的规律和特点,因此,辨病可区分疾病的不同性质;而掌握临床各科各系统疾病的特点,就能有力地指导辨证。

二、从病辨证,深化认识

辨病可以获得对疾病的整体本质和全过程病变规律的认识。由此进一步辨证,又可以获得对疾病中不同阶段病机特点的具体认识。因为辨证是对疾病发生发展至某一阶段病因、病性、病位等所得出的概括性结论,所以,一方面证受病的限定,辨证的范围缩小;另一方面证又受诸如体质、情志等个体因素的制约,使辨证比辨病对疾病的认识更加深刻而丰富。先辨病继而辨证,可使中医诊断不断深入和具体化,显示出中医诊断的特色。

中医的理法方药基本上是以证为基础的,中医临床突出辨证论治便说明了这一点。辨证是在对疾病感性认识的基础上所进行的理性认识,是高度概括的综合概念。因此,从病辨证,有利于反映疾病现阶段的基本特点和发展趋势,从而为论治提供准确可靠的依据。

三、病证同辨,相得益彰

在辨病的基础上进一步辨证,既有全局观念和整体认识,又有灵活机动性和阶段性认识。辨病有助于提高辨证的准确性,重点在全过程;辨证又有助于辨病的个体化,重点在现阶段。对病的治疗有专方专药,针对性强;对证的治疗为辨证定治,灵活性强。因此,辨病与辨证相互补充,不可偏废。

此外,由于中医辨病、辨证主要是在四诊所收集的症状、体征上进行的,对疾病特异性的诊断较模糊,适当利用现代检测手段进行辨病(西医病名)与辨证结合也是必要的。一方面,西医辨病或微观辨证,可以摆脱中医有时无症可辨的困境;另一方面,对于一些西医检查诊断得不出阳性结果无法确诊的疾患,而按照中医辨证进行论治则可收到良好的疗效,故辨证又可以弥补西医无病可辨的不足。

第四节 疾病的概念与辨病的意义

中医的病名诊断简称辨病。临床时,在中医学理论的指导下,按照有关"病"的定义,对患者的各种病情资料进行分析、综合,确定患者所患病种的思维过程,称为"辨病"。辨病的具体内容将在中医临床各科中进一步深入学习。

一、疾病的概念

早在有文字记载的甲骨文时代即有疾病的概念,随着中医学的发展,辨病在医疗实践中亦不断得到发展。自唐宋以后,便形成了内、外、妇、儿、五官等许多专科,每一专科都有各自病种的诊断,而且涉及人体各个系统的疾病,故辨病在临床各科的意义尤为突出。

（一）疾病的基本概念

所谓疾病,是指在一定的病因(包括六淫、七情、遗传、饮食、劳逸、外伤等)作用下,人体内部及人体与环境的平衡协调状态遭到破坏,所引起的具有自身演变规律的异常生命活动过程。每一种疾病都表现为若干特定症状、体征和各阶段前后衔接的相应证候,并且具有发生、发展到结局的病变全过程。

中医学认为,当人体的生命活动处于整体的动态的平衡协调状态时,就健康无病;而一旦因外邪侵入或内邪生成所导致的正邪斗争破坏了这种平衡协调状态,就会生病。疾病与健康(WHO定义:健康不仅是没有疾病,而且是指心理上和社会上的完满状态)存在生命质量的不同,但两者之间没有截然的界线。

"病"的字义与"疾"一致,合为疾病,两者的微小差别是疾轻病重,因为《说文解字》云:"疾,病也","病,疾加也"。疾病通常是从总体上反映人体精、气、神异常变化的诊断学概念,它包括功能和器质两方面的改变。中医学对疾病的认识深受天人相应、形神合一、阴阳平衡等观念的影响。

（二）与病相关的证、症概念

《玉篇》云:"证,验也。"《增韵》云:"证,候也。"《说文解字》中有"證""证"字。"證"的本义为证实、验证;"证"通"證",为证据、验证之义,已被引申作为疾病的征象、证据。《伤寒论》各篇名均称"病脉证并治"。"证"既指具体症状,如"但见一证便是",又可指一组症状,如"麻黄汤证"等。

在古医籍中,"证"和"症"两者相通。"症"字在医学用语中虽义同"證""证",但将部首"言"改为"疒",随着时间的推移,"证"与"症"不仅仅是字形的改变,而且有了各自的含义。目前,已规定了证、症的各自含义。

证,即证候。它是疾病发生和演变过程中某一阶段病理本质的反映,以一组相关的症状和体征表现出来,是对疾病所处一定阶段的病因、病性、病位、病势等所作的病理性概括。或可认为证是人体生命活动状态的阶段划分。

症,即病状,是病证表现出的各种现象,包括症状和体征。如发热、恶寒、疼痛、恶心、腹胀等症状,是患者的主诉或感觉到的不适;而面色㿠白、舌淡苔白、脉细无力、下肢浮肿、腹部包块等体征,则是医者通过检查发现的客观病理征象。另外,有些病证,患者自觉症状不明显,但是经用现代仪器设备检测所得到的异常结果,如蛋白尿、血压高、血红蛋白低、大便潜血阳性等亦属病理征象。

（三）病、证、症三者的关系

症、证、病是中医诊断学中3个最基本的概念,三者之间存在着不可分割的内在联系。病名代表着疾病全过程的病变规律的根本性矛盾,证名代表着疾病当前所处阶段的主要矛盾,而症则是病、证的具体表现。

症是最基本的病理要素,是诊断疾病和辨别证候的主要依据。诊断的思维过程必须围绕症来进行,症是原始的病情资料,离开了症就很难做出病、证的诊断。但症仅是疾病的现象,而不是疾病的本质,特别是临床上还有脉症相反及寒热、虚实真假等现象与本质不一致的情况发生,因此,必须将以症为主体的所有病情资料综合起来分析,才有可能将其上升到证乃至病的高层次上,抓住本质。

证是病的阶段性反映,病与证纵横交叉,因为有异病同证、异病异证、同病异证、同病同证等。对于异病异证、同病同证不难理解。所谓同病异证,是指相同的病,因发病原因、患者体质及所处阶段的不同,可反映出不同的证候。例如,感冒,因外感风寒、风热的差别,有风寒表证和风热表证的证型;又如胸痹,因瘀血质、痰湿质、阴寒质等体质差异,可分别表现为血瘀心脉、痰阻心脉、寒凝心脉的证型。所谓异病同证,是指不同的病,在疾病发展过程中,由于体质、病性、病位等的错综变化,可出现基本相同或相似的证候。许多慢性胃肠道疾病,如泄泻、痢疾、胃痛、腹痛、臌胀等,都可能出现脾气虚证。

异病虽可以同证,但因所处病种不同,其证候的临床表现并非完全相同,即构成同一证型的诸要素,如主症、次症、兼症等,在不同的病种中其内容及主次地位是不等的。例如,同为脾虚证,大便溏泻和食后腹胀喜按均为其构成要素,但是,胃痛脾虚证的主症是食后脘腹胀痛,可不一定出现大便溏泻;而泄泻之脾虚证的主症是大便泄泻,食后腹胀则为次症或可不出现。又如哮喘、水肿、崩漏、阳痿等不同疾病,虽都可出现肾阳虚证,见腰膝酸软冷痛、畏寒肢冷、舌淡苔白、脉沉弱等共同症状,但它们各自的主症显然是不同的。

同病虽可以异证,但无论证型有何差异,既然病相同,也就是其病理变化是基本或部分一致的,其主症亦贯穿病变的全过程,故虽同病异证,却异中有同。如肺痨,虽有肺阴亏损、阴虚火旺、气阴耗伤、阴阳两虚等不同的证型,但该病的临床特点,即咳嗽、咯血、潮热、盗汗四大主症,则出现于上述四证型之中,只不过因病情轻重或各阶段病机不同,而四症的轻重、搭配有所改变而已。

二、辨病的诊断意义

每一种疾病都有各自的病因可寻、病机可究、规律可循、治法可依、预后可测,因此应高度重视对疾病的诊断,以便总揽病变全局,实施针对性强的治疗等。诚如朱肱《南阳活人书》所说,"因名识病,因病识证,如暗得明,胸中晓然,无复疑虑,而处病不差矣"。

(一)总揽病变全局

任何疾病,均有自身的临床特点和演变规律,以此把握疾病的全局,有利于选择对该病特有的、及时的治疗。例如,麻疹的根本矛盾是麻毒内伏,在其初起阶段,易与感冒、风温肺病等外感病混淆,若不能辨别病名,就会忽视麻毒内伏的关键;发热三四日后,疹点出现于皮肤,若能明确麻疹的诊断,便胸有成竹,知其从疹点透发的情况及伴随症状判断病变之顺逆:当病势顺时,即使有发热、咳嗽、喷嚏流泪等症状,也可不必做特殊治疗;但当麻疹难以外透时,则应及时透疹,并防热毒闭肺、疹毒内陷之可能。又如中风病,可分为3个阶段:平素经常出现头晕头痛、肢麻欲仆及一时性语言障碍等,为中风先兆,病机为肝肾阴虚、肝阳上亢、欲作化风之势;而一旦出现突然倒仆、昏不知人等症状,为卒中,系肝风夹痰夹瘀、气血上逆、蒙蔽清窍而成;神清之后,往往脉络闭阻兼见气虚,表现为半身不遂、口眼㖞斜、语言不利等中风后遗症。此病不同阶段出现了不同的证候,但始终沿上述基本病机的变化规律发展,这就为总揽全局,采取预防性治疗以截断传变、减轻症状及预测转归等,提供了可能。因此,中医病名诊断,不能由证名诊断所代替;同时,由于中西医的基本理论和对疾病的认识角度上的差异,它也不能由西医病名诊断所取代。

(二)治疗针对性强

以辨病为主所进行的专方专药治疗,是中医学术发展和中医临床的一个重要内容。专病专方,如少阳病用小柴胡汤、百合病用百合类方、肠痈用大黄牡丹皮汤或薏苡附子败酱散、郁病用逍遥散、脏躁用甘麦大枣汤、蛔厥用乌梅丸等;专病专药,如海藻、昆布消瘿,水银、硫黄疗疥,常山、青蒿截疟,黄连、鸦胆子止痢等,都有很强的针对性,其临床疗效是辨证处方及其随证加减所代替不了的。

三、正确对待中医病名

中医病名具有悠久的历史,中医学对疾病的命名很多是以主症、临床特点及病因病机为基础的,具有简明、形象、科学的特征。例如,伤寒、中暑、痹证、痿证、厥证、臌胀、破伤风、鹅口疮、痄腮、带下、崩漏等,精炼简要,形象生动,见其名便知其义,易于掌握。有的病名,如痢疾、疟疾、白喉、癫痫、哮喘、感冒、麻疹、水痘等,还一直为现代医学所沿用。

当然,中医病名亦有不足之处,如命名的标准不统一,病、证、症的名称概念时有混淆,一病多名或多病一名的现象较多,有的病名的定义欠确切,内涵与外延不够清楚,病种分化不够,有的病名实为病类概念等。随着中医学术的发展和现代化进程的加快,这些问题将逐步得到解决。

(曾斌芳)

第十二章　医案与病历书写

导　学

本章主要介绍中医医案的特点、内容和要求,结合文献示例说明。同时,参照《中医、中西医结合病历书写基本规范(试行)》对中医病历书写的基本要求和重点内容作了详细描述。

目的要求
1. 掌握医案与病历书写的内容及要求;门诊与住院病历的书写。
2. 熟悉医案的书写方式。
3. 了解医案的历史沿革及意义。

医案,古称"诊籍""脉案",是医者解析诊治疾病全过程的夹叙夹议的书面记录。医案是中医临证的资料,它具体体现了中医理法方药的综合应用。医者本人记录医案,目的是积累和总结诊疗经验。而学医者通过医案,则可以开阔眼界,增长见识,学到他人的经验。在中医药学的文献资料中,记载了大量的医案,这些医案不仅保存了前人丰富的防病治病的临证经验,而且还体现了他们的临床思维过程和学术思想。同时,医案也是医疗、教学、科研、管理及司法等实践中不可或缺的重要资料。

病历是指医务人员在医疗活动中形成的文字、符号、图表、影像、切诊等资料的总和,是临床第一手信息资料,在医疗保健、教学科研、医院管理等工作中起着重要作用。

第一节　医　案

我国古代医家很早就对临床诊疗作了翔实的记录。《史记·扁鹊仓公列传》记载了西汉名医淳于意治疗的 25 个病案,当时称为"诊籍",是我国现存最早的医案。其内容包括患者的姓名、身份、病史,以及症状、体征、病机、诊断、治疗和预后等,比较客观地反映了当时的医疗水平,是中医医案的首创。及至宋代,已有医案专著问世。许叔微《伤寒九十论》是我国第一部医案专著。其他如钱乙《小儿药证直诀》、罗天益《卫生宝鉴》等,皆在医论之中,兼有专门篇章集录医案。明清时期,收集和研究病案的工作被重视,有不少医案名著至今仍被人们借鉴。如明代薛己《薛氏医案》、汪机《石山医案》,清代叶桂《临证指南医案》、吴瑭《吴鞠通医案》等。尤其是明代江瓘编纂的《名医类案》和清代魏之琇《续名医类案》两书,收集明清以前医案 8 000 余个,并加以分类、评注,起到了"宣明往范,昭示未来"的作用,标志着医案研究进入了新阶段。同时,在这一时期,医家们也注意到对病案格式的研究,韩懋、李梴、吴昆、喻昌等都提出了自己的病案格式,其中以喻昌的"议病式"影响最大。近代何廉臣《全国名医医案类编》、秦伯未《清代名医医案精华》等具有新的特色,文字通俗,内容完整。虽然前人在病案格式的研究上做出了努力,但由于历史条件的限制,中医病案的格式仍未能做到统一,直到现在,中医病案格式才能做到统一和规范。

一、中医医案的特点

中医医案的主要特点就是融中医理论和临床实践为一体。每则医案既有整个疾病诊疗的过程,包括患者的病情及其变化转归情况、医者的诊治方药和效果、医患双方的心理和交流、医者的心得感想等,又把整个诊疗过程作为一个事件,按情节和结构次序完整地写入医案之中,具有故事性,甚至对病情多变、诊疗过程较为复杂的医案描述,则带有戏剧性。因此,中医医案具有很强的可读性。

中医医案的写作格式不尽相同,有脉案和病历式医案两种。所谓脉案,也就是医者在门诊或出诊当

笔记栏

时留下的文字资料。其格式比较固定,前为叙述、议论,后为药物。这种医案的特点是:病情记录比较真实,药物、剂量、炮制等比较详细,能真实反映医者诊疗的原貌。病例式医案,是现代一些中医仿照西医病历的格式,记录患者的一般情况、症状、体征、病机、诊断、治法、处方等。

医案是古代医家在长期的医疗实践中逐步积累而形成的。由于受师承与学派的影响,以及医者自身的文学素养相异,因而形成了不同形式和特点的医案。常见的医案形式有以下几种。

（一）正叙式

先记叙症状或体征,再简要叙述病因病机,治法方药。这种医案简明扼要,重点尤其是现在症突出,易于研读。

（二）倒叙式

先言病因病机,再叙症状或体征,后简述治法方药。这种医案重在病机分析,对于后学的临证思维方法大有启迪。

（三）详叙式

平铺直叙,详细描述疾病诊治过程。这种医案内容完整,层次清楚,诊断依据相对突出,可以帮助后学者从动态角度认识疾病的诊治过程。

（四）夹叙夹议式

在描述临床证候的同时,从病因病机、病性、病位等方面加以分析,最后提出处方用药。这种医案重在分析,强化基础理论与临床实际的结合。

（五）中西医合叙式

中西医合叙式是近年来中西医结合医案的主要形式。这种医案以中医诊疗情况为主,佐以西医诊治方法;或先叙西医诊断,再详言中医辨证论治。此类医案不仅保持了中医药特色,而且结合西医诊疗,内容完整。

二、中医医案的内容和要求

由于医案不同于一般的医疗文本,因此在写作医案时,要注意对客观事实的记录,说理要透彻,病因病机分析要全面。要突出中医特色,力求辞顺句通。

（一）中医医案的内容

1. 患者的一般情况和诊疗过程　包括患者的就诊时间、一般情况（姓名、性别、年龄、民族、婚姻状况、居住环境）、主诉、主要伴随症状、体征、实验室检查、中西医诊断结果、相关诊疗过程。

2. 辨证分析和治法　介绍辨证思路,确立治则治法。应如实记录四诊资料,按辨证的要求分清主次,有系统、有重点、扼要地填写,避免主次不分或有重复、遗漏。必须把四诊的记述,加以综合研究,找出病因、病机、脏腑经络、阴阳虚实及其可能的变化等,从而阐述疾病的病理本质,力求明确、中肯、详尽,避免粗略草率,或理论空泛而与实际脱节。立法是根据辨证而来,根据辨证提出治疗法则。立法必须与辨证紧紧相扣。如患者为痢疾,属虚寒痢,则立法应是温中散寒,健脾化湿。若除了主病,还有兼症,更应按辨证的标本先后缓急而立法。务使立法与辨证,丝丝入扣而不相矛盾,或有所遗漏。

3. 方药　应根据立法而定处方,处方包括各种治疗方法,如药物、针灸、按摩等。既可用成方加减,也可以自己化裁、制定新方。不论古方、今方,必须在辨证立法的指导下,精确地处方用药。方药包括方剂名、药名、药物剂量、特殊煎服方法。药名尽量使用《中华人民共和国药典》和教材所示名称,避免使用别名或俗称。针灸、推拿或正骨治疗者,要写清所用穴位、手法和留针或治疗时间。

4. 医嘱　包括服药的注意事项、饮食宜忌、起居调摄及其他特殊注意事项。

5. 临证体会　详细论述临证思维方法和思辨特点,包括对疾病过程中某些特殊症状的分析和理解,立法处方的指导思想及用药特点,药物剂量、剂型或炮制、煎煮方法的变化,阐述中医理论对临床治疗的启示。

（二）中医医案的要求

(1) 书写病案必须严肃认真、实事求是、准确、及时。

(2) 症状描写要详细,一般要求使用中医名词术语,体现整体观念和辨证论治的理论。

(3) 病案内容要求完整、精炼、重点突出、条理清晰,注意前后病情演变的连贯性和系统性。

(4) 文字要通顺、简洁,不能涂改、剪贴、挖补。

笔记栏

(5) 最后要签全名,以示负责。
(6) 日期:书写病案完毕,要注明年、月、日或时(公历)。

三、医案示例

(一) 正叙式医案

咳嗽月余,痰腥带血,气升呛逆,脉弦滑数。风温久恋,化火煎痰,烁金耗液,证属肺痈,非轻候也。冬瓜子、淡黄芩、薏苡仁、紫菀、桑白皮、川贝母、芦根、沙参、紫苏梗、杏仁(《王旭高医案》)。

(二) 倒叙式医案

病从少阳,郁入厥阴,复从厥阴,逆攻阳明,寒热往来,色青,巅顶及少腹痛,此其候也。泄厥阴之实,顾阳明之虚,此其治也。人参、柴胡、川黄连、陈皮、半夏、黄芩、吴茱萸、茯苓、甘草(《柳选四家医案·尤在泾医案》)。

(三) 详叙式医案

杨某,男,53岁。主诉及病史:以左侧偏瘫4天而入院。入院查:意识清楚,血压150/90 mmHg,有左侧偏瘫,偏身麻木,口舌㖞斜,左上肢肌力0级,左下肢肌力Ⅱ级,属重偏瘫。左侧肌张力高,左侧腱反射亢进,并可引出病理反射。腰椎穿刺得脑脊液无色透明,初压140 mmHg。西医诊断为脑血栓形成,定位于颈内动脉系统,患者有慢性胃炎的合并症。诊查:左半身不遂,左偏身麻木,思睡,意识蒙眬已有日半。口舌㖞斜,头晕,大便4天未解,痰白黏不易咳出。舌质淡红,舌苔黄厚腻,脉象弦滑,偏瘫侧脉大有力。辨证:证属中风中腑,后转为中经,风痰上扰,痰热腑实。治法:先拟化痰通腑、平肝息风为治。处方:生大黄(后下)10 g,芒硝6 g(分冲),瓜蒌30 g,黄芩10 g,半夏10 g,钩藤30 g,菊花10 g,竹沥水(分冲)30 g,生甘草3 g。二诊:服药2剂,大便已通,黄腻苔渐化,头晕稍有减轻,偏瘫亦轻,肌力左上肢0级升至Ⅰ级,左下肢Ⅱ级升至Ⅲ级。改用平肝化痰加入活血通络之品。处方:钩藤30 g,菊花10 g,瓜蒌30 g,黄芩10 g,半夏10 g,陈皮6 g,赤芍10 g,草红花10 g,桑枝30 g。三诊:上方药服6剂后,左上下肢肌力恢复至Ⅳ级,有人搀扶可以锻炼走路,左偏身麻木也明显好转。继服上方药10剂后,基本痊愈,出院。门诊随诊半个月,已能半日工作,又治1个月后,恢复全日工作(《中国现代名中医医案精粹·王永炎医案》)。

(四) 夹叙夹议医案

蔡妪。凡论病,先论体质、形色、脉象,以病乃外加于身也。夫肌肉柔白属气虚,外似丰溢,里真大怯。盖阳虚之体,为多湿多痰。肝疏汗淋,唇舌俱白,干呕胸痞,烦渴引饮,由乎脾胃之阳伤触,邪得僭踞于中,留蓄不解,正衰邪炽。试以脉之短涩无神论之,阳衰邪伏显然。况寒凉不能攻热,清邪便是伤及胃阳之药。今杳不纳谷,大便渐稀,若不急和胃气,无成法可遵。所谓肥人之病,虑虚其阳。参拟一方,仍候明眼采择。人参,半夏,生于术,枳实,茯苓,生姜(《临证指南医案》)。

(五) 中西医合叙式

唐某,女,61岁。初诊:1990年10月30日。主诉及病史:腹部胀满4个月。诊查:患者今年6月起纳差、乏力、腹胀逐渐加重,腹部膨满,胀大如鼓,腹胀不适;下肢浮肿至膝,按之凹陷,青紫发黑,面颧暗红,赤丝显露,唇紫;大便尚调,尿少;怕冷,形体消瘦;舌质紫,苔薄黄腻,脉弦滑。B超检查:肝区呈弥漫性细小光点,部分增粗,分布不均,肝前区出现液性暗区。肝功能血清总蛋白64 g/L,白蛋白28 g/L,球蛋白36 g/L,硫酸锌浊度实验18 U,谷丙转氨酶80 U/L;血清蛋白电泳:γ球蛋白36%。辨证:肝脾两伤,气滞血瘀,水湿内停。治法:健脾益气,活血利水。处方:黄芪20 g,(焦)白术10 g,猪苓、茯苓各20 g,泽兰、泽泻各10 g,路路通10 g,木防己10 g,稆豆衣10 g,(炙)蟾皮5 g,椒目3 g,葶苈子10 g,马鞭草20 g。另:陈葫芦瓢60 g,7剂,代水煎药,口服。二诊:11月8日。药后腹水显著消退,胀急的腹部回软,下肢浮肿及青紫减轻,纳增。前法再进,原方30剂,水煎服。三诊:12月8日。腹胀、足肿消失,下肢肤色正常,尿量增多,色淡黄;面色暗红;舌质红,苔薄黄,脉细。12月5日B超检查:腹水(一);肝功能:血清总蛋白68 g/L,白蛋白38 g/L,球蛋白30 g/L,谷丙转氨酶正常,硫酸锌浊度实验13 U,血清蛋白电泳:γ球蛋白23%。原方药30剂,水煎服,以资巩固。按语:肝硬化腹水,病属肝脾瘀积演为臌胀。本例主要病机在于肝脾两伤、气虚气滞而致血瘀水停;气虚为本,气滞血瘀为标,腹水为标中之标。其病在水而源在气血,由于肝失疏泄条达,脾失运化转输,而致水湿内生。为此当宗治肝实脾之意,健脾补气以行气,气行则瘀化水利。药用黄芪益气补脾;白术、茯苓健脾化湿;稆豆衣养肝利水;泽兰、马鞭草化瘀行水;葶苈子下气行水;椒目、防己利水祛湿。标本合治而腹水消退(《中国现代名中医医案精粹·周仲瑛医案》)。

第二节　中医病历书写

　　病历包括门(急)诊病历和住院病历。病历是记载患者疾病发生发展、演变预后、诊断治疗、预防调摄及其结果的原始档案,也是复诊、转诊、会诊及解决医疗纠纷、判定法律责任、医疗保险等事项的重要资料和处理依据。

　　病历书写是指医务人员通过问诊、查体、辅助检查、诊断、治疗和护理等医疗活动获得有关资料,并进行归纳、分析、整理形成医疗活动记录的行为。病历反映了疾病的全过程,是临床医师进行正确诊断、抉择治疗和制定预防措施的科学依据。病历书写是每位临床医者必备的基本功,它反映了医务人员的临床诊疗技能、科学作风和文化素养水平。

　　中华人民共和国成立以来,特别是改革开放后,随着大批中医院的建立,对中医病历书写规范化的要求日益迫切,病历书写内容也日趋完备。1953年,卫生部将诊籍、医案和病历等记载患者一般资料与诊治资料的案卷,定名为"病案";1982年,拟定了《中医病历书写格式和要求》;1991年,国家中医药管理局制定了《中医病案书写规范(试行)》;2000年,国家中医药管理局颁布了《中医病案规范(试行)》;2002年,卫生部、国家中医药管理局发布了《中医、中西医结合病历书写基本规范(试行)》,将"病案"定名为"病历"。

　　病历书写的内容和要求,须遵循2002年卫生部、国家中医药管理局发布的《中医、中西医结合病历书写基本规范(试行)》中之规定。

一、中医病历书写的基本要求

(一)基本要求

(1)病历书写应当客观、真实、准确、及时、完整。

(2)住院病历书写应当使用蓝黑墨水、碳素墨水,门(急)诊病历和需复写的资料可以使用蓝或黑色油水的圆珠笔。凡药物过敏者,应在病历中用红笔注明过敏药物的名称。

(3)病历书写应当使用中文和医学术语。通用的外文缩写和无正式中文译名的症状、体征、疾病名称等可以使用外文。中医术语的使用依照有关标准、规范执行。患者述及的既往所患疾病名称和手术名称应加引号。

(4)病历书写应当文字工整,字迹清晰,表述准确,语句通顺,标点正确。书写过程中出现错字时,应当用双线划在错字上,不得采用刮、粘、涂、剪等方法掩盖或去除原来的字迹。

(5)病历应当按照规定的内容书写,并由相应医务人员签名。实习医务人员、试用期医务人员书写的病历,应当经过在本医疗机构合法执业的医务人员审阅、修改并签名。进修医务人员应当由接收进修的医疗机构根据其胜任本专业工作的实际情况认定后书写病历。

(6)门诊病历即时书写,急诊病历在接诊的同时或处置完成后及时书写。住院病历、入院记录应在次日于上级医师查房前完成,最迟应于患者入院后24小时内完成。

(7)危急患者的病历应及时完成,因抢救急危患者,未能及时书写病历者,有关医务人员应当在抢救结束后6小时内据实补记,并加以注明。

(8)上级医务人员有审查修改下级医务人员书写的病历的责任。修改时应当注明修改日期、修改人员签名,并保持原记录清楚、可辨。修改、签名一律用红笔。修改病历应在72小时内完成。

(9)病历书写中涉及的诊断,应当包括中医诊断和西医诊断,其中,中医诊断还须包括疾病诊断与证候诊断。中医治疗应当体现辨证论治的基本原则。

(10)对按照有关规定需取得患者书面同意后方可进行的医疗活动(如特殊检查、特殊治疗、手术、实验性临床医疗等),应当由患者本人签署知情同意书。患者不具备完全民事行为能力时,应当由其法定代理人签字;患者因病无法签字时,应当由其近亲属签字,没有近亲属的,由其关系人签字;为抢救患者,在法定代理人或近亲属、关系人无法及时签字的情况下,可由医疗机构负责人或被授权的负责人签字。

因实施保护性医疗措施不宜向患者说明情况的,应当将有关情况通知患者近亲属,由患者近亲属签署同意书,并及时记录。患者无近亲属的或者患者近亲属无法签署同意书的,由患者的法定代理人或者关系人签署同意书。

医疗美容应由就医者本人或监护人签字同意。

(11) 规范使用汉字,简化字、异体字按《新华字典》为准,不得自行杜撰。消灭错别字。词素中的数字一律用汉字。双位以上的数字一律用阿拉伯数字书写。

(12) 各项记录应注明年、月、日,急诊、抢救等记录应注明至时、分,采用24小时制和国际记录方式。

(二) 门(急)诊病历书写的要求及内容

(1) 门(急)诊病历内容包括门(急)诊病历首页、病历记录、化验单或检验报告、医学影像学检查资料等。

(2) 门(急)诊病历首页内容应当包括患者姓名、性别、出生年月、民族、婚姻状况、职业、工作单位、住址、药物过敏史等项目。门诊手册封面内容应当包括患者姓名、性别、年龄、工作单位或住址、药物过敏史等项目。

(3) 门(急)诊病历记录分为初诊记录和复诊记录。

1) 初诊病历记录书写内容应当包括就诊时间、科别、主诉、现病史、既往史、阳性体征、必要的阴性体征和辅助检查结果、诊断及治疗意见和医师签名等。

2) 复诊病历记录书写内容应当包括就诊时间、科别、主诉、病史、必要的体格检查和辅助检查结果、诊断及治疗处理意见和医师签名等。

急诊病历记录书写就诊时间应当具体到分钟。

(4) 门(急)诊病历记录应当由接诊医师在患者就诊时及时完成。

(5) 抢救危重患者时,应当书写抢救记录。对收入急诊观察室的患者,应当书写留观期间的观察记录。

(三) 住院病历书写的要求及内容

(1) 住院病历内容包括住院病历首页、住院志、体温单、化验单(检验报告)、医学影像学检查资料、特殊检查(治疗)同意书、手术同意书、麻醉记录单、手术及手术护理记录单、病理资料、护理记录、出院记录(或死亡记录)、病程记录(含抢救记录)、疑难病例讨论记录、会诊意见、上级医师查房记录、死亡病例讨论记录等。

(2) 住院志是指患者入院后,由经治医师通过问诊、查体、辅助检查获得的有关资料,并对这些资料归纳分析后,书写而成的记录。住院志的书写形式分为入院记录、再次或多次入院记录、24小时内入出院记录、24小时内入院死亡记录。

入院记录、再次或多次入院记录应当于患者入院后24小时内完成;24小时内入出院记录应当于患者出院后24小时内完成;24小时内入院死亡记录应当于患者死亡后24小时内完成。

(3) 入院记录的要求及内容

1) 患者一般情况,内容包括姓名、性别、年龄、民族、婚姻状况、出生地、职业、入院日期、记录日期、发病节气、病史陈述者。

2) 主诉是指促使患者就诊的主要症状或体征及持续时间。

3) 现病史是指患者本次疾病的发生、演变、诊疗等方面的详细情况,应当按时间顺序书写,并结合中医问诊要求,记录目前情况。内容包括发病情况、主要症状特点及其发展变化情况、伴随症状、发病后诊疗经过及结果、睡眠和饮食等一般情况的变化,以及与鉴别诊断相关的阳性或阴性资料等。对于与本次疾病虽无紧密关系,但仍需治疗的其他疾病情况,可在现病史后另起一段予以记录。

4) 既往史是指患者过去的健康和疾病情况。内容包括既往一般健康状况、疾病史、传染病史、预防接种史、手术外伤史、输血史、药物过敏史等。

5) 个人史、婚育史、女性患者的月经史、家族史。

6) 体格检查应当按照系统循序进行书写。内容包括体温、脉搏、呼吸、血压、一般情况(包括中医四诊的神色、形态、语声、气息、舌象、脉象等)、皮肤、黏膜、全身浅表淋巴结、头部及五官、颈部、胸部(胸廓、

笔记栏

肺部、心脏、血管)、腹部(肝、脾等)、直肠肛门、外生殖器、脊柱、四肢、神经系统等。

7) 专科情况应当根据专科需要,记录专科特殊情况。

8) 辅助检查是指入院前所做的、与本次疾病相关的主要检查及其结果。应当写明检查日期,如系在其他医疗机构所做的检查,应当写明该机构名称。

9) 初步诊断是指经治医师根据患者入院时的情况,综合分析所做出的诊断,如初步诊断为多项时,应当主次分明。

10) 书写入院记录的医师签名。

(4) 再次或多次入院记录是指患者因同一种疾病再次或多次住入同一医疗机构时书写的记录。要求内容与入院记录基本相同,其特点是,主诉是记录患者本次入院的主要症状或体征及持续时间,现病史中要求首先对本次住院前历次有关住院诊疗经过进行小结,然后再书写本次入院的现病史。

(5) 患者入院不足 24 小时出院的,可以书写 24 小时内入出院记录。内容包括患者姓名、性别、年龄、职业、入院时间、出院时间、主诉、入院情况、入院诊断、诊疗经过、出院情况、出院诊断、出院医嘱、医师签名等。

(6) 患者入院不足 24 小时死亡的,可以书写 24 小时内入院死亡记录。内容包括患者姓名、性别、年龄、职业、入院时间、死亡时间、主诉、入院情况、入院诊断、诊疗或抢救经过、死亡原因、死亡诊断、医师签名等。

(7) 病程记录是指继住院志之后,对患者病情和诊疗过程所进行的连续性记录。内容包括患者的病情变化及证候变化情况、重要的辅助检查结果及临床意义、上级医师查房意见、会诊意见、医师分析讨论意见、所采取的诊疗措施及效果、医嘱更改及理由、向患者及其近亲属告知的重要事项等。

(8) 病程记录的要求及内容

1) 首次病程记录是指患者入院后由经治医师或值班医师书写的第一次病程记录,应当在患者入院 8 小时内完成。首次病程记录的内容包括病例特点、诊断依据及鉴别诊断、诊疗计划等。诊断依据包括中医辨病辨证依据与西医诊断依据,鉴别诊断包括中医鉴别诊断与西医鉴别诊断。

2) 日常病程记录是指对患者住院期间诊疗过程的经常性、连续性记录,由医师书写,也可以由实习医务人员或试用期医务人员书写。书写日常病程记录时,首先标明记录日期,另起一行记录具体内容。对病危患者应当根据病情变化随时书写病程记录,每日至少一次,记录时间应当具体到分钟。对病重患者,至少 2 天记录一次病程记录。对病情稳定的患者,至少 3 天记录一次病程记录。对病情稳定的慢性病患者,至少 5 天记录一次病程记录。

3) 上级医师查房记录是指上级医师查房时对患者病情、证候、诊断、鉴别诊断、当前治疗措施疗效的分析及下一步诊疗意见等的记录。

主治医师首次查房记录应当于患者入院 48 小时内完成。内容包括查房医师的姓名、专业技术职务、补充的病史和体征、诊断依据与鉴别诊断的分析及诊疗计划等。主治医师日常查房记录间隔时间视病情和诊疗情况而定,内容包括查房医师的姓名、专业技术职务、对病情的分析和诊疗意见等。科主任或具有副主任医师以上专业技术职务任职资格医师查房的记录,内容包括查房医师的姓名、专业技术职务、对病情的分析和诊疗意见等。

4) 疑难病例讨论记录是指由科主任或具有副主任医师以上专业技术职务任职资格的医师主持、召集有关医务人员对确诊困难或疗效不确切病例讨论的记录。内容包括讨论日期、主持人及参加人员姓名、专业技术职务、讨论意见等。

5) 交(接)班记录是指患者经治医师发生变更之际,交班医师和接班医师分别对患者病情及诊疗情况进行简要总结的记录。交班记录应当在交班前由交班医师书写完成;接班记录应当由接班医师于接班后 24 小时内完成。交(接)班记录的内容包括入院日期、交班或接班日期、患者姓名、性别、年龄、主诉、入院情况、入院诊断、诊疗经过、目前情况、目前诊断、交班注意事项或接班诊疗计划、医师签名等。

6) 转科记录是指患者住院期间需要转科时,经转入科室医师会诊并同意接收后,由转出科室或转入科室医师分别书写的记录,包括转出记录和转入记录。转出记录由转出科室医师在患者转出科室前书写完成(紧急情况除外);转入记录由转入科室医师于患者转入后 24 小时内完成。转科记录内容包括入院日期、转出或转入日期、患者姓名、性别、年龄、主诉、入院情况、入院诊断、诊疗经过、目前情况、目前诊断、转科目的及注意事项或转入诊疗计划、医师签名等。

7）阶段小结是指患者住院时间较长，由经治医师每个月所做的病情及诊疗情况的总结。阶段小结的内容包括入院日期、小结日期、患者姓名、性别、年龄、主诉、入院情况、入院诊断、诊疗经过、目前情况、目前诊断、诊疗计划、医师签名等。

交（接）班记录、转科记录可代替阶段小结。

8）抢救记录是指患者病情危重，采取抢救措施时做的记录。内容包括病情变化的情况、抢救时间及措施、参加抢救的医务人员姓名及专业技术职务等。记录抢救时间应当具体到分钟。

9）会诊记录（含会诊意见）是指患者在住院期间需要其他科室或者其他医疗机构协助诊疗时，分别由申请医师和会诊医师书写的记录。内容包括申请会诊记录和会诊意见记录。申请会诊记录应当简要载明患者的病情及诊疗情况、申请会诊的理由和目的、申请会诊医师签名等。会诊意见记录应当有会诊意见、会诊医师所在的科别或者医疗机构名称、会诊时间及会诊医师签名等。

10）术前小结是指在患者手术前，由经治医师对患者病情所做的总结。内容包括简要病情、术前诊断、手术指征、拟施手术名称和方式、拟施麻醉方式、注意事项等。

11）术前讨论记录是指因患者病情较重或手术难度较大，手术前在上级医师的主持下，对拟实施手术方式和术中可能出现的问题及应对措施等进行讨论的记录。内容包括术前准备情况、手术指征、手术方案、可能出现的意外及防范措施、参加讨论者的姓名、专业技术职务、讨论日期、记录者的签名等。

12）麻醉记录是指麻醉医师在麻醉实施中书写的麻醉经过及处理措施的记录。麻醉记录应当另页书写，内容包括患者一般情况、麻醉前用药、术前诊断、术中诊断、麻醉方式、麻醉期间用药及处理、手术起止时间、麻醉医师签名等。

13）手术记录是指手术者书写的反映手术一般情况、手术经过、术中发现及处理等情况的特殊记录，应当在术后24小时内完成。特殊情况下由第一助手书写时，应有手术者签名。手术记录应当另页书写，内容包括一般项目（患者姓名、性别、科别、病房、床位号、住院病历号或病案号）、手术日期、术前诊断、术中诊断、手术名称、手术者及助手姓名、麻醉方法、手术经过、术中出现的情况及处理等。

14）手术护理记录是指巡回护士对手术患者术中护理情况及所用器械、敷料的记录，应当在手术结束后即时完成。手术护理记录应当另页书写，内容包括患者姓名、住院病历号（或病案号）、手术日期、手术名称、术中护理情况、所用各种器械和敷料数量的清点核对、巡回护士和手术器械护士签名等。

15）术后首次病程记录是指参加手术的医师在患者术后即时完成的病程记录。内容包括手术时间、术中诊断、麻醉方式、手术方式、手术简要经过、术后处理措施、术后应当特别注意观察的事项等。

（9）手术同意书是指手术前，经治医师向患者告知拟施手术的相关情况，并由患者签署同意手术的医学文书。内容包括术前诊断、手术名称、术中或术后可能出现的并发症、手术风险、患者签名、医师签名等。

（10）特殊检查、特殊治疗同意书是指在实施特殊检查、特殊治疗前，经治医师向患者告知特殊检查、特殊治疗的相关情况，并由患者签署同意检查、治疗的医学文书。内容包括特殊检查、特殊治疗项目名称、目的、可能出现的并发症及风险、患者签名、医师签名等。

（11）出院记录是指经治医师对患者此次住院期间诊疗情况的总结，应当在患者出院后24小时内完成。内容主要包括入院日期、出院日期、入院情况、入院诊断、诊疗经过、出院诊断、出院情况、出院医嘱、医师签名等。

（12）死亡记录是指经治医师对死亡患者住院期间诊疗和抢救经过的记录，应当在患者死亡后24小时内完成。内容包括入院日期、死亡时间、入院情况、入院诊断、诊疗经过（重点记录病情演变、抢救经过）、死亡原因、死亡诊断等。记录死亡时间应当具体到分钟。

（13）死亡病例讨论记录是指在患者死亡1周内，由科主任或具有副主任医师以上专业技术职务任职资格的医师主持，对死亡病例进行讨论、分析的记录。内容包括讨论日期、主持人及参加人员姓名、专业技术职务、讨论意见等。

（14）医嘱是指医师在医疗活动中下达的医学指令。

医嘱内容及起始、停止时间应当由医师书写。医嘱内容应当准确、清楚，每项医嘱应当只包含一个内容，并注明下达时间，应当具体到分钟。医嘱不得涂改。需要取消时，应当使用红色墨水标注"取消"字样并签名。一般情况下，医师不得下达口头医嘱。因抢救危重患者需要下达口头医嘱时，护士应当复诵一遍。抢救结束后，医师应当即刻据实补记医嘱。

笔记栏

医嘱单分为长期医嘱单和临时医嘱单。长期医嘱单内容包括患者姓名、科别、住院病历号(或病案号)、页码、起始日期和时间、长期医嘱内容、停止日期和时间、医师签名、执行时间、执行护士签名等。临时医嘱单内容包括医嘱时间、临时医嘱内容、医师签名、执行时间、执行护士签名等。

(15) 辅助检查报告单是指患者住院期间所做的各项检验、检查结果的记录。内容包括患者姓名、性别、年龄、住院病历号(或病案号)、检查项目、检查结果、报告日期、报告人员签名或者印章等。

(16) 体温单为表格式,以护士填写为主。内容包括患者姓名、科室、床号、入院日期、住院病历号(或病案号)、日期、手术后天数、体温、脉搏、呼吸、血压、大便次数、出入液量、体重、住院周数等。

(17) 护理记录分为一般患者护理记录和危重患者护理记录。

一般患者护理记录是指护士根据医嘱和病情对一般患者住院期间护理过程的客观记录。内容包括患者姓名、科别、住院病历号(或病案号)、床位号、页码、记录日期和时间、病情观察情况、护理措施和效果、护士签名等。

危重患者护理记录是指护士根据医嘱和病情对危重患者住院期间护理过程的客观记录。危重患者护理记录应当根据相应专科的护理特点书写。内容包括患者姓名、科别、住院病历号(或病案号)、床位号、页码、记录日期和时间、出入液量、体温、脉搏、呼吸、血压等病情观察情况,护理措施和效果,护士签名等。记录时间应当具体到分钟。

采取的中医护理措施应当体现辨证施护原则。

二、中医病历书写的重点内容

中医病历书写的重点内容是主诉,现病史,中医病、证诊断。

(一)主诉的确定与正确书写

主诉是指患者就诊时最感痛苦的症状或体征及其持续时间。

1. 主诉的确定　主诉往往是疾病的主要矛盾所在,具有重要的诊断价值。主诉是调查、认识、分析、处理疾病的重要线索。主诉需要医师经过问诊或检查、分析思考以后确定。主诉的确定对临床具有重要的意义:① 提示病情的轻重缓急及其救治原则,如以大出血、昏迷等危急重症作为主诉者,常需要急救处理。② 确定询问或检查的主次和秩序,因为询问和检查首先应当围绕主诉进行。③ 确定病种和辨别病位或病性的主要依据,如寒热定时发作常提示为疟疾、胃脘痛的病位多在胃。④ 决定现病史与既往史书写的内容,因为此两者一般是以主诉所定时间作为区分界限的。

2. 主诉的书写要求　主诉的书写,要求重点突出,高度概括,简明扼要:① 主诉只能写症状或体征,不能以病名、证名代替症状或体征。② 主诉为主要症状或体征,一般只允许有1~3个。③ 主诉的时间要书写清楚,每一主诉都必须有明确的时间(包括年、月、日、时、分等),对于有2个以上复合主诉者,应按主诉出现的时间先后排列。④ 尽可能将主诉症状的确切部位、性质、程度等描述清楚。⑤ 主诉应是精练的医学术语,不允许有口语化描述。

(二)现病史与既往史的划分

现病史是指患者当前所患病证的情况,包括本次疾病的发生、演变与诊治的全部过程,以及就诊当时的全部自觉症状。既往史是指患者过去健康与疾病的情况。

两者的时间界定主要是根据主诉所定病证及其所记时间为准,即主诉所述病证及其时间之内者属现病史的内容,主诉所述病证及其所定时间以外的其他疾病则属既往史的内容。

实际上,现病史与既往史有时难以截然划分。因为现在与过去是相对的概念,现在就诊的疾病可能既往已经存在,而既往所患疾病现在可能并未消除,若所指为同一病证,属何种病史,就要以主诉所定的时间为准。同时,主诉只能提症状或体征,且主诉只有1~3个,而临床就诊时的症状则有许多,在这些症状或体征中,现病史与既往史的界定,主要依据是否为主诉所指的病证。正确地划分现病史与既往史,不仅首先要确定主诉的内容及其时间,而且也要依据病情进行综合分析。

(三)现病史的书写要求

现病史的书写要求是系统、完整、准确、翔实。具体要求如下。

(1)发病原因、发病诱因、发病缓急等,要记录确切,确实弄清与主要疾病有关的方方面面。切忌不加询问就简单判断"无明显/特殊诱因",以防失实。应在详细询问/诊察的基础上,写明患者主要症状出现、加重、发展的时间。一般而言,病史在1年以上者精确到月,1年以内者精确到旬或周,1个月以内者精确到天,1天以内者精确到时或分。

(2) 入院前在其他医院的检查、诊断和治疗要详细记录(在描述时要加引号),尤其是检查内容及结果,治疗的药物、方法、时间及效果要写具体就诊医院,而不能简单写上"当地医院"或"某医院",以便于判定和评估检查其治疗水平及可信度。

(3) 现在症状应书写清楚。中医辨证主要是基于现在表现的症状、体征,故现在症状应作为现病史中的一项专门内容,围绕主症、伴随症状及中医问诊的"十问"内容进行书写。

(四) 病历中的"诊断"内容

中医、中西医结合病历书写中所规定的诊断内容,应包括中医诊断和西医诊断,中医诊断包括病名诊断和证名诊断。在书写中医病名、证名诊断时应当注意如下。

(1) 要使用的中医病名、证名,不能以西医病名、综合征等替代,也不能只从教材所列举的名称中选取病名和证名,而应从临床实际出发,准确地给疾病和证候下结论,一般应以中华人民共和国国家标准《中医临床诊疗术语》所列为依据。

(2) 病名与证名是不同的诊断概念,如将两者合并为一进行诊断,在病历书写中是不允许的。

(3) 若现存有几种疾病,应按重要的、急性的、本科的在先,次要的、慢性的、他科的在后的顺序分行排列。

(4) 若对具体病种尚不能即时明确诊断时,可采用"××(症状)待查/待排"的诊断形式,当疾病诊断一旦明确,则应及时予以纠正。

(5) 证名诊断一般应将病位、病性等综合为一个完整名称。当有多种疾病并存时,不能在每种疾病后分别写一个证,而应是一个全面、统一的证名,且证名必须包括病位和病性,同时证名也不能写成病机分析。

三、中医病历书写的格式

门(急)诊病历、住院病历均包括许多具体内容要求。

(一) 门诊病历

由于门诊患者较多,诊病的时间较短,因此门诊病历书写一般不要求过于详尽。但病历的主要内容必须具备,其格式简述如下。

门诊病历封面式样

门 诊 病 历

病历编号

姓名_____ 性别_____ 出生年月_____

婚姻_____ 民族_____ 职业_____ 药物过敏史_____

工作单位_____ 家庭住址_____

门诊首次病历书写格式及内容

就诊时间(要写明　　年　　月　　日　　时)

1. 问诊

(1) 主诉:

(2) 病史:

2. 望、闻、切诊

3. 体格检查

4. 实验室检查

5. 诊断

(1) 中医诊断(病名后的括号内写证型):

(2) 西医诊断:

6. 处理

(1) 中医论治:记录治法、方药(方名、药名及剂量)、用法等。

（2）西医论治：记录具体用药、剂量、用法等。
（3）需要做进一步检查的项目。
（4）医嘱：饮食起居宜忌、随诊要求、注意事项等。

医师签名：

（二）住院病历

住院病历格式的内容和要求

住院号：

姓名：　　　　　　　　　　　　　　　　出生地：
性别：　　　　　　　　　　　　　　　　职业（要写明具体工作类别）：
年龄（要写明"岁"，婴幼儿应写"月"或"天"）：　　民族：
婚况：　　　　　　　　　　　　　　　　入院时间：　　年　　月　　日　　时
病史陈述者（注明与患者的关系）：　　　　记录日期：　　年　　月　　日　　时
发病节气：　　　　　　　　　　　　　　可靠程度：
工作单位：　　　　　　　　　　　　　　家庭住址：

主诉要求：重点突出，高度概括，简明扼要。

现病史：记录的内容要求准确具体，避免流水账式的记录。具有鉴别意义的阴性症状亦应列入。内容包括：

1）起病情况：发病时间地点、起病缓急、前驱症状、可能的病因和诱因。

2）主要症状、特点及演变情况。要准确具体描述每一个症状的发生、发展及其变化。

3）伴随症状情况。

4）结合十问歌诀，记录当前的情况。

5）诊治情况：在入院前经过诊治者，应按时间顺序记录与本病有关的重要检查结果及所接受过的主要治疗方法（药物治疗应记录药物名称、用量、用法等）及其使用时间、效果。诊断名称须加引号。

6）如果两种或两种以上疾病同时发病，应分段记录。与本次疾病虽无紧密关系，但仍需治疗的其他疾病情况，可在现病史后另起一段记录。

7）如果怀疑自杀、被杀、被打或其他意外情况者，应注意真实记录，不得加以主观推断、评论或猜测。

既往史：系统全面记录既往健康状况，防止遗漏。内容包括：

1）既往健康状况。

2）疾病史、传染病、地方病、职业病史，应按时间顺序记录诊断、治疗情况。

3）预防接种史、手术外伤史、输血史、药物（食物）过敏史等。

个人史：

1）患者的出生地及经历地区，特别要注意自然疫源地及地方病流行区，说明迁徙年月。

2）居住环境及条件。

3）生活及饮食习惯、烟酒嗜好程度、性格特点。

4）过去及目前的职业及其工作情况、粉尘、毒物、放射性物质、传染病接触史。

5）其他重要个人史。

过敏史：记录致敏药物、食物等名称及其表现。

婚育史：结婚年龄、配偶健康情况等。女性患者要记录经、带、胎、产情况。月经史记录格式：

$$月经初潮年龄（岁）\frac{每次行经天数}{经期间隔天数}闭经年龄（岁）或末次月经时间$$

生育情况按下列顺序写明：足月分娩数→早产数→流产或人流数→存活数。计划生育措施。

家族史：记录患者家庭成员、直系亲属及与本人生活有密切关系亲属的健康状况及患病情况。

体格检查：

　　　　　　　　体温（T）　　脉搏（P）　　呼吸（R）　　血压（BP）

整体状况：望神、望色、望形、望态、声音、气息、舌象、脉象。

皮肤黏膜：皮肤、黏膜。

全身浅表淋巴结：淋巴结。

头面部：头颅、眼、耳、鼻、口腔。

颈项：形态、气管、甲状腺、颈脉。

胸部：胸廓、乳房、肺脏、心脏、血管。

腹部：肝脏、胆囊、脾脏、肾脏、膀胱。

直肠肛门：直肠、肛门。

外生殖器：外生殖器。

脊柱四肢：脊柱、四肢、指（趾）甲。

神经系统：感觉、运动、浅反射、深反射、病理反射。

经络与腧穴：经络、腧穴、耳穴。

专科检查：根据专科需要记录专科特殊情况。

辅助检查：采集病史时已获得的与本次疾病相关的本院及外院的重要检查结果，写明检查日期如系在其他医疗机构的检查，写明该机构名称。

诊断依据：汇集四诊资料，运用中医临床诊断思维方法，归纳中医辨病辨证依据；从病史、症状、体征和辅助检查等方面总结出西医疾病的诊断及鉴别诊断依据。

初步诊断

中医诊断：疾病诊断（包括主要疾病和其他疾病）

证候诊断（包括相兼证候）

西医诊断：包括主要疾病和其他疾病

实习医师（签名）：
住院医师（签名）：

如有修正诊断、确定诊断、补充诊断时，应书写在原诊断的左下方，并签上姓名和诊断时间。

（三）入院记录

主诉：患者就诊的主要症状或体征及持续时间。要求：重点突出，高度概括，简明扼要。

现病史：与住院病历要求相同。重点描述主要症状及其持续时间、入院前经过的检查和治疗（要写明主要检查结果、治疗方法、药物及用法、时间与效果）。

既往史：重点记录重要的过去病史。

过敏史：记录致敏药物、食物等名称及其表现。

其他情况：个人史、婚育史和家族史等（凡与此次发病有关的内容都不应遗漏）。

体格检查：按照住院病历体格检查的基本要求，扼要记录查体的阳性体征和有鉴别诊断意义的阴性体征。

专科检查：按各专科特点进行书写。

辅助检查：采集病史时已获得的本院及外院的重要检查结果。如果尚未进行任何检查，则写"目前尚无检查资料"。

诊断依据：要求同住院病历书写。

初步诊断

中医诊断：疾病诊断（包括主要疾病和其他疾病）

证候诊断（包括相兼证候）

西医诊断：包括主要疾病和其他疾病

实习医师（签名）：
住院医师（签名）：

如有修正诊断、确定诊断、补充诊断时，应书写在原诊断的左下方，并签上姓名和诊断时间。

四、病历示例

（一）门诊病历示例

门诊手册封面

病历编号××

姓名：×× 性别：女 出生年月：1948年10月
婚姻：已婚 民族：汉 职业：退休 药食过敏史：无
工作单位：×× 家庭住址：××市××区××路××号
门诊首次病历记录
就诊时间：××年10月15日9时
主诉：咳嗽，咳痰3天。

现病史：患者于3天前受凉后出现咳嗽，伴咳痰量多、色白、质黏，痰中无血丝，无咯血，无胸痛，无阵发性呛咳，无呼吸困难，无胸部胀满，无恶寒发热，无肌肉酸痛。未行系统诊治，未自行服用药物治疗。现为求中医系统治疗，来我门诊就医。

刻诊：现咳声重浊，痰多，因痰而嗽，痰出咳缓，痰质黏厚如块，色白，每于晨起或食后咳甚痰多，进食甘甜油腻后加重，胸闷脘痞，纳少，神疲，体型偏胖，大便时溏，舌质淡，苔白腻，脉濡滑。

既往体健，否认高血压、糖尿病、冠心病等慢性内科病史及其他呼吸系统疾病史，否认结核等传染病史，否认手术外伤史，预防接种史不详。否认药物及食物过敏史。否认嗜食烟酒。

体格检查：T 36.5℃，P 80次/分，R 21次/分，BP 120/86 mmHg。形体肥胖，自动体位，咽部未见充血，扁桃体未见肿大，双肺呼吸音增粗，未闻及干、湿性啰音。心界不大，心率80次/分，律齐，无杂音，双下肢不肿。

辅助检查
血常规：红细胞(WBC)$10.5×10^9$/L，中性粒细胞(N)0.78，淋巴细胞(L)$0.22×10^9$/L。
胸部X线片：肺部纹理增粗、紊乱。
诊断：
(1) 中医诊断：咳嗽(痰湿阻肺证)。
(2) 西医诊断：急性气管—支气管炎。
处理
(1) 中医论治：燥湿化痰，理气止咳。二陈汤合三子养亲汤加味。法半夏10 g，陈皮15 g，茯苓15 g，甘草5 g，苍术10 g，白芥子10 g，紫苏子15 g，莱菔子10 g。5剂。水煎服，每天1剂。
(2) 注意饮食起居。饮食以清淡为主，忌肥甘、辛辣刺激。慎起居，避风寒。
(3) 10月20日复诊。

医师签名：××

(二) 住院病历示例
住院号××

姓名：××	出生地：上海市
性别：女	职业：××
年龄：32岁	民族：汉
婚况：已婚	入院时间：2008年10月13日10时
病史陈述者：患者本人	记录日期：2008年10月13日10时30分
发病节气：寒露后5天	可靠程度：可靠
工作单位：××	家庭住址：浦东新区××街道××路660号

主诉：皮疹3个月，伴间歇性发热、关节游走性疼痛1个月。

现病史：患者近3个月无明显诱因，四肢及背部皮肤出现散在红色风团样斑疹，面积广泛，连接成片，不突起，无明显痒感，无痛，压之可褪。无头痛，无恶心呕吐，无心慌胸闷。常于黄昏后发作，半小时后减轻，至晨起全部消失。曾就诊于××等医院，当时诊断为"荨麻疹"，予糠酸莫米松乳膏(艾洛松)、氯雷他定(开瑞坦)、地塞米松对症治疗，斑疹有所好转。1个月前患者无明显诱因，出现间歇性发热，体温最高39.3℃，关节游走性疼痛，无肿胀，活动不利。乏力，全身散在红色风团样红斑。无寒战、抽搐，无头痛头晕，无胸闷心慌，无恶心呕吐，无二便异常。遂至××医院诊治，急查血常规：白细胞$9.1×10^9$/L，中性粒细胞0.86，红细胞沉降率(ESR)36 mm/h，予头孢替安静脉滴注进行抗感染治疗，氯雷他定、泼尼松对症治疗。经治疗，患者仍有间歇性发热、皮疹复发，四肢酸痛进行性加重。今晨患者四肢关节活动受限，动则酸胀疼痛,伴有咽痛而干,至××医院就诊,予头孢替安静脉滴注治疗,全身酸痛症状未见明显好转,为进一步诊治而来我院,我院门诊以"风湿热"收治入院。

刻诊:低热,无寒战、畏寒,四肢关节酸痛,活动受限,肤温偏高,全身散在游走性红斑,咽痛而干,纳寐可,小便微黄,大便略干。

既往史:否认冠心病等其他内科慢性病史。否认肝炎、结核、伤寒等传染病史。否认手术外伤史。预防接种史不详。否认输血史。

过敏史:否认药物、食物过敏史。

个人史:出生并长期居住在上海,生活条件良好,否认疫区疫水接触史,既往工作环境可,否认毒物及放射性物质接触史,饮食无明显偏好。无烟酒等不良嗜好。

婚育史:已婚,育1女。配偶及子女均体健。

月经史:$14\frac{3}{28}10.2$,否认痛经史。

家族史:父母均体健。否认家族遗传疾病史。

体格检查

T 37.3℃　　P 96 次/分　　R 18 次/分　　BP 120/70 mmHg

神志清楚,发育正常,营养良好,无急、慢性病容,自主体位,对答切题,查体合作。全身暴露皮肤黏膜无黄染。四肢及背部皮肤出现散在红色风团样斑疹,面积广泛,连接成片,不突起,压之可褪色。全身各浅表淋巴结未及肿大。头颅无畸形,眼震(一),眼球运动未见异常,双侧瞳孔等大等圆,直径约3 mm,对光反射、辐辏反射正常。颈项软,气管居中。胸廓对称,无畸形。两肺呼吸音清,未闻及干、湿性啰音。心率96次/分,律齐,各瓣膜区未闻及杂音。腹平软,无压痛、反跳痛、肌卫,未触及包块,肝脾肋下未及。肝肾区无叩击痛,移动性浊音(一),肠鸣音正常。四肢肌力、肌张力正常,双上肢腕、肘关节,双下肢膝、踝关节活动受限,有压痛,肤温偏高,臂丛牵拉实验(+)。脊柱无畸形。生理反射存在,病理征未引出。全身未闻及异常气味。舌淡,苔薄黄、根腻,脉滑微数。

专科检查:暂无。

辅助检查:2008-9-26××医院类风湿因子9.64 U/mL,红细胞沉降率36 mm/h。2008-10-13××医院血常规:白细胞11.9×10^9/L,中性粒细胞0.77,淋巴细胞0.18×10^9/L。C反应蛋白12 mg/L。

初步诊断:

中医诊断:痹病,风湿热痹

西医诊断:风湿热

实习医师:××
住院医师:××

首次病程记录

2008-10-13　12:46:02

患者××,32岁,女,因"皮疹3个月,伴间歇性发热、关节游走性疼痛1个月"来我院就诊,门诊以"风湿热"于2008年10月13日收入我科我病区。

病史特点:

患者近3个月无明显诱因,四肢及背部皮肤出现散在红色风团样斑疹,面积广泛,连接成片,不突起,无明显痒感,无痛,压之可褪。无头痛,无恶心呕吐,无心慌胸闷。常于黄昏后发作,半小时后减轻,至晨起全部消失。曾就诊于××等医院,当时诊断为"荨麻疹",予糠酸莫米松乳膏(艾洛松)、氯雷他定(开瑞坦)、地塞米松对症治疗,斑疹有所好转。1个月前患者无明显诱因,出现间歇性发热,体温最高39.3℃,关节游走性疼痛,无肿胀,活动不利。乏力,全身散在红色风团样红斑。无寒战、抽搐,无头痛头晕,无胸闷心慌,无恶心呕吐,无二便异常。遂至××医院诊治,急查血常规:白细胞9.1×10^9/L,中性粒细胞0.86,红细胞沉降率36 mm/h,予头孢替安静脉滴注抗感染,氯雷他定、泼尼松对症治疗。经治,患者仍有间歇性发热、皮疹复发,四肢酸痛进行性加重。今晨患者四肢关节活动受限,动则酸胀疼痛,伴有咽痛、咽干,至××医院就诊,予头孢替安静脉滴注治疗,全身酸痛症状未见明显好转,为进一步诊治而来我院,我院门诊以"风湿热"收治入院。

刻诊：低热，无寒战、畏寒，四肢关节酸痛，活动受限，肤温偏高，全身散在游走性红斑，咽痛而干，纳寐可，小便微黄，大便略干。

既往史：否认冠心病等其他内科慢性病史。否认肝炎、结核、伤寒等传染病史。否认药物、食物过敏史。否认手术外伤史。否认输血史。预防接种史不详。

体格检查

T 37.3℃　　P 96次/分　　R 18次/分　　BP 120/70 mmHg

神志清楚，发育正常，营养良好，无急慢性病容，自主体位，对答切题，查体合作。全身暴露皮肤黏膜无黄染。四肢及背部皮肤出现散在红色风团样斑疹，面积广泛，连接成片，不突起，压之可褪色。全身各浅表淋巴结未及肿大。头颅无畸形，眼震（一），眼球运动未见异常，双侧瞳孔等大等圆，直径约 3 mm，对光反射、辐辏反射正常。颈项软，气管居中。胸廓对称，无畸形。两肺呼吸音清，未闻及干、湿性啰音。心率 96 次/分，律齐，各瓣膜区未闻及杂音。腹平软，无压痛、反跳痛、肌卫，未触及包块，肝脾肋下未及。肝肾区无叩击痛，移动性浊音（一），肠鸣音正常。四肢肌力、肌张力正常，双上肢腕关节、肘关节，双下肢膝关节、踝关节活动受限，有压痛，肤温偏高，臂丛牵拉实验（＋）。脊柱无畸形。生理反射存在，病理征未引出。全身未闻及异常气味。舌淡，苔薄黄、根腻，脉滑微数。

辅助检查：2008-9-26××医院类风湿因子 9.64 U/mL，红细胞沉降率 36 mm/h。2008-10-13××医院血常规：白细胞 11.9×10^9/L，中性粒细胞 0.77，淋巴细胞 0.18×10^9/L。C反应蛋白 12 mg/L。

初步诊断：

　　中医诊断：痹病，风湿热痹

　　西医诊断：风湿热

辨病辨证分析：

患者年轻女性，因"皮疹 3 个月，伴间歇性发热、关节游走性疼痛 1 个月"入院。入院症见：低热，无寒战、畏寒。四肢关节酸痛，活动受限，肤温偏高，全身散在游走性红斑，咽痛而干，纳寐可，小便微黄，大便略干。舌淡，苔薄黄、根腻，脉滑微数。四诊合参，当属中医学"痹证"范畴，属"风湿热痹证"。《三因极一病证方论·叙痹论》言："大抵痹之为病，寒多则痛，风多则行，湿多则着。"患者大多由于外感风湿热邪袭于肌腠，壅于经络，痹阻气血，滞留于关节筋骨，发为风湿热痹；素体正气亏虚，气血不足，既病之后无力驱邪外出，以致风湿热邪深入，留连于筋骨血脉而见四肢酸痛，活动不利；为风邪所袭，风性善行而数变，故见四肢、腰部散在游走性红色斑疹，发作消失无定时；风湿热邪内郁，风变为火，寒变为热，湿变为痰，发为热病，故见关节疼痛、肿胀、筋脉拘急、皮肤灼热；热邪熏灼，最易伤津，故见发热、咽痛咽干、口黏、心烦、脉数、小便偏黄、大便偏干等症状。舌脉亦合本证之外候。

西医诊断依据：

（1）患者 32 岁，女。因"皮疹 3 个月，伴间歇性发热、关节游走性疼痛 1 个月"入院。

（2）入院症见：低热，无寒战、畏寒，四肢关节酸痛，活动受限，肤温偏高，全身散在游走性红斑，咽痛而干，纳寐可，小便微黄，大便略干。

（3）查体：神清气平，四肢及背部皮肤出现散在红色风团样斑疹，面积广泛，连接成片，不突起，压之可褪色。全身各浅表淋巴结未及肿大。两肺呼吸音清，未闻及干、湿性啰音。心率 96 次/分，律齐，各瓣膜区未及杂音。腹平软，无压痛，双下肢不肿。四肢肌力、肌张力正常，双上肢腕关节、肘关节，双下肢膝关节、踝关节活动受限，有压痛，肤温偏高，臂丛牵拉实验（＋）。生理反射存在，病理征未引出。

（4）实验室检查：2008-9-26××医院类风湿因子 9.64 U/mL，红细胞沉降率 36 mm/h。2008-10-13××医院血常规：白细胞 11.9×10^9/L，中性粒细胞 0.77，淋巴细胞 0.18×10^9/L。C反应蛋白 12 mg/L。

西医鉴别诊断：

本病可与骨关节炎相鉴别：两者均可出现关节疼痛症状，后者多见于 50 岁以上者，以进行性关节软骨退行性变性及关节边缘和软骨下增生性骨赘为特征。关节痛以运动后疼痛、休息后缓解为特点，以累及负重关节如膝、髋关节为主，手指则以远端指向关节出现骨性增生和结节为特点，红细胞沉降率增快多不明显。

中医类证鉴别：

本证可与痿证鉴别：两者同为肢体疾患，但痿证以手足软弱无力、患肢枯萎消瘦为特征，严重者甚至手不能握物,足不能任地,但无关节疼痛症状。结合四诊,两者当不难鉴别。

诊疗计划:

(1) 内护Ⅱ级,普食。

(2) 嘱避风寒、慎饮食、调起居、畅情志。

(3) 完善各项相关检查:三大常规(血常规、尿常规、大便常规)+便隐血检测(FOB)、凝血全套[凝血酶原时间(PT)、活化部分凝血活酶时间(APTT)、凝血酶时间(TT)、纤维蛋白原(FIB)]、红细胞沉降率、肝肾功能、电解质+钙磷、C反应蛋白、血脂全套[低密度脂蛋白(LDL)、高密度脂蛋白(HDL)、三酰甘油(TG)、葡萄糖(GLU)、总胆固醇(CHO-C)]、甲状腺功能全套[游离三碘甲状腺原氨酸(FT_3)、游离甲状腺素(FT_4)、三碘甲状腺原氨酸(T_3)、甲状腺素(T_4)、超敏促甲状腺激素(TSH)、抗甲状腺过氧化物酶抗体(TPO-Ab)、抗甲状腺球蛋白抗体(TG-Ab)]、IgM、IgG、IgA、C_3、C_4、免疫复合物、核提取物抗体(ENA)、抗核抗体(ANA)、抗双链DNA抗体(抗ds-DNA)、抗环胍氨酸抗体(CCP)、抗溶血性链球菌"O"实验、咽拭子试验、类风湿因子(RF)、T细胞亚群(OKT)+自然杀伤细胞(NK);胸部X线(P-A)、B超(肝、胆、胰、脾、肾)、心电图等检查。

(4) 抗感染:头孢呋辛钠针1.5 g+5%葡萄糖注射液250 mL(每日2次,静脉滴注)。

(5) 清热利湿,活血化瘀:苦碟子注射液40 mL+生理盐水250 mL(每日1次,静脉滴注)。

(6) 抗过敏:氯雷他定片10 mg(每日1次,口服)。

(7) 患者舌淡,苔薄黄、根腻,脉滑微数。四诊合参,当属中医学"痹病"范畴,属"风湿热痹"。治拟清热化湿,凉血祛风。自拟方如下:

苍　术 30 g	生薏苡仁 30 g	黄　柏 9 g	川牛膝 15 g	生石膏 30 g	知　母 12 g
忍冬藤 30 g	金银花 15 g	薄　荷 9 g	生地黄 30 g	牡丹皮 15 g	水牛角 30 g
紫　草 30 g	蕲　蛇 9 g	白茅根 30 g	羚羊角粉 1 支		

×4剂(10.13～10.16)

上方加水200～300 mL浸泡1小时,煎沸后小火煮15分钟,取汁;再加水200 mL,重复1次,2剂相混,分2次顿服。

(8) 及时给予对症处理。

实习医师:×××
住院医师:×××

(朱　虹)

主要参考书目

陈家旭. 2006. 中医诊断学. 北京：人民卫生出版社.
陈家旭. 2008. 中医诊断学. 北京：中国中医药出版社.
邓铁涛. 1984. 中医诊断学. 上海：上海科学技术出版社.
顾亦棣，费兆馥. 1988. 中医诊法图谱. 上海：上海中医学院出版社.
金桂兰. 2009. 中西医临床基本技能实训教程. 北京：中国中医药出版社.
杨维益. 1988. 中医诊断学. 北京：中医古籍出版社.
朱文锋. 2002. 中医诊断学. 北京：中国中医药出版社.

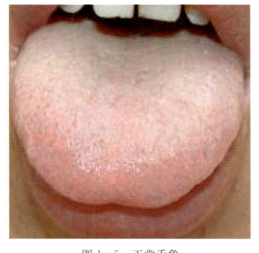

图 1-5　正常舌象

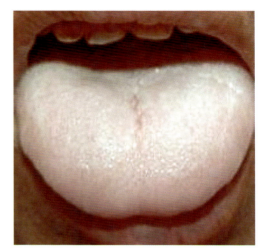

图 1-6　淡白舌

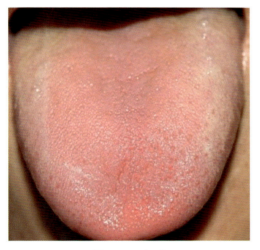

图 1-7　红舌

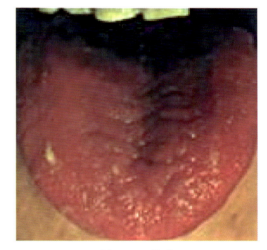

图 1-8　绛舌

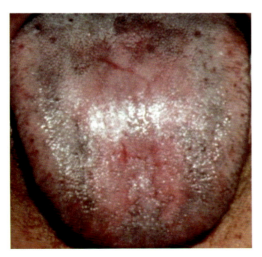

图 1-9　紫舌

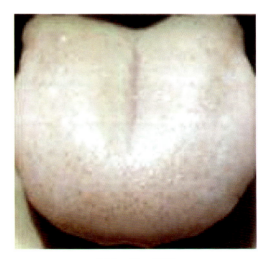

图 1-10　胖舌

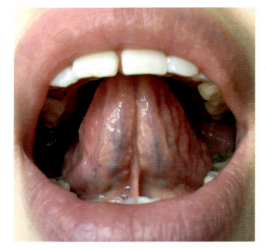

图 1-11 正常舌下络脉

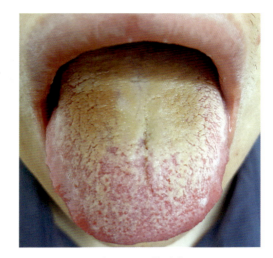

图 1-12 黄腻苔

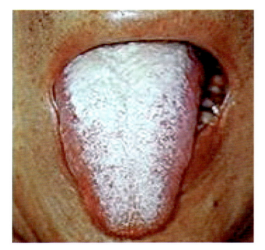

图 1-13 白苔

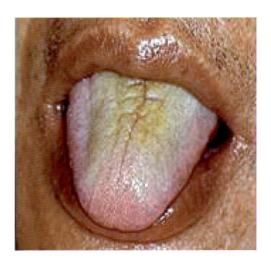

图 1-14 黄苔

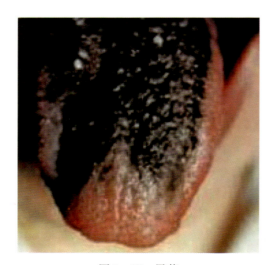

图 1-15 黑苔